J.-P. Ritz

H.J. Buhr (Hrsg.)

Hernienchirurgie

Klinische Strategien und perioperatives Management

J.-P. Ritz
H.J. Buhr (Hrsg.)

Hernienchirurgie

Klinische Strategien und perioperatives Management

Mit 108 Abbildungen und 39 Tabellen

Springer

Dr. med. Jörg-Peter Ritz
Prof. Dr. med. Heinz J. Buhr
Charité – Universitätsmedizin Berlin
Campus Benjamin Franklin
Chirurgische Klinik und Poliklinik I
Abteilung für Allgemein-, Gefäß- und Thoraxchirurgie
Hindenburgdamm 30
12200 Berlin

ISBN 3-540-27724-2 Springer Medizin Verlag Heidelberg
ISBN 978-3-540-27724-2 Springer Medizin Verlag Heidelberg

Bibliografische Information der Deutschen Bibliothek
Die Deutsche Bibliothek verzeichnet diese Publikation in der Deutschen Nationalbibliografie; detaillierte bibliografische Daten sind im Internet über (*http://dnb.ddb.de*) abrufbar.

Springer Medizin Verlag
Ein Unternehmen von Springer Science+Business Media
springer.de

Planung: Dr. Fritz Kraemer, Heidelberg
Projektmanagement: Willi Bischoff, Heidelberg
Copy Editing: Angela Wirsig-Wolf, Wolfenbüttel
Umschlaggestaltung: deblik Berlin
Satz und Reproduktion der Abbildungen: Fotosatz-Service Köhler GmbH, Würzburg
Druck und Bindearbeiten: Stürtz GmbH, Würzburg

Gedruckt auf säurefreiem Papier 106/2111/BF – 5 4 3 2 1 0

Vorwort

Nur wenige Themen werden in der chirurgischen Gesellschaft so heftig und kontrovers diskutiert wie die Therapie von abdominellen Hernien. Die Häufigkeit der Erkrankung – weltweit werden jährlich mehr als 15 Mio. Patienten wegen eines Bruchleidens operativ versorgt – führt dazu, dass fundierte evidenzbasierte Daten vorliegen und jeder Chirurg eine große persönliche Erfahrung mit dem therapeutischen Umgang besitzt. Hinzu kommt, dass die Versorgung abdomineller Hernien eine elementare chirurgische Aufgabe ist und bleibt. Eine vernünftige konservative Therapie wie bei anderen vormals chirurgischen Krankheitsbildern existiert bislang nicht und ist auch theoretisch schwer denkbar.

Darüber hinaus sind in den letzten Jahren eine Vielzahl neuer OP-Techniken und Materialien entwickelt worden, die es zunehmend schwieriger machen, Übersicht über das optimale Verfahren bzw. das geeignete Meshmaterial zu gewinnen. Die Diskussion über die beste, komplikations- und rezidivärmste Methode des Reparationsverfahrens wird kontinuierlich geführt. In den letzten Jahren sind im zunehmenden Maße die spannungsfreien Reparationstechniken mit Implantation alloplastischen Materials als Routineverfahren in den Mittelpunkt gerückt, obwohl über Langzeitkomplikationen, wie chronischer Schmerz, die Induktion von Spätinfekten oder das Vorhandensein eines Entartungsrisikos, nur wenig bekannt ist. Daher erscheint es uns dringend notwendig, die Diskussion über Fragen wie konventionelle oder spannungsfreie Reparationsverfahren, Wahl und potenzielles Risiko des Fremdmaterials oder tatsächliche Rezidiv- und Komplikationsgefahr der Methoden anhand aktueller Ergebnisse offen zu führen.

Diese Gründe haben uns dazu bewogen, dieses Buch über abdominelle Hernien zu veröffentlichen. Unser Ziel ist es, dem Leser eine aktuelle Übersicht über die modernen Aspekte der Hernienchirurgie zu liefern. Dabei geht es nicht nur, wie in einem Operationsatlas, um die Indikation und Technik der unterschiedlichen Verfahren. Es werden zusätzlich neben einer ausführlichen Diskussion über Meshmaterialien oder Rezidiv- und Komplikationsgefahren, auch Themen wie die Behandlung komplexer Hernien oder das peri- und postoperative Management behandelt. Besonderer Wert wird dabei auf unmittelbare Praxisnähe für den im klinischen Alltag geforderten Chirurgen gelegt.

Dr. J.-P. Ritz, Prof. H.J. Buhr

Inhaltsverzeichnis

I Grundlagen, Diagnostik und Klassifikation

II Alloplastische Materialien in der Hernienchirurgie

III Operationsverfahren und chirurgisches Vorgehen

IV Perioperatives Vorgehen

Autorenverzeichnis

Burdinski, N.
Dr. med.
Chirurgische Klinik und Poliklinik
Charité – Universitätsmedizin Berlin
Campus Benjamin Franklin
Hindenburgdamm 30, 12200 Berlin
nina.burdinski@charite.de

Gröne, J.
Dr. med.
Chirurgische Klinik und Poliklinik
Charité – Universitätsmedizin Berlin
Campus Benjamin Franklin
Hindenburgdamm 30, 12200 Berlin
joern.groene@charite.de

Grozdanovic, Z.
Priv. Doz. Dr. med.
Klinik und Hochschulambulanz für Radiologie und Nuklearmedizin
Charité – Universitätsmedizin Berlin
Campus Benjamin Franklin
Hindenburgdamm 30, 12200 Berlin
zarko.grozdanovic@charite.de

Holmer, C.
Dr. med.
Chirurgische Klinik und Poliklinik
Charité – Universitätsmedizin Berlin
Campus Benjamin Franklin
Hindenburgdamm 30, 12200 Berlin
christoph.holmer@charite.de

Hotz, H.G.
Dr. med.
Chirurgische Klinik und Poliklinik
Charité – Universitätsmedizin Berlin
Campus Benjamin Franklin
Hindenburgdamm 30, 12200 Berlin
hubert.hotz@charite.de

Isbert, C.
Dr. med.
Klinikum Nürnberg Nord
Klinik für Allgemein-, Visceral- und Thoraxchirurgie
Prof.-Ernst-Nathan-Str. 1,
90419 Nürnberg
christoph.isbert@klinikum-nuernberg.de

Kroesen, A.J.
Priv. Doz. Dr. med.
Chirurgische Klinik und Poliklinik
Charité – Universitätsmedizin Berlin
Campus Benjamin Franklin
Hindenburgdamm 30, 12200 Berlin
anton.kroesen@charite.de

Kruschewski, M.
Dr. med.
Chirurgische Klinik und Poliklinik
Charité – Universitätsmedizin Berlin
Campus Benjamin Franklin
Hindenburgdamm 30, 12200 Berlin
martin.kruschewski@charite.de

Lehmann, K.
Dr. med.
Chirurgische Klinik und Poliklinik
Charité – Universitätsmedizin Berlin
Campus Benjamin Franklin
Hindenburgdamm 30, 12200 Berlin
kai.lehmann@charite.de

Otto, S.
Dr. med.
Chirurgische Klinik und Poliklinik
Charité – Universitätsmedizin Berlin
Campus Benjamin Franklin
Hindenburgdamm 30, 12200 Berlin
susanne.otto@charite.de

Pohlen, U.
Dr. med.
Chirurgische Klinik und Poliklinik
Charité – Universitätsmedizin Berlin
Campus Benjamin Franklin
Hindenburgdamm 30, 12200 Berlin
uwe.pohlen@charite.de

Reißfelder, C.
Dr. med.
Chirurgische Klinik und Poliklinik
Charité – Universitätsmedizin Berlin
Campus Benjamin Franklin
Hindenburgdamm 30, 12200 Berlin
christoph.reissfelder@charite.de

Rieger, H.
Dr. med.
Chirurgische Klinik und Poliklinik
Charité – Universitätsmedizin Berlin
Campus Benjamin Franklin
Hindenburgdamm 30, 12200 Berlin
hayo.rieger@charite.de

Ritz, J.-P.
Dr. med.
Chirurgische Klinik und Poliklinik
Charité – Universitätsmedizin Berlin
Campus Benjamin Franklin
Hindenburgdamm 30, 12200 Berlin
joerg-peter.ritz@charite.de

Slavova, N.
Dr. med.
Chirurgische Klinik und Poliklinik
Charité – Universitätsmedizin Berlin
Campus Benjamin Franklin
Hindenburgdamm 30, 12200 Berlin
nadia.slavova@charite.de

Wondzinski, A.
Dr. med.
Chirurgische Klinik und Poliklinik
Charité – Universitätsmedizin Berlin
Campus Benjamin Franklin
Hindenburgdamm 30, 12200 Berlin
alexander.wondzinski@charite.de

Grundlagen, Diagnostik und Klassifikation

Epidemiologische und sozioökonomische Aspekte der Hernienchirurgie

S. Otto

Mit einem Anteil von 10–15% der viszeralchirurgischen Operationen sind Hernienoperationen heute ein wichtiger Kostenfaktor im Gesundheitssystem. In den letzten hundert Jahren hat sich die chirurgische Therapie der mit 80% am häufigsten vertretenen Leistenhernien kontinuierlich weiterentwickelt: Die konventionelle OP-Technik wurde verbessert und die Implantation von Netzen entwickelt bis hin zu den heute immer stärker verbreiteten laparoskopischen Verfahren.

Ein Vergleich der Operationsarten unter dem reinen Kostenaspekt zeigt, dass das konventionelle Verfahren bezogen auf die unmittelbaren Operationskosten das preiswertere ist. Jedoch entstehen hier Folgekosten durch längere Krankschreibung von Arbeitnehmern sowie eine höhere Rezidivrate und eine höhere Rate an chronischen Schmerzen, so dass für die Volkswirtschaft und langfristig für das Gesundheitssystem das laparoskopische Verfahren das kostengünstigere ist.

1.1 Epidemiologie

Die weltweite Inzidenz von Bauchwandhernien wird auf etwa 25 Mio. pro Jahr geschätzt (◘ Tab. 1.1). In Deutschland treten jährlich ca. 200.000 Hernien neu auf, ähnliche Zahlen liegen für Frankreich und Großbritannien vor. In den USA liegt die Rate bei 1,1 Mio. pro Jahr (◘ Tab. 1.1). Die Hernie ist somit ein häufiges Krankheitsbild. 10–15% der viszeralchirurgischen Operationen sind Hernienoperationen.

◘ Tabelle 1.1. Geschätzte Zahl an Neuerkrankungen pro Jahr (Kingsnorth 2004, Primatesta u. Goldacre 1996, Rutkow 2003)

	Neuerkrankungen pro Jahr
Deutschland	200.000
Großbritannien	150.000
Frankreich	190.000
USA	1.100.000
Weltweit	25.000.000

Die meisten Hernien (90%) liegen im Bereich der Leiste (◘ Abb. 1.1). Hier wiederum ist die indirekte Leistenhernie am häufigsten vertreten (70% aller Hernien), gefolgt von der direkten Leistenhernie (10%) und der Schenkelhernie (10%). Alle anderen Hernien sind wesentlich seltener: epigastrische Hernien (5%), Nabelhernien (5%) sowie Spieghel-Hernien (<1%) und supravesikale Hernien (<1%).

Die Häufigkeit von Bauchwandhernien ist geschlechtsabhängig (◘ Abb. 1.2): Leistenhernien – sowohl direkte als auch indirekte – treten bei Männern mit einem Verhältnis von 8:1 wesentlich häufiger auf als bei Frauen, ebenso epigastrische Hernien mit einem Verhältnis von 3:1. Femoralhernien und Nabel-

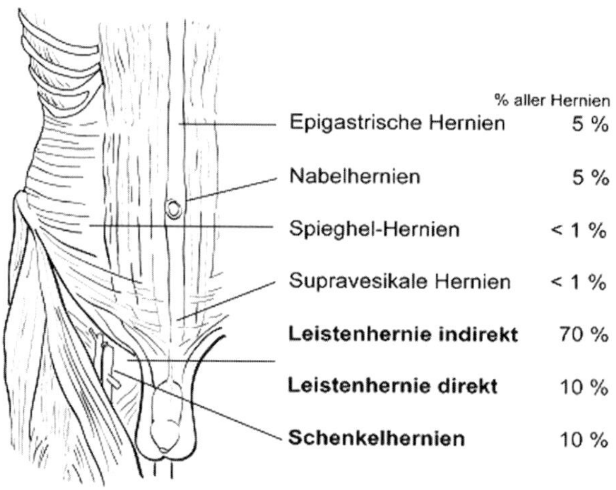

◘ Abb. 1.1. Häufigkeitsverteilung der Bauchwandhernie in Abhängigkeit von der Lokalisation (Zimmermann 1963)

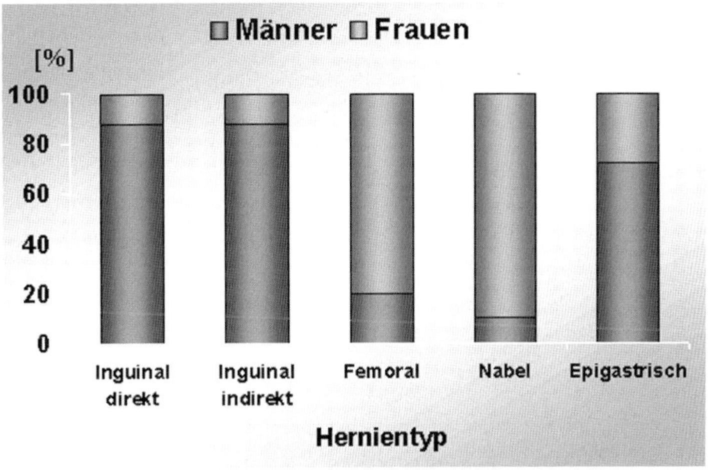

Abb. 1.2. Häufigkeitsverhältnis Bauchwandhernien bei Männern und Frauen (Rutkow 1998)

hernien – im Vergleich seltenere Hernienformen sind dagegen häufiger bei Frauen mit einem Verhältnis von 1:4 bzw. 1:9. Dadurch sind Bauchwandhernien insgesamt wesentlich häufiger bei Männern als bei Frauen anzutreffen.

Ebenso besteht eine Altersabhängigkeit der Hernienmanifestation mit drei Häufigkeitsgipfeln: Kinder unter 5 Jahren, Erwachsene zwischen 20 und 30 Jahren sowie Erwachsene zwischen 50 und 70 Jahren (Kingsnorth 2004, Primatesta u. Goldacre 1996). Die kindlichen Hernien sind meist Leistenhernien und treten in der Regel beim männlichen Geschlecht auf. Sie werden als Folge des Hodendeszensus angesehen und treten besonders häufig bei unreifen Frühgeborenen auf. Die Altersgipfel im Erwachsenenalter werden für die 20- bis 30-Jährigen mit vermehrter körperlicher Belastung (Sport/Arbeit) und bei den 50- bis 70Jährigen mit beginnender Bindegewebeschwäche erklärt.

1.2 Sozioökonomie

Die Kosten, die der Gesellschaft durch die Hernienchirurgie entstehen, sind schwer zu fassen. Da sind zum einen die direkten Kosten, die durch die Operation und, falls diese stationär erfolgt, durch den Krankenhausaufenthalt erzeugt werden. Zum andcren entsteht durch Krankschreibung von Berufstätigen ein indirekter Schaden, der zwar nicht zu Lasten des Gesundheitssystems geht, wohl aber die Volkswirtschaft beeinträchtigt.

Bei den Operationskosten stellt sich vor allem die Frage nach dem preisgünstigeren Operationsverfahren. Hierzu wurden bereits einige prospektiv randomisierte Studien veröffentlicht (Tab. 1.2). Man sieht zum einen die ausgeprägten landes- oder institutsabhängigen Preisschwankungen. Zum anderen fällt aber ein deutlicher Trend auf: Im direkten Vergleich innerhalb der jeweiligen Studie ist das laparoskopische Verfahren deutlich teurer als das konventionelle Verfahren. Die Laparoscopic Groin Hernia Trial Group des Medical Research Council

Tabelle 1.2. Vergleich der Kosten von laparoskopischem und konventionellem Operationsverfahren in der Hernienchirurgie: prospektiv randomisierte Studien

Studie	Laparoskopisch	Konventionell
Medical Research Council (2001) Großbritannien/Irland, n=928	665 €	459 €
Beets et al. 1999 (Niederlande, n=79)	943 €	920 €
Paganini et al. 1998 (Italien, n=108)	473 €	116 €
Wellwood et al. 1998 (Großbritannien, n=400)	517€	285 €
Dirksen et al. 1998 (Niederlande, n=175)	452 €	320 €

Tabelle 1.3. Vergleich der Operationszeiten von laparoskopischem und konventionellem Operationsverfahren in der Hernienchirurgie: prospektiv kontrolliert randomisierte Studien

Studie	Laparoskopisch [min]	Konventionell [min]
Beets et al. 1999 (n=79)	79	56
Taniphiphatet al. 1998 (n=120)	95	67
Khoury 1998 (n=315)	32	31
Dirksen et al. 1998 (n=175)	89	46
Paganini et al. 1998 (n=108)	67	48

Tabelle 1.4. Arbeitsunfähigkeit nach laparoskopischer und konventioneller Hernienchirurgie: prospektiv kontrolliert randomisierte Studien

Studie	Laparoskopisch [Tage]	Konventionell [Tage]
Bringmann et al. 2003 (Schweden, n=299)	5	7
Medical Research Council 2001 (Großbritannien/Irland, n=928)	28	42
Johansson et al. 1999 (Schweden, n=613)	14	18
Beets et al. 1999 (Niederlande, n=79)	13	23
Dirksen et al. 1998 (Niederlande, n=175)	14	22
Wellwood et al. 1998 (Großbritannien, n=400)	11	18

(Großbritannien/Irland) hat in ihrer Studie mit insgesamt 928 Patienten die Gründe für diese Mehrkosten näher untersucht (Medical Research Council 2001). Dabei zeigte sich, dass die zusätzlichen Kosten beim laparoskopischen Operieren in erster Linie durch längere Operationszeiten sowie höheren Materialverbrauch bzw. teurere Sterilisation entstehen. Während die Operationszeit nicht beeinflussbar war – auch andere prospektiv randomisierte Studien zeigen diese Zeitdifferenz (Tab. 1.3) – ließen sich die Materialkosten durch den Gebrauch wiederverwertbarer Instrumente senken. Die Kosten für das laparoskopische Operieren konnten so von 665 € auf 545 € gesenkt werden, im Gegensatz zu 459 € beim konventionellen Vorgehen. Die Kostendifferenz verringerte sich dadurch von 206 € auf 86 €.

Auf der anderen Seite zeigt sich, sowohl in der eben zitierten Arbeit der Laparoscopic Groin Hernia Trial Group (Medical Research Council 2001) als auch in anderen kontrolliert randomisierten Studien (Tab. 1.4), dass Patienten nach laparoskopischer Operation deutlich früher wieder ihre Arbeit antreten als nach konventioneller Operation. Die Bundesanstalt für Arbeit beziffert den volkswirtschaftlichen Schaden pro Krankheitstag eines Arbeitnehmers auf durchschnittlich 225 € pro Tag. Dies ergibt sich aus Lohnfortzahlung, Produktivitätsverlust des Betriebes bzw. Kosten der zusätzlichen Überstunden der Kollegen. Ausgehend von dieser Überlegung sind bereits Kostenanalysen durchgeführt worden (Tab. 1.5), die zu dem Ergebnis kommen, dass das laparoskopische Operieren teurer für die durchführende Klinik, aber kostengünstiger für die Gesellschaft ist.

Andere Studien berücksichtigen die Folgekosten, die im weiteren Verlauf aus der Krankheit entstehen. Hierzu gibt es zwei große Studien, eine aus den USA mit 1,5 Mio. Patienten (Stylopoulos et al. 2003; Tab. 1.6) und eine weitere aus Europa mit 11.174 Patienten (EU Hernia Trialists Collaboration 2002). Beide Studien analysieren die Langzeitkosten für das Gesundheitssystem bei Hernienoperationen unter Berücksichtigung von Komplikationen und Rezidivrate. Hierbei zeigt sich übereinstimmend eine deutlich höhere Rezidivrate bei Patienten, die ohne Netz operiert werden. Bei den Operationen mit Netzimplantation wiederum findet sich bei den of-

Tabelle 1.5. Vergleich der Kosten der laparoskopischen und konventionellen Hernienchirurgie für die behandelnde Klinik und die Gesellschaft

	Laparoskopisch	Konventionell
Dirksen et al. 1998 (Niederlande, n=175)	Laparoskopische OP + 308 €	Konventionelle OP + 464 € + 8 Tage Krankschreibung
Kald et al. 1997 (Schweden, n=199)	Laparoskopische OP + 386 €	Konventionelle OP + 1091 € + 13 Tage Krankschreibung
Heikkinen et al. 1997 (Finnland, n=38)	Laparoskopische OP + 413 €	Konventionelle OP + 419 € + 5 Tage Krankschreibung

Tabelle 1.6. Langzeitkosten nach Hernienoperation unter Berücksichtigung von Rezidivrate und Komplikationen (Stylopoulos et al. 2003)

	Laparoskopisch	Offen mit Netz	Offen ohne Netz
Rezidiv	2,2%	2,3%	4,7%
Bauchdeckenabszess	0.12%	0.42%	0.58%
Hämatom/Serom	5.92%	6.90%	4.86%
Hydrozele	0.35%	0.48%	0.10%
Orchitis	0.39%	0.30%	0.45%
Chronische Schmerzen	1.31%	2.46%	4.89%
Langzeitkosten	**4086 $**	**4290 $**	**6200 $**

fen operierten Patienten eine höhere Rezidivrate als bei den laparoskopisch operierten Patienten. Bei den Komplikationen fällt insbesondere – ebenfalls in beiden Studien übereinstimmend – ein deutlicher Unterschied im Auftreten von chronischen Schmerzen auf: Am häufigsten treten diese bei konventionell ohne Netz operierten Patienten auf, gefolgt von konventionell mit Netz operierten Patienten. Die geringste Rate an chronischen Schmerzen wird bei laparoskopisch operierten Patienten erreicht. Unter Berücksichtigung dieser Daten errechnen die Autoren langfristige Mehrkosten für das konventionelle Vorgehen gegenüber dem laparoskopischen Operieren sowie durch das Verfahren ohne Netz gegenüber der Netzimplantation (Tab. 1.6).

Fazit

Hernienoperationen machen 10–15% der viszeralchirurgischen Operationen aus und sind daher ein wichtiger Kostenfaktor im Gesundheitssystem. Die Leistenhernien sind mit 80% am häufigsten vertreten. Hier sind die Operationskosten für das laparoskopische Operieren im direkten Preisvergleich höher als beim konventionellen Vorgehen. Somit ist bei gleicher Vergütung beider Verfahren die konventionelle für die Klinik die billigere Operation. Auf der anderen Seite entstehen für die Volkswirtschaft und das Gesundheitssystem durch das laparoskopische Operieren weniger Folgekosten, aufgrund von geringerer Krankschreibung und niedrigerer Rezidivrate.

Literatur

Beets GL, Dirksen CD, Go PM, Geisler FE, Baeten CG, Kootstra G (1999) Open or laparoscopic preperitoneal mesh repair for recurrent inguinal hernia? A randomized controlled trial. Surg Endosc 13 (4): 323–327

Bringman S, Ramel S, Heikkinen TJ, Englund T, Westman B, Anderberg B (2003) Tension-free inguinal hernia repair: TEP versus mesh-plug versus Lichtenstein: a prospective randomized controlled trial. Ann Surg 237 (1): 142–147

Dirksen CD, Ament AJ, Adang EM, Beets GL, Go PM, Baeten CG, Kootstra G (1998) Cost-effectiveness of open versus

laparoscopic repair for primary inguinal hernia. Int J Technol Assess Health Care 14 (3): 472–483
EU Hernia Trialists Collaboration (2002) Repair of groin hernia with synthetic mesh: meta-analysis of randomized controlled trials. Ann Surg 235 (3): 322–332
Heikkinen T, Haukipuro K, Leppala J, Hulkko A (1997) Total costs of laparoscopic and lichtenstein inguinal hernia repairs: a randomized prospective study. Surg Laparosc Endosc 7 (1): 1–5
Johansson B, Hallerback B, Glise H, Anesten B, Smedberg S, Roman J (1999) Laparoscopic mesh versus open preperitoneal mesh versus conventional technique for inguinal hernia repair: a randomized multicenter trial (SCUR Hernia Repair Study). Ann Surg 230 (2): 225–231
Kald A, Anderberg B, Carlsson P, Park PO, Smedh K (1997) Surgical outcome and cost-minimisation-analyses of laparoscopic and open hernia repair: a randomised prospective trial with one year follow up. Eur J Surg 163 (7): 505–510
Khoury N (1998) A randomized prospective controlled trial of laparoscopic extraperitoneal hernia repair and mesh-plug hernioplasty: a study of 315 cases. J Laparoendosc Adv Surg Tech A 8 (6): 367–372
Kingsnorth A (2004) Treating inguinal hernias. BMJ 328 (7431): 59–60
Medical Research Council (2001) Cost-utility analysis of open versus laparoscopic groin hernia repair: results from a multicentre randomized clinical trial. Br J Surg 88 (5): 653–661
Paganini AM, Lezoche E, Carle F et al. (1998) A randomized, controlled, clinical study of laparoscopic vs open tension-free inguinal hernia repair. Surg Endosc 12 (7): 979–986
Primatesta P, Goldacre MJ (1996) Inguinal hernia repair: incidence of elective and emergency surgery, readmission and mortality. Int J Epidemiol 25 (4): 835–839
Rutkow IM (1998) Epidemiologic, economic, and sociologic aspects of hernia surgery in the United States in the 1990s. Surg Clin North Am 78 (6): 941–951
Rutkow IM (2003) Demographic and socioeconomic aspects of hernia repair in the United States in 2003. Surg Clin North Am 83 (5): 1045–1051
Stylopoulos N, Gazelle GS, Rattner DW (2003) A cost-utility analysis of treatment options for inguinal hernia in 1.513.008 adult patients. Surg Endosc 17 (2): 180–189
Tanphiphat C, Tanprayoon T, Sangsubhan C, Chatamra K (1998) Laparoscopic vs open inguinal hernia repair. A randomized, controlled trial. Surg Endosc 12 (6): 846–851
Wellwood J, Sculpher MJ, Stoker D, Nicholls GJ, Geddes C, Whitehead A, Singh R, Spiegelhalter D (1998) Randomised controlled trial of laparoscopic versus open mesh repair for inguinal hernia: outcome and cost. BMJ 317 (7151): 103–110
Zimmerman LM (1963) External and Internal Abdominal Hernias. Am J Gastroenterol 40: 405–410

Anatomie der Bauchwand und Leistenregion

C. Isbert

In besonderem Maße stellen das Wissen und die Kenntnis der anatomischen Zusammenhänge die Grundvoraussetzung für den operativen Erfolg in der Hernienchirurgie dar. Die systematische Anatomie der Bauchwand und der Regio inguinalis wurde wesentlich durch die Tätigkeit berühmter Chirurgen des 18. und 19. Jh. begründet. Hervorzuheben sind hierbei die grundlegenden Werke von Pieter (Petrus) Camper aus Holland, Jules Cloquet aus Frankreich, Astley Paston Cooper und John Gay aus England, Antonio de Gimbernat aus Spanien, Franz K. Hesselbach aus Deutschland und Antonio Scarpa aus Italien. Die Arbeiten jener Zeit haben unser derzeitiges anatomisches Verständnis entscheidend beeinflusst und besitzen, insbesondere nach Einführung der minimalinvasiven Operationstechniken, auch heute in der Hernienchirurgie große Bedeutung und ihre volle Gültigkeit. Dieser Sachverhalt wird deutlich in den beiden 150 Jahre auseinander liegenden Zitaten von Sir Astley Paston Cooper und Chester B. McVay (USA). 1804 schreibt Cooper: »No disease of the human body ... requires in its treatment a greater combination of accurate anatomical knowledge, with surgical skill, than hernia in all its varieties.« Und McVay 1954: »... a hernia is an anatomic derangement and to understand ... the repair of a hernia, a detailed knowledge of the anatomy ... is absolutely essential.«

2.1 Regio inguinalis

Die Regio inguinalis wird nach kranial durch die Crista iliaca, medial durch den medialen Rand des M. rectus abdominus und nach kaudal durch das Leistenband begrenzt.

2.2 Bauchmuskulatur

Die Bauchmuskulatur besteht aus einer ventralen und einer lateralen Bauchmuskelgruppe.

2.2.1 Ventrale Bauchmuskeln

M. rectus abdominis. Der M. rectus abdominis hat seinen Ursprung im Bereich des Processus xiphoideus sowie am medialen Rand der Rippen V–XII (Abb. 2.1). Über eine sehr variable Anzahl von sog. intersectiones tendineae verläuft er kaudal bis zum Os pubis, an dessen Oberrand er inseriert. Er wird von lateral über die Interkostalnerven VII–XI innerviert. Dies verdeutlicht, weshalb über einen ausgedehnten Pararektalschnitt eine erhebliche Denervierung des Muskels erfolgen kann.

M. pyramidalis. Er entspringt am vorderen Rand des Schambeines zwischen dem Ansatz des M. rectus abdominis und dem vorderen Blatt der Rektusscheide. Seine Fasern verankern sich nach kranial in der Linea alba. Er ist ein beim Menschen rückgebildeter Muskel und soll lediglich aus Vollständigkeitsgründen hier erwähnt werden.

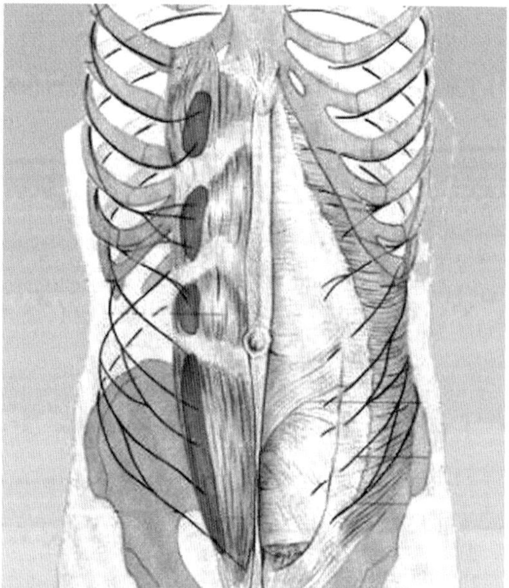

Abb. 2.1. M. rectus abdominis

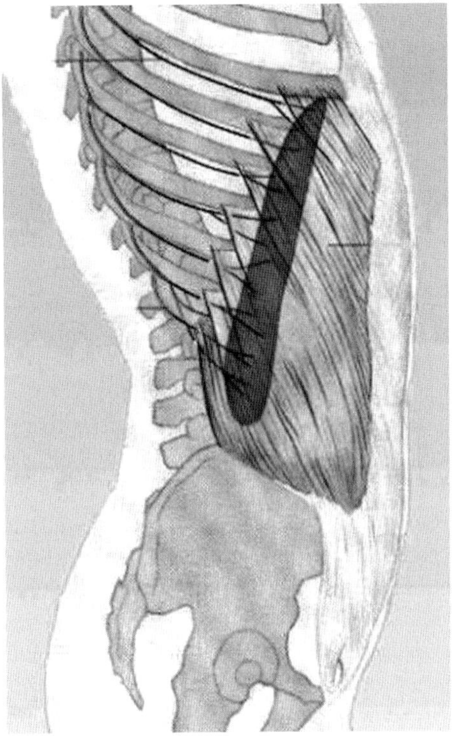

■ **Abb. 2.2.** M. obliquus externus abdominis

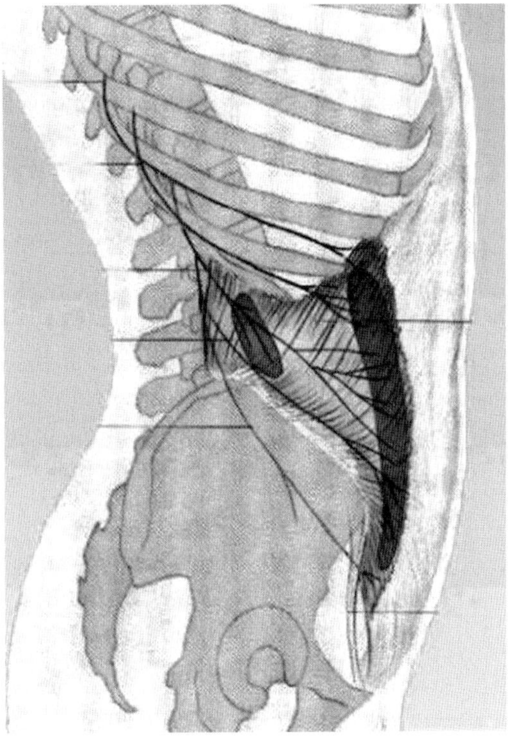

■ **Abb. 2.3.** M. obliquus internus abdominis

2.2.2 Laterale Bauchmuskeln

M. obliquus externus abdominis. Der breitflächige äußere schräge Bauchmuskel entspringt ventralseitig der Rippen V–XII und verläuft nach mediokaudal, um in 3 Anteilen an der Crista iliaca sowie mit seiner Aponeurose am Lig. inguinale und an der Linia alba anzusetzen (■ Abb. 2.2). Er wird über die Interkostalnerven X–XII innerviert.

M. obliquus internus abdominis. Der M. obliquus internus abdominis entspringt ebenfalls ventralseitig der Rippen V–XII und inseriert an der Crista iliaca sowie am lateralen und medialen Drittel des Lig. inguinale (■ Abb. 2.3). Er bildet mit seiner Aponeurose die Lamina ventralis et dorsalis der Rektusscheide. Er wird über die Intercostalnerven innerviert.

M. transversus abdominis. Der M. transversus abdominis entspringt dorsalseitig der Rippen VII–XII, von den Querfortsätzen der LWS bzw. dem Lig. lumbalis, vom Labrum internum der Crista iliaca und vom lateralen Drittel des Lig. inguinale (■ Abb. 2.4). Seine Fasern verlaufen horizontal zur Rektusscheide, wobei seine Aponeurose kranial der Linea semicircularis die Lamina posterior der Rektusscheide bildet. Er wird über Interkostalnerven und über den Plexus lumbalis innerviert.

2.3 Rektusscheide

Die Ansatzaponeurosen der lateralen Bauchmuskeln scheiden den M. rectus abdominis ein und bilden somit die sog. Rektusscheide, wobei ihre Zusammensetzung in Abhängigkeit der Höhe Unterschiede aufweist (■ Abb. 2.5). Kranial der Linea semicircularis wird der M. rectus abdominis dorsalseitig von der Aponeurose des M. transversus abdominis eingescheidet. Kaudal der Linea semicircularis fehlt diese Begrenzung. Hier bilden lediglich das Peritoneum sowie die Fascia transversalis die Lamina posterior der Rektusscheide. Das vordere Blatt der Rektus-

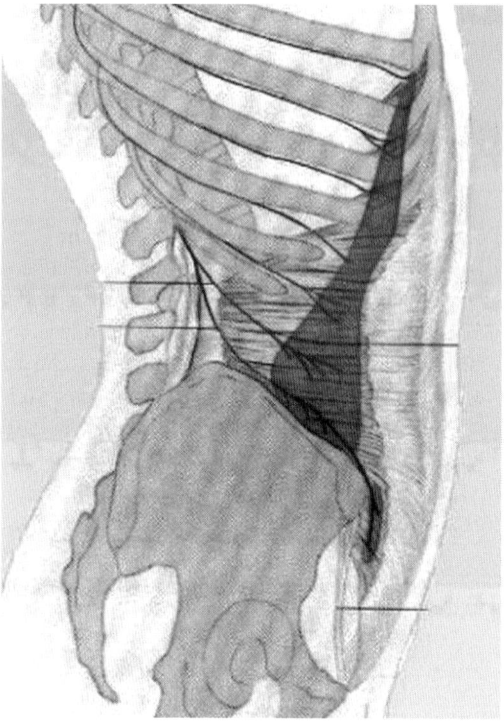

Abb. 2.4. M. transversus abdominis

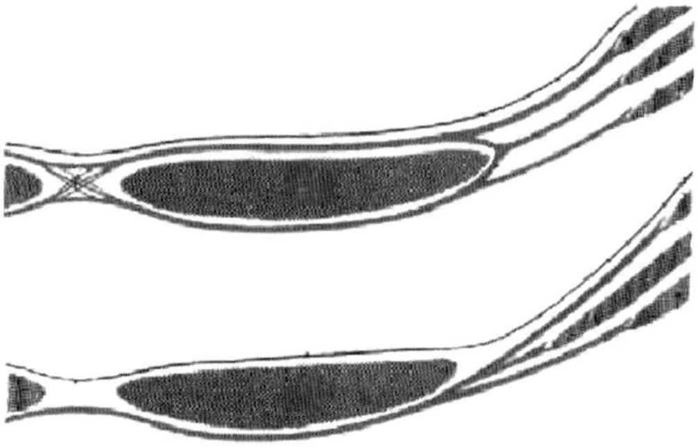

Abb. 2.5. Prinzipieller anatomischer Aufbau kranial (oben) und kaudal (unten) der Linea semilunaris der Rektusscheide

scheide wird hier von allen 3 Aponeurosen der lateralen Bauchmuskeln gebildet.

2.4 Linea alba

Die Sehnenplatten der lateralen Bauchmuskeln verankern sich gegenseitig in der Linea alba. Die erstreckt sich von der Spitze des Processus xiphoideus bis zum Symphysenoberrand. Sie ist kranial des Nabels im Vergleich zu kaudal verbreitert, was die Laparotomie in diesem Bereich erleichtert.

2.5 Lig. inguinale (Lig. Pouparti)

Die kaudalen Aponeurosenzüge des M. obliquus externus abdominis bilden das Leistenband. Es verläuft von der Spina iliaca anterior superior bis zum Tuberculum pubicum und bildet den Boden des Leistenkanals.

2.6 Fascia transversalis

Aus Sicht der deskriptiven Anatomie stellt die Fascia transversalis die innere Auskleidung der Abdominalhöhle dar, welche sich nach kranial in die Fascia subdiaphragmatica, nach lateral in die Fascia thoracolumbalis und nach kaudal in die Fascia iliaca und den Leistenkanal fortsetzt. Da die Fascia transversalis eine Schicht bildet, durch die Leistenhernien hindurchtreten müssen, ist für den Hernienchirurgen jedoch eine detailliertere Betrachtung notwendig. Die Benennung der Fascia transversalis geht auf die Erstbeschreibung im Jahre 1807 von Sir Astley Paston Cooper zurück. In der Originalbeschreibung wird von einer inneren (posterioren) und einer äußeren (anterioren) Schicht berichtet. Nach Cooper umhüllt die anteriore Schicht die Aponeurose des M. transversus abdominis, inseriert inferior am Cooper-Ligament und umschließt medial den M. rectus abdominis. Die posteriore Schicht strahlt kranial in die Linea semicircularis und medial in die Linea alba ein und inseriert kaudal am R. pubicus superius. Die epigastrischen Gefäße verlaufen entsprechend innerhalb dieser beiden Schichten. Die Zweilagigkeit der Fascia transversalis ist jedoch in der Literatur umstritten. Eine Bestätigung der Befunde Coopers liefert jedoch in jüngster Zeit erhobene Befunde durch Arregui et al. (1993). Sie identifizierten in Analogie zur posterioren Schicht Coopers bei 187 laparoskopisch durchgeführten Hernioplastiken an insgesamt 145 Patienten eine dünne, dem Peritoneum aufliegende Faszie. Diese Faszie stellt eine Kompartmentierung dar und muss eröffnet werden, um in den präperitonealen Raum zu gelangen.

2.7 Verstärkungszüge und Bänder der Fascia transversalis

Für das Verständnis der Pathogenese und Therapie der Inguinalhernie sind die bindegewebigen Verstärkungszüge der Fascia transversalis sowie der ligamentäre Apparat im Bereich der Regio inguinalis von entscheidender Bedeutung.

2.7.1 Tractus ileopubicus (Thomson-Band, Bandalette ileopubienne, Deep crural arch)

Die Nomenklatur »ileopubischer Trakt« ist insbesondere im amerikanischen Sprachraum weit verbreitet. Darüber hinaus existieren jedoch zahlreiche Synonyme. Nach seiner Beschreibung durch Alexandre Thompson im Jahre 1835 (◻ Abb. 2.6) wird der ileopubische Trakt auch Thomson-Band genannt. Vornehmlich in England hat sich die Bezeichnung Deep crural arch und in Frankreich Bandalette ileopubienne durchgesetzt.

Der ileopubische Trakt ist eine Faserverstärkung der Fascia transversalis, welche von der Spina iliaca anterior superior bis zum Cooper-Ligament reicht, etwa parallel dem Leistenband, jedoch in einer Ebene, die dorsal desselben liegt. Faserverläufe strahlen hierbei in den Arcus ileopectineus, in das Gimbernat-Ligament und in das Cooper-Ligament ein.

2.7.2 Transversalisschlinge (Henle-Schlinge)

Die Henle-Schlinge ist eine Faserverstärkung der Fascia transversalis, welche mit ihrem medialen und lateralen Schenkel den inneren Leistenring bildet (◻ Abb. 2.7, ◻ Abb. 2.8). Sie spielt als Verschlussmechanismus des Leistenkanals eine wichtige Rolle, da sie bei Kontraktion des M. transversus abdominis den inneren Leistenring nach kraniolateral verlagert, sodass, im Zusammenspiel der Muskulatur des M. obliquus internus, eine Hernierung in den Leistenkanal verhindert wird.

2.7.3 Lig. interfoveolare (Lig. Hesselbachi, Hesselbach-Dreieck)

In seiner Festschrift Ortho et Progressu Herniarum beschreibt der deutsche Pathologe Franz Karl Hesselbach 1814 erstmalig jenes muskelfreie Dreieck, welches pathognomisch für die Entstehung direkter Leistenhernien ist. Dieses Hesselbach-Dreieck (◻ Abb. 2.9, ◻ Abb. 2.10) wird medial durch den M. rectus abdominis, kaudal durch den ileopubi-

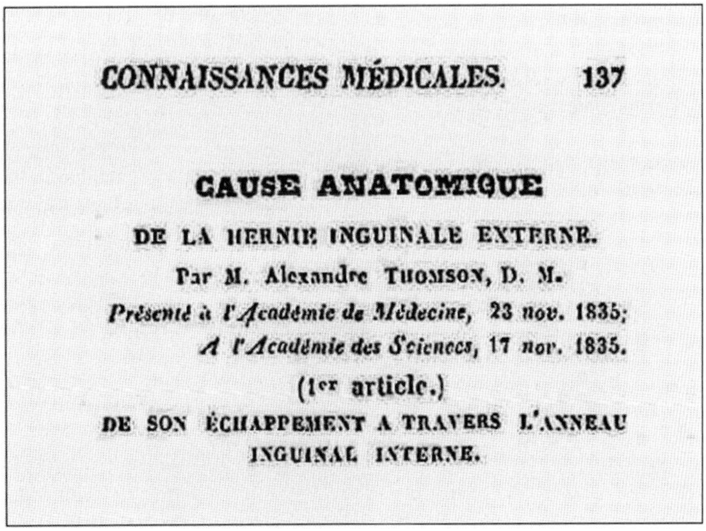
CONNAISSANCES MÉDICALES. 137

CAUSE ANATOMIQUE

DE LA HERNIE INGUINALE EXTERNE.

Par M. Alexandre THOMSON, D. M.

Présenté à l'Académie de Médecine, 23 nov. 1835;

A l'Académie des Sciences, 17 nov. 1835.

(1er article.)

DE SON ÉCHAPPEMENT A TRAVERS L'ANNEAU INGUINAL INTERNE.

◻ Abb. 2.6. Erstbeschreibung des Tractus ileopubicus 1835 durch M. Alexandre Thomson

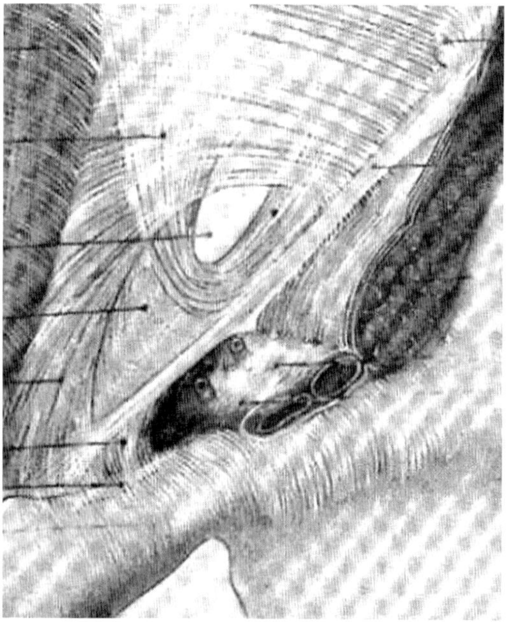

■ **Abb. 2.7.** Henle-Schlinge (Transversalisschlinge) mit dem Cruz superior et inferior

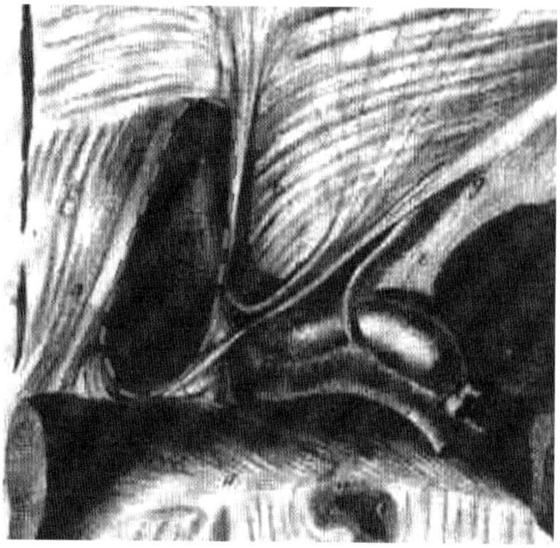

■ **Abb. 2.9.** Hesselbach-Ligament mit Hesselbach-Dreieck

schen Trakt, lateral durch das Lig. interfoveolare (Hesselbachi) und nach kranial durch Muskelfasern des M. transversus abdominis begrenzt. Das Lig. interfoveolare verläuft entlang der epigastrischen Gefäße nach kranial.

2.7.4 Lig. lacunare (Lig. Gimbernati)

Ein für die Entstehung der Femoralhernie wichtiges Ligament ist das Lig. lacunare oder Lig. Gimbernati (■ Abb. 2.11). Es stellt die mediale Begrenzung der Lacuna vasorum dar und verläuft vom ileopubischen Trakt zum Cooper-Ligament. Die Erstbeschreibung durch Antonio de Gimbernat erfolgte 1793, wobei die in spanischer Sprache verfasste Arbeit 2 Jahre später ins Englische übersetzt wurde.

■ **Abb. 2.8.** Endoskopische Sicht auf die linke Regio inguinalis. Erkennbar ist ein stark erweiterter innerer Leistenring mit ausgeweiteter Henle-Schlinge als Zeichen der indirekten Leistenhernie

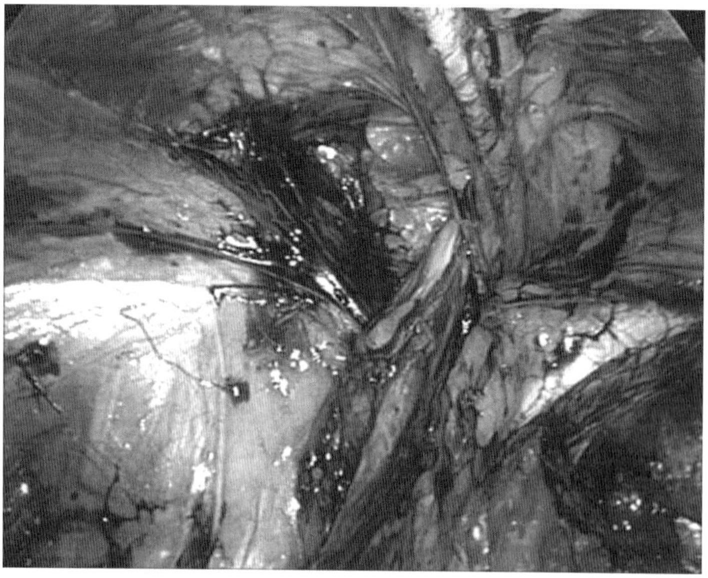

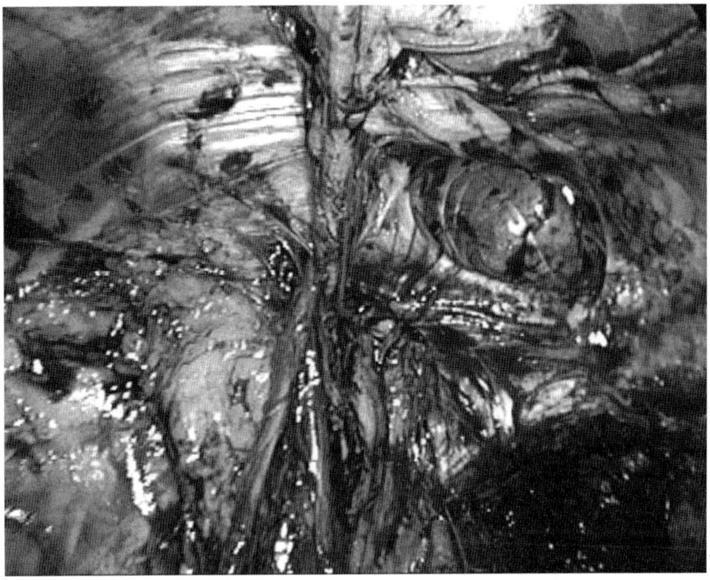

Abb. 2.10. Endoskopische Sicht auf die linke Regio inguinalis. Darstellung einer direkten Inguinalhernie im Hesselbach-Dreieck, kaudal begrenzt durch den Tractus ileopubicus, lateral durch das Lig. interfoveolare (Hesselbachi) und medial durch den M. rectus abdominis

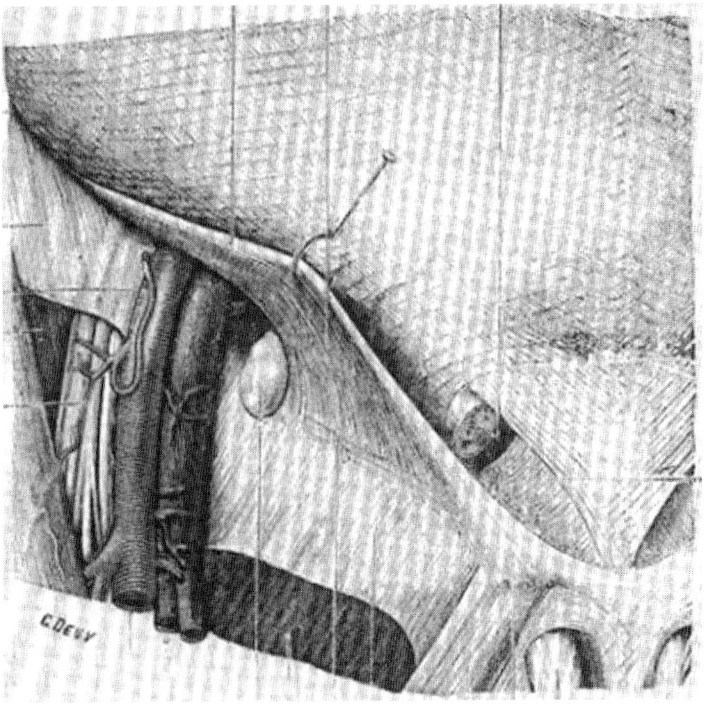

Abb. 2.11. Ventrale Ansicht der rechten Leistenregion mit Darstellung der Lacuna vasorum und des Lig. Gimbernati

2.7.5 Lig. pectineale (Cooper-Ligament)

Das Cooper-Ligament liegt in seiner ganzen Ausdehnung der Crista pubica an und stellt bei der Versorgung von Schenkelhernien eine entscheidende Fixierungsstruktur dar (◘ Abb. 2.12).

2.8 Peritoneum

Das Peritoneum zeigt unterhalb des Nabels von abdominell her 5 Bauchfellfalten (Plicae) und 5 Gruben (Fossae).

Die Plicae umbilicales sind peritoneale Umschläge, welche in der Mediane-Ebene durch den oblitierten Urachus (Plica umbilicalis mediana), medial durch die beiden oblitierten Aa. umbilicales (Plicae umbilicalis mediales) sowie lateral durch die rechte und linke Vasa epigastrica inferiora (Plicae umbilicales laterales) verursacht werden. Die Fossae laterales markieren den Anulus inguinalis profundus, die Fossae mediales den Anulus inguinalis superficialis.

2.9 Nerven

Aus anatomisch-chirurgischer Sicht sind in der Regio inguinalis folgende 5 Nerven zu berücksichtigen:

- N. ileohypogastricus,
- N. ileoinguinalis,
- N. genitofemoralis (R. genitalis, R. femoralis),
- N. femoralis,
- N. cutaneus femoris lateralis.

N. ileohypogastricus, N. ileoinguinalis. Der N. ileohypogastricus und N. ileoinguinalis entspringen beide aus dem Plexus lumbalis und verlaufen von dorsal über den M. iliacus nach ventral (◘ Abb. 2.13). Im Verlauf durchbohren sie den M. transversus abdominis sowie den M. obliquus internus. Der N. ileoinguinalis verläuft dann auf den Muskelfasern des M. cremaster durch den Leistenkanal und der N. ileohypogastricus 2–3 cm parallel davon in kraniale Richtung.

Der N. ileohypogastricus innerviert die Haut oberhalb des Leistenkanals sowie im Bereich des proximalen Oberschenkels, der N. ileoinguinalis die Regio pubica und das Skrotum.

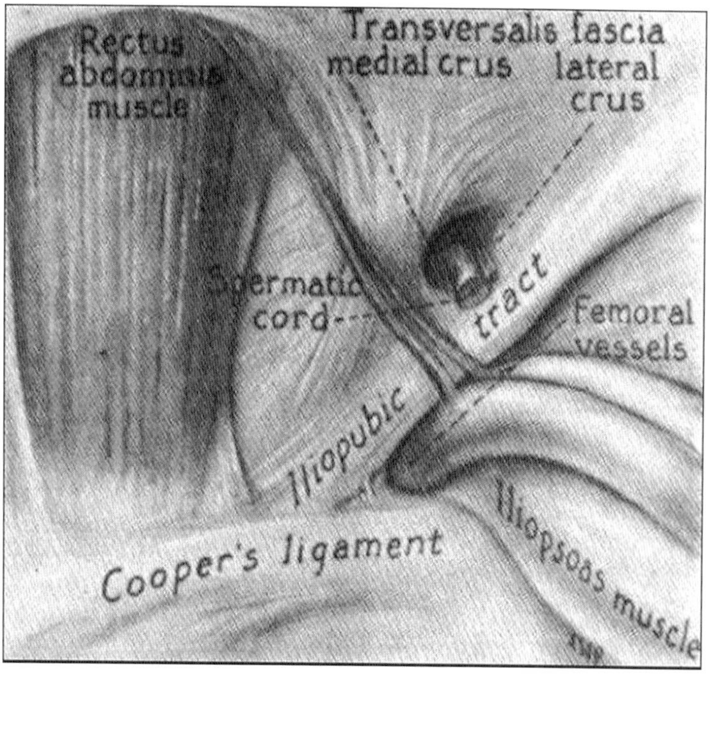

◘ **Abb. 2.12.** Posteriore Sicht auf die rechte Inguinalregion. Dargestellt ist der Verlauf des Tractus ileopubicus und des Lig. Cooperi

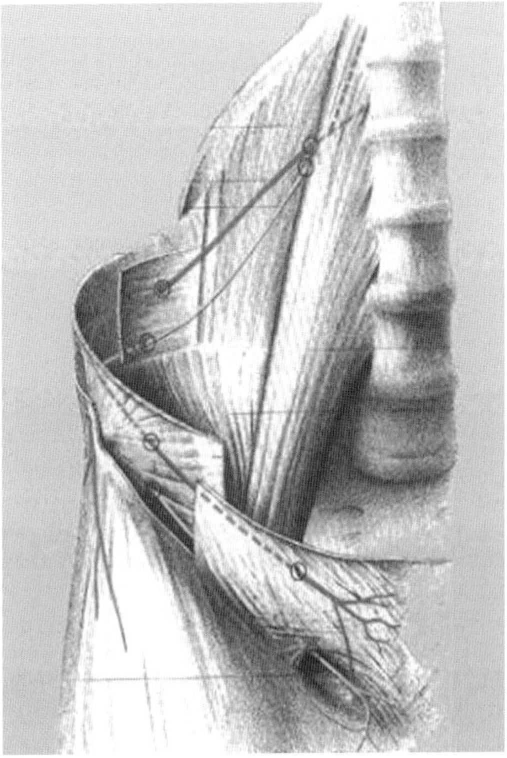

Abb. 2.13. Topographischer Verlauf des N. ileoinguinalis und N. ileohypogastricus

N. genitofemoralis. Der N. genitofemoralis entspringt aus dem Plexus lumbalis (L1/L2) und teilt sich kurz vor Eintritt in den Leistenkanal in einen R. femoralis und einen R. genitalis (Abb. 2.14). Während nur der R. genitalis im Leistenkanal verläuft, zieht der R. femoralis unter dem Tractus ileopubicus auf den proximalen Oberschenkel. Der R. femoralis versorgt sensibel den medialen Oberschenkel im oberen Drittel und der R. genitalis die Haut der Tunica dartos des Skrotums motorisch sowie den M. cremaster.

N. femoralis. Der N. femoralis verläuft in der Lacuna musculorum auf dem Oberschenkel. Neben der motorischen Versorgung der Oberschenkelmuskulatur versorgt er mit einem kleinen Hautast, dem R. cutaneus femoris anterior, den proximalen Oberschenkel.

N. cutaneus femoris lateralis. Der N. cutaneus femoris lateralis entspringt aus dem Plexus lumbalis und verläuft auf dem M. iliacus zum Leistenband, welches er im Bereich der Spina iliaca anterior superior unterkreuzt, um auf den Oberschenkel zu gelangen. Er versorgt den lateralen Oberschenkel sensibel (Abb. 2.15).

Abb. 2.14. Endoskopische Sicht der linken Regio inguinalis mit Darstellung des N. genitofemoralis mit dem R. genitalis und R. femoralis

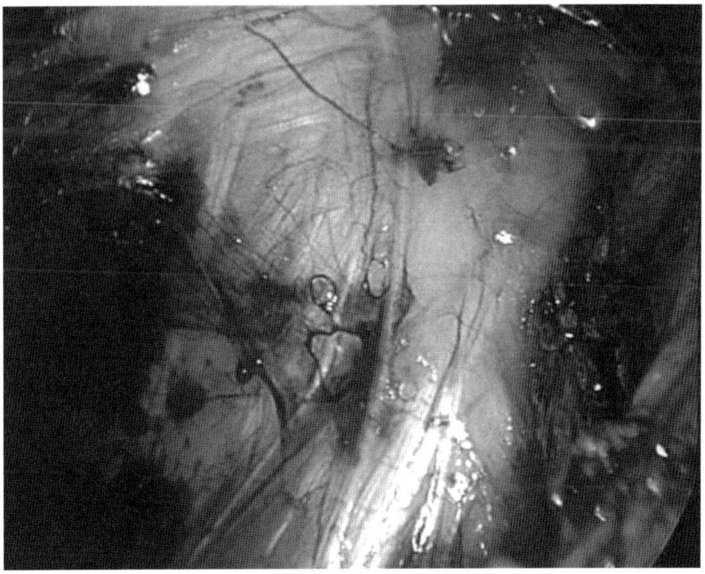

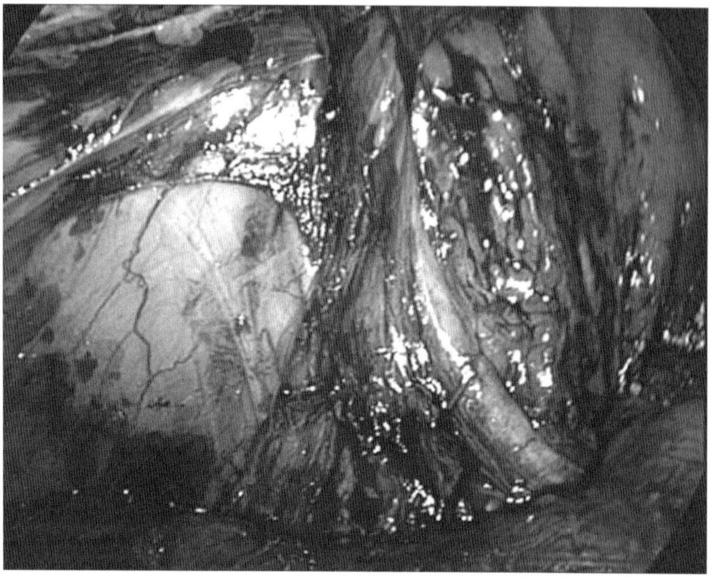

Abb. 2.15. Endoskopische Sicht der linken Regio inguinalis mit Darstellung des N. cutaneus femoris lateralis

2.10 Gefäße

Aus den Vasae iliacae externae entspringen die Vasae epigastricae inferiores, welche als einen Ast die Vasae cremastericae entlassen. Zusätzlich entspringt aus der A. epigastrica inferior ein R. pubicus anterior, der mit der A. obduratoria anastomosiert. Diese Anastomose verläuft über das Lig. Cooperi und wird als Corona mortis bezeichnet (Abb. 2.16). In ca. 30% der Fälle wird die A. obduratoria ausschließlich vom R. pubicus anterior gespeist. Eine weitere wichtige Gefäßarkade aus den Vasae iliacae externae sind die Aa. circumflexae profundae (Abb. 2.17), welche nach lateral Anastomosen mit den Aa. gluteae und den Aa. iliolumbales besitzen.

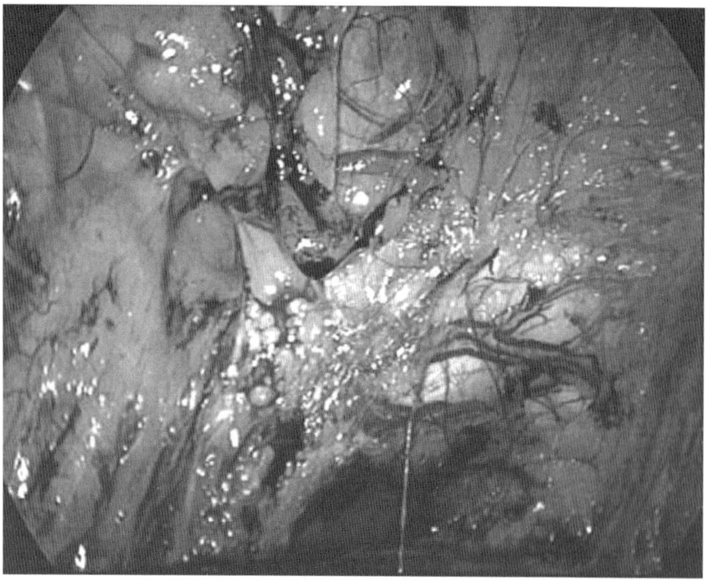

Abb. 2.16. Endoskopische Sicht der linken Regio inguinalis des linken Schambeinastes und der »Corona mortis«

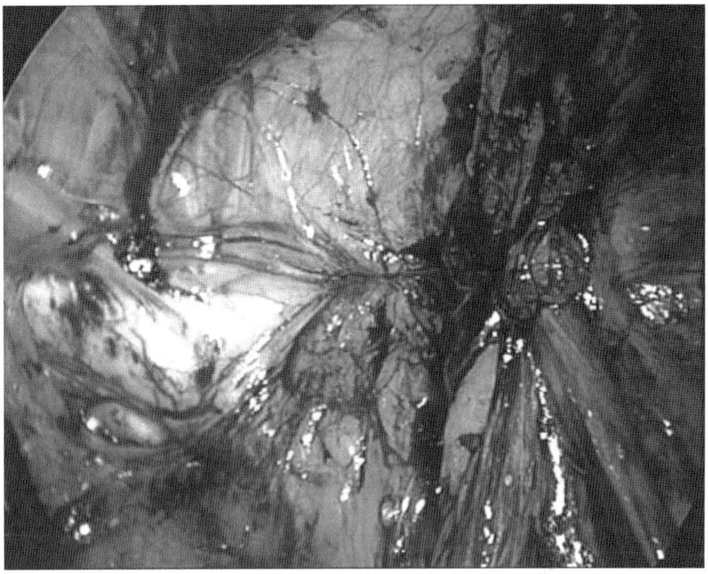

Abb. 2.17. Endoskopische Sicht der rechten Regio inguinalis mit Darstellung der Vasa circumflexa profunda und der epigastrischen Gefäße

2.11 Triangel of doom, Triangle of pain

Aus laparoskopisch-endoskopischer Sicht muss der Verlauf der Gefäße und Nerven zur Vermeidung von Komplikationen beachtet werden. Bereits 1991 definierte Spaw das sog. Triangel of doom, und später wurde ein zusätzliches laterales Dreieck, das Triangle of pain, definiert (Abb. 2.18). Das Triangel of doom wird medial durch den Ductus deferens und lateral durch die Testikulargefäße begrenzt. Nach lateral wird das Dreieck durch die Testikulargefäße und den ileopubischen Trakt begrenzt. In keinem Fall sollten hier Clips gesetzt werden, da eine Verletzung der Nerven und Gefäße nicht ausgeschlossen werden kann. In manchen Fällen kann auch der N. ileoinguinalis verletzt werden.

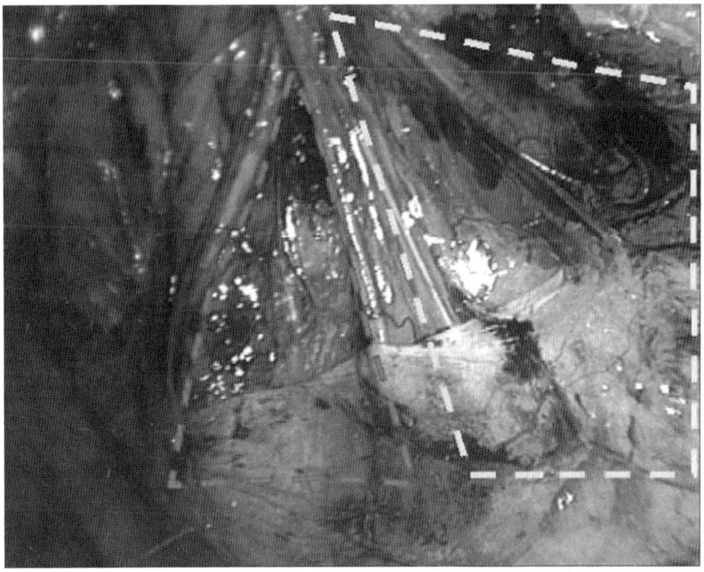

Abb. 2.18. Endoskopische Sicht der linken Regio inguinalis mit Darstellung des Triangle of doom (dunkle Linie) und des Triangle of pain (helle Linie)

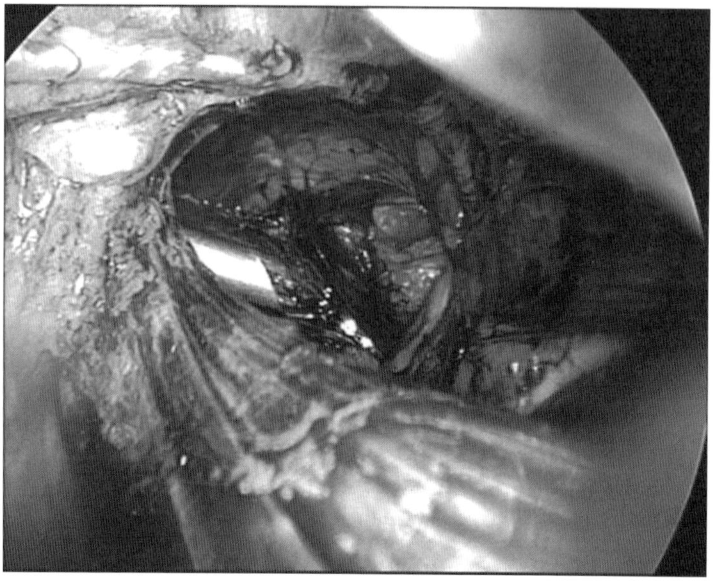

Abb. 2.19. Endoskopische Einsicht in den präperitonealen Raum. Kaudal erkennt man die Linea seminularis, kranial die epigastrischen Gefäße

2.12 Präperitonealer Raum

Der präperitoneale Raum ist der Raum, welcher nach ventral durch die Fascia transversalis und nach dorsal durch das Peritoneum begrenzt wird (Abb. 2.19). Auf der Oberfläche des Peritoneums beschreiben einige Autoren eine dünne Faszie, die sog. präperitoneale Faszie. Die laterale und hintere Begrenzung des präperitonealen Raumes ist nicht exakt definiert, da er hier kontinuierlich in den extraperitonealen bzw. retroperitonealen Raum (Cavum Retzii) mündet. Der päperitoneale Raum beinhaltet unterschiedlich viel Bindegewebe und alveoläres oder semimembranöses Fett. Hier verlaufen Blut- und Lymphgefäße sowie Nerven mit Verbindung zur unteren Extremität sowie der Ductus deferens und die Testikulargefäße.

Literatur

Arregui ME, Navarrete J, Davis CJ, Castro D, Nagan RF (1993) Laparoscopic inguinal herniorrhaphy. Techniques and controversies. Surg Clin North Am 73 (3): 513–27

Klassifikationssysteme und Diagnostik der Leisten- und Bauchwandhernien

Z. Grozdanovic

Traditionell werden die Hernien der Inguinalregion in direkte und indirekte Leistenhernien sowie Schenkelhernien eingeteilt. Parallel mit der Einführung neuer bzw. der Modifikation lange bekannter Operationsmethoden wurden Anstrengungen unternommen, das für einen bestimmten Hernientyp günstigste Reparationsverfahren zu identifizieren. Vor diesem Hintergrund wurden eine Reihe von Klassifikationen vorgeschlagen, von denen sich jedoch keine generell durchsetzen konnte. Die derzeit am häufigsten diskutierten Klassifikationssysteme stammen von Gilbert, Nyhus, Bendavid und Schumpelick.

In unserer Klinik wird die Klassifikation von Nyhus seit Jahren praktiziert. Danach erfolgt die Einteilung der Inguinalhernien in 4 Hauptgruppen, wobei Typ III noch in 3 weitere Untergruppen unterteilt wird. Typ I bezeichnet kindliche Hernien. Zu Typ II gehören indirekte Leistenhernien mit erweitertem inneren Leistenring. Typ III umfasst direkte Leistenhernien (Typ IIIA), indirekte Leistenhernien mit erweitertem inneren Leistenring, der nach medial auf die Fascia transversalis des Hesselbach-Dreiecks übergreift bzw. sie zerstört (Typ IIIB), sowie Femoralhernien (Typ IIIC). Unter Typ IV werden alle Rezidivhernien der Inguinalregion zusammengefasst.

In der großen Mehrzahl der Fälle wird die Diagnose »Hernie« klinisch gestellt. Demgegenüber kommt der apparativen Diagnostik nur eine untergeordnete Bedeutung zu. Die meisten Erfahrungen wurden mit der Sonographie gesammelt. Die Sonographie hat sich gut bewährt in der Differenzialdiagnose von unklaren Befunden der Bauchwand und Leistenregion sowie in der Erfassung von Komplikationen nach laparaskopischer Hernioplastik. Typische Beispiele sind im Text illustriert. Die bisherigen Ergebnisse über die Einsatzmöglichkeiten der Computertomographie und der Magnetresonanztomographie in der Herniendiagnostik sind vielversprechend, müssen jedoch durch weitere Untersuchungen untermauert werden.

3.1 Klassifikationssysteme

Klassifikationssysteme sind in der klinischen Medizin weit verbreitet. Die Idee, die sich dahinter verbirgt, wurde von Fitzgibbons (Zollinger 2003a) prägnant formuliert: »The primary purpose of a classification system for any disease is to stratify for severity so that reasonable comparisons can be made between various treatment strategies.« Diese Definition trifft den Kern der Bemühungen um eine einheitliche Klassifikation von Inguinalhernien, die als Grundlage für eine kritische Analyse von Rezidivraten in Abhängigkeit von unterschiedlichen Operationsverfahren dienen soll – auch, oder gerade, unter dem Aspekt der Qualitätskontrolle. Langfristiges Ziel ist eine Optimierung der operativen Bruchversorgung durch Identifizierung von Reparationsverfahren mit dem niedrigsten Rezidivrisiko für einen gegebenen Hernientyp. Nyhus (1993) hat dieses Konzept mit den Worten »individualization of hernia repair« umschrieben, eine Denkweise, die nicht von allen Chirurgen gleichermaßen getragen wird (Rutkow u. Robbins 1998).

Eine suffiziente Klassifikation sollte gewisse Kriterien erfüllen. Dazu gehören Lokalisation der Hernie, Größe der Bruchpforte sowie die Stärke der Hinterwand des Leistenkanals. Sie muss außerdem Information darüber enthalten, ob es sich um einen primären Leistenbruch oder einen Rezidivbruch handelt. Maßangaben unter Verwendung des Dezimalsystems sind zu bevorzugen. Die Klassifikation muss zudem bei den offenen klassischen als auch bei den neuen laparaskopischen Reparationstechniken gleichermaßen anwendbar sein. Eine weitere, nicht zu unterschätzende Voraussetzung für die Anwendbarkeit der Klassifikation in der klinischen Routine ist eine einfache und klare Einteilung. Die Kategorisierung muss schließlich vom Operateur schnell und sicher durchführbar sein.

In den vergangenen Jahren und Jahrzehnten sind eine Reihe von Klassifikationen vorgestellt worden, von denen jedoch keine eine generelle Akzeptanz erfahren hat, da entweder nicht alle Formen der Brüche der Inguinalregion erfasst werden oder neue, insbesondere laparoskopische Techniken keine Berücksichtigung finden. Hierzu existieren umfassende Übersichten (Read 1984, Rutkow u. Robbins 1998, Zollinger 2003b). Im Folgenden soll auf die Klassifikationsverfahren von Gilbert, Bendavid, Nyhus und Schumpelick näher eingegangen werden.

Die Klassifikation von Gilbert (1989) berücksichtigt den anatomischen und funktionellen Zustand des inneren Leistenrings und die Integrität der Fascia transversalis und der Transversusaponeurose im Bereich des Hesselbach-Dreiecks. Es werden 5 Typen unterschieden (◘ Tab. 3.1). Die Typen I–III sind indirekte, die Typen IV und V direkte Hernien. Schenkelbrüche werden nicht erfasst. Bei Typ I findet sich ein kleiner, fester innerer Leistenring mit einem Brucksack beliebiger Größe. Eine Erweiterung des inneren Leistenrings auf 1 Querfinger entspricht Typ II, passen 2 Querfinger hinein, wird der Bruch als Typ III klassifiziert. Bei Typ IV findet sich ein großer medialer Defekt, bei Typ V nur eine kleine direkte Hernie. Rutkow u. Robbins (1993) fügten dieser Einteilung noch die kombinierten Hernien und die Schenkelhernien als 2 eigenständige Typen – Typ VI bzw. Typ VII – bei. Beide Klassifikationen basieren auf dem intraoperativ vorliegenden Situs bei anteriorem Zugang. Für die laparoskopische Operationsmethode sind sie daher nur bedingt geeignet.

Grundlage der Klassifikation von Nyhus (Nyhus 1993) sind anatomische Kriterien, nämlich die Weite des inneren Leistenrings, die Verlagerung der epigastrischen Gefäße sowie der Zustand der Hinterwand des Leistenkanals. Es werden 4 Typen unterschieden, wobei Typ III noch in 3 weitere Subtypen unterteilt wird (◘ Tab. 3.2). Beschrieben werden Typ I als indirekte Leistenhernie mit unauffälligem inneren Leistenring (kindliche Hernie) und Typ II als indirekte Leistenhernie mit Erweiterung des inneren Leistenrings bei intakter Hinterwand des Leistenkanals ohne Dislokation der epigastrischen Gefäße. Das Hauptkriterium von Typ III ist ein Defekt der Hinterwand des Leistenkanals. Typ IIIA bezeichnet direkte Leistenhernien beliebiger Ausdehnung. Typ IIIB umfasst indirekte Leistenhernien mit dilatiertem inneren Leistenring, der nach medial auf die Fascia transversalis des Hesselbach-Dreiecks übergreift bzw. sie zerstört. In diese Kategorie gehören im Besonderen die Skrotalhernie sowie die Gleithernie. Als Typ IIIC werden Femoralhernien klassifiziert. Unter Typ IV werden alle Rezidivbrüche der Inguinalregion zusammengefasst. Diese Klassifikation hat sich in der klinischen Routine, nicht zuletzt wegen ihrer einfachen Handhabung, sehr gut bewährt, so auch in unserer Klinik. Die von Bendavid (1994) vorgeschlagene Klassifikation ist sehr komplex und dürfte nur in Spezialkliniken Anwendung finden. Als Kriterien gelten die anatomische Lokalisation der Bruchpforte, die Ausdehnung des Bruchsackes und die Größe des Bauchwanddefektes. Daraus ergibt sich das sog. TSD-Schema (Type, Staging, Dimension; ◘ Tab. 3.3). Danach erfolgt eine Aufteilung der Inguinalhernien in 5 Typen, wobei Bendavid neue Bezeichnungen für die Lokalisation eingeführt hat, nämlich Typ I: anterolateral (früher indirekt), Typ II: anteromedial (früher direkt), Typ III: posteromedial (früher femoral), Typ IV: posterolateral (femoral, lateral der Gefäße) und Typ V: anteroposterior (medial zwischen Gefäßen und Os pubis mit Zerstörung des Lig. inguinale). Die Stadieneinteilung 1–3 richtet sich nach dem Ausmaß der Vorwölbung. Unter Dimension schließlich wird der größte Durchmesser des Bauchwanddefektes verstanden.

Schumpelick et al. (1994) schlugen eine umfassende Klassifikation vor, die sowohl bei offenem als

◘ Tabelle 3.1. Klassifikation der Inguinalhernien nach Gilbert (1989)

Typ	I	Kleiner innerer Leistenring	Indirekte Hernie
	II	Erweiterter innerer Leistenring für 1 Querfinger einlegbar	
	III	Erweiterter innerer Leistenring für 2 Querfinger einlegbar	
	IV	Großer medialer Defekt	Direkte Hernie
	V	Kleine direkte Hernie	
	VI	Kombinierte Hernie	Modifikation von Rutkow u. Robbins (1993)
	VII	Femoralhernie	

Tabelle 3.2. Klassifikation der Inguinalhernien nach Nyhus (1993)

Typ	I	Indirekte Leistenhernie mit normalem inneren Leistenring	
	II	Indirekte Leistenhernie mit erweitertem inneren Leistenring	
	III	Hernie mit Defekt der Hinterwand des Leistenkanals	
		A	Direkte Leistenhernie
		B	Indirekte Leistenhernie mit erweitertem inneren Leistenring und Schwäche bzw. Defekt der Fascia transversalis
		C	Femoralhernie
	VI	Rezidivhernien der Inguinalregion	
		A	Direkt
		B	Indirekt
		C	Femoral
		D	Kombination von A-B-C

Tabelle 3.3. Klassifikation der Inguinalhernien nach Bendavid (1994)

Typ	I	Anterolateral	(Indirekt)
	II	Anteromedial	(Direkt)
	III	Posteromedial	(Femoral)
	IV	Posterolateral	(Femoral, lateral der Gefäße)
	V	Anteroposterior	(Medial zwischen Gefäßen und Os pubis mit Zerstörung des Lig. inguinale)
Stadium	1	Bruchsack im Leistenkanal	
	2	Bruchsack jenseits des äußeren Leistenrings – nicht im Skrotum	
	3	Bruchsack im Skrotum	
Dimension	Maximaler Durchmesser des Bauchwanddefektes in cm		

auch bei laparoskopischem Zugang durchführbar ist. Diese erfolgt nach Lokalisation (»M« medial, »L« lateral, »F« femoral) und Querdurchmesser (»I« <1,5 cm, »II« 1,5–3 cm, »III« >3 cm) der Bruchpforte. Bei kombinierten Hernien werden die Durchmesser beider Bruchlücken addiert und die Bruchform mit »ML« oder dem Zusatz »c« (combined) bezeichnet. Als Referenzgröße gilt der Querdurchmesser der Zeigefingerkuppe oder die Branchenlänge der Endoskopieschere (ca. 1,5 cm) (Tab. 3.4).

3.2 Diagnostik

Präoperativ ist die Diagnose »Hernie« in aller Regel durch die klinische Untersuchung zu stellen. Eine sichere Unterscheidung zwischen direkten und indirekten Leistenhernien ist allerdings nicht möglich. So ließ sich in einer kontrollierten Studie bei indirekten Hernien in 60 von 78 und bei direkten Hernien nur in 33 von 56 Fällen intraoperativ die präoperative Diagnose bestätigen (Ralphs et al. 1980).

Tabelle 3.4. Klassifikation der Inguinalhernien nach Schumpelick (1994)

Lokalisation der Bruchpforte	L	Laterale (indirekte) Leistenhernie
	M	Mediale (direkte) Leistenhernie
	F	Femoralhernie
	c oder ML	Kombinierte Hernien
	Rx	Rezidivhernie, Anzahl der Voroperationen
Größe der Bruchpforte	I	<1,5 cm
	II	1,5–3,0 cm
	III	>3,0 cm
Referenzgröße (1,5 cm)	Offen	Querdurchmesser der Zeigefingerkuppe
	Laparoskopisch	Branchenlänge der Endoskopieschere

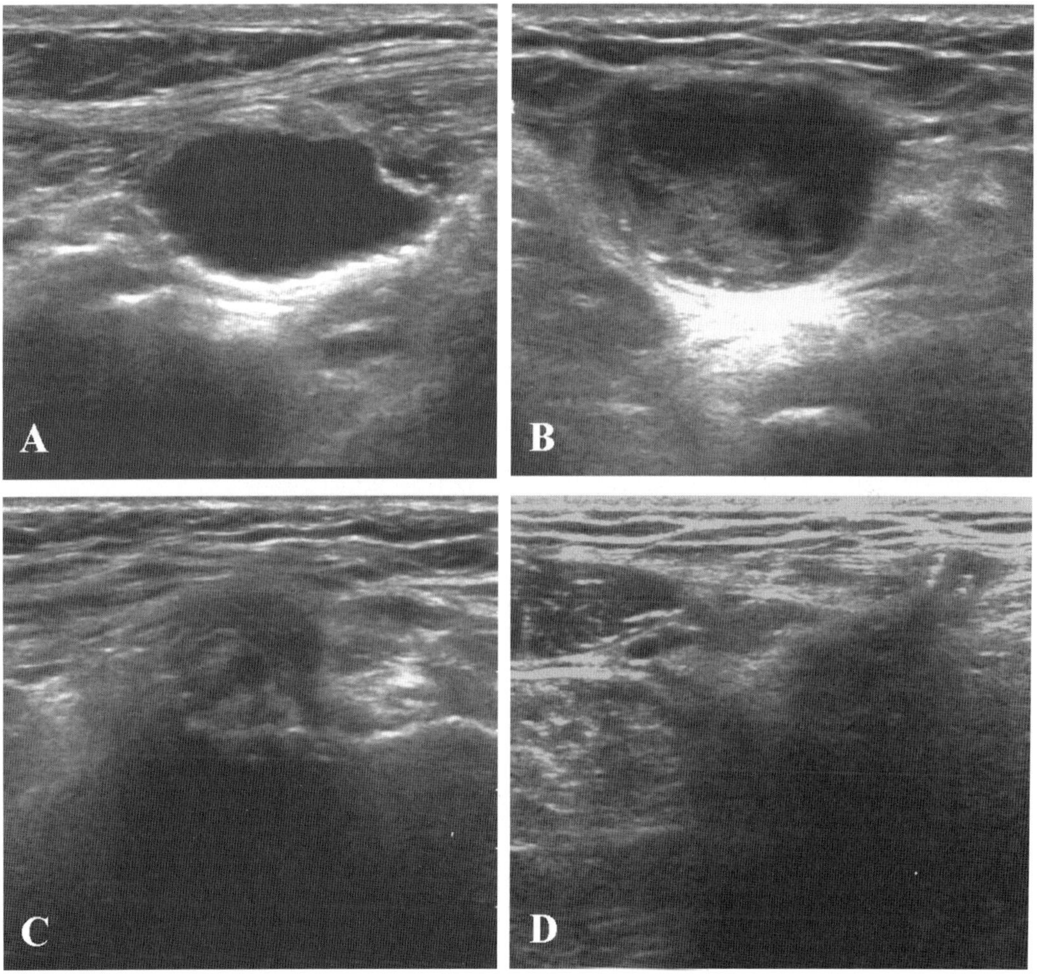

Abb. 3.1A–D. Sonographische Befunde nach laparoskopischer Hernioplastik. Transversalschnitte. **A** Areflexive Raumforderung mit dorsaler Schallverstärkung, vereinbar mit einem Hämatom bzw. Serom, ventral des gewellten Reflexbandes (Netzimplantat) nach totaler extraperitonealer Hernioplastik (TEP). **B** Gemischt reflexive Raumforderung, DD: organisiertes Hämatom, obliterierter Bruchsack, nach TEP. **C** Irregulär echoarme Strukturvermehrung ventral des Netzimplantates, entsprechend dem Narbengewebe (klinisch Pseudorezidiv). **D** In die Subkutis der Leistenregion disloziertes Netzimplantat

Die apparative Herniendiagnostik spielt nur eine untergeordnete Rolle und ist speziellen Fragestellungen vorbehalten. Von den bildgebenden Verfahren kommt der Sonographie die größte Bedeutung zu. Wir führen die Untersuchung am liegenden und stehenden Patienten mit einem 7,5-MHz- oder 12-MHz-Linearschallkopf unter gleichzeitiger Austastung des Leistenkanals durch. Da es sich um eine dynamische Untersuchung handelt, werden die Patienten zur Ausführung eines Valsalva-Manövers (Husten bzw. Pressen) aufgefordert. Entgegen der herkömmlichen Annahme lässt sich mittels der Sonographie einschließlich der Farb- und Powerdopplersonographie eine Differenzialdiagnose in direkte und indirekte Leistenhernien nicht exakter stellen als durch die klinische Untersuchung. In der neuesten Publikation zu diesem Thema betrug die Treffsicherheit sogar nur 45% (Zhang et al. 2001). Als Grund führten die Autoren den Umstand an, dass die A. epigastrica inferior in ihrem ursprungsnahen Abschnitt, wo sie geschlängelt verläuft, nicht immer gut sichtbar ist.

Die Sonographie hat einen hohen Stellenwert in der postoperativen Beurteilung der laparoskopischen Hernioplastik. Komplikationen wie z. B. die Hämatom- bzw. Serombildung oder die Dislokation des Netzes lassen sich zuverlässlich detektieren (◘ Abb. 3.1). Außerdem erlaubt die Sonographie eine suffiziente Unterscheidung zwischen dem Narbengewebe, das wie ein Rezidiv imponiert (Pseudorezidiv), und dem echten Rezidiv (◘ Abb. 3.1). Darüber hinaus besitzt die Sonographie eine hohe Sensitivität und Spezifität (über 80% bzw. 90%) in der Differenzialdiagnostik von unklaren Befunden der Bauchwand und Leistenregion (Truong et al. 1993). Die häufigsten Differenzialdiagnosen der Inguinalhernien sind

- Lipom,
- Lymphadenitis,
- Varixknoten der V. saphena,
- Hydrozele,
- Varikozele,
- Abszesse,
- Malignome (z. B. Sarkome, Metastasen).

Die Computertomographie (CT) und die Magnetresonanztomographie (MRT) sind in der Herniendiagnostik nur selten indiziert. Deshalb gibt es nur wenige Studien zur Sensitivität und Spezifität dieser beiden Verfahren beim Herniennachweis. Im Falle der CT wurde eine Sensitivität von 83% und eine Spezifität zwischen 67 und 83% ermittelt (Hahn-Pedersen et al. 1994; Højer et al. 1997). Einer vorläufigen Studie zufolge konnten 84,6% der Hernien prospektiv mittels der MRT korrekt diagnostiziert werden (Van den Berg et al. 1997).

Literatur

Bendavid R (1994) The T.S.D. classification – A nomenclature for groin hernias. In: Schumpelick V, Wantz GE (eds) Inguinal hernia repair. Karger, Basel

Gilbert AI (1989) An anatomic and functional classification for the diagnosis and treatment of inguinal hernia. Am J Surg 157: 331–333

Hahn-Pedersen J, Lund L, Hansen Højhus J, Bojsen-Møller F (1994) Evaluation of direct and indirect inguinal hernia by computed tomography. Br J Surg 81: 569–572

Højer AM, Rygaard H, Jess P (1997) CT in the diagnosis of abdominal wall hernias: a preliminary study. Eur Radiol 7: 1416–1418

Nyhus LM (1993) Individualization of hernia repair: a new era. Surgery 114: 1–2

Ralphs DNL, Brain AJL, Grundy DJ, Hobsley, M (1980) How accurately can direct and indirect inguinal hernias be distinguished? Br Med J 280: 1039–1040

Read R (1984) The development of inguinal herniorrhaphy. Surg Clin North Am 64: 185–196

Rutkow IM, Robbins AW (1993) »Tension-free« inguinal herniorrhaphy: a preliminary report on the »mesh plug« techique. Surgery 114: 3–8

Rutkow IM, Robbins AW (1998) Classification systems and groin hernias. Surg Clin North Am 78: 1117–1127

Schumpelick V, Treutner K-H, Arlt G (1994) Klassifikation von Inguinalhernien. Chirurg 65: 877–879

Truong S, Pfingsten FP, Dreuw B, Schumpelick V (1993) Stellenwert der Sonographie in der Diagnostik von unklaren Befunden der Bauchwand und Leistenregion. Chirurg 64: 468

Van den Berg JC, Valois JC de, Go PM, Rosenbusch G (1997) Dynamic magnetic resonance imaging in the diagnosis of groin hernia. Invest Radiol 32: 644–677

Zhang G-Q, Sugiyama M, Hagi H, Urata T, Simamori N, Atomi Y (2001) Groin hernias in adults: value of color doppler sonography in their classification. J Clin Ultrasound 29: 429–434

Zollinger RM jr (2003a) A unified classification for inguinal hernias. Hernia 3: 195–200

Zollinger RM jr (2003b) Classification systems for groin hernias. Surg Clin North Am 83: 1053–1063

Ursachen der Rezidiventstehung (Risikofaktor Chirurg/Patient)

K. Lehmann

Rezidive stellen die wesentliche Komplikation der Hernienchirurgie dar. Der Wunsch nach einer Verringerung der Rezidivquote ist der Motor, der die Entwicklung der Hernienchirurgie vorangetrieben hat. Dies spiegelt sich in der Vielzahl verfügbarer Operationstechniken wider und hat die rasche Verbreitung der modernen Verfahren unter Verwendung alloplastischer Materialien ermöglicht. Die modernen Netzreparationsverfahren sind bei korrekter Implantationstechnik mit einer geringen Rezidivquote behaftet, tragen jedoch ihre eigene Problematik. So sind die Langzeitfolgen implantierter Kunststoffnetze nicht bekannt, und im Rahmen der aktuellen kontroversen Diskussion um die Verwendung von Netzen muss die Indikation in bestimmten Altersgruppen und Indikationsgebieten sorgfältig gestellt werden. Um dem Chirurgen die Entscheidung für eine bestimmte Operationstechnik zu ermöglichen, ist eine Kenntnis der Ursachen der Hernienrezidiventstehung sowie möglicher Risikofaktoren bedeutsam. Nur so kann die fundierte Beratung und Therapie des Patienten bezüglich der Verwendung eines konventionellen oder netzbasierten Verfahrens gewährleistet werden.

Betrachtet man die Rezidive an großen Patientenkollektiven nach Shouldice-Operation (◘ Tab. 4.1), so findet sich eine niedrige Rezidivquote von 0,6–1,3%. Der Nachbeobachtungszeitraum liegt bei bis zu 22 Jahren, so dass hier auch von der Erfassung von Spätrezidiven ausgegangen werden kann. Bei dermaßen geringen Rezidivquoten stellt sich die Frage, ob die Entwicklung neuerer Techniken zur Senkung der Rezidivquote tatsächlich notwendig war. Betrachtet man das nähere Umfeld, in dem die in ◘ Tab. 4.1 genannten Studien durchgeführt wurden, so zeigt sich, dass hier jeweils ausgesprochen hohe Fallzahlen angegeben werden, die alle aus Schwerpunktkliniken bzw. von Operateuren mit ausgewiesener hernienchirurgischer Erfahrung stammen. Es handelt sich somit um die Ergebnisse von »centers of excellence«. Die Leistenhernienoperation ist jedoch die häufigste Operation in den USA und in Europa, weltweit wird die Operationszahl auf ca. 20 Mio. Operationen pro Jahr geschätzt. Die Hernienoperation ist also eine Operation der Grundversorgung, so dass ein gutes Operationsergebnis auch außerhalb von Schwerpunktzentren gewährleistet sein muss. Validere Daten zu der zuletzt genannten Situation gibt ◘ Tab. 4.2. Hier finden sich die Rezidivquoten von konventionellen Reparationstechniken an kleineren Fallzahlen, z. T. auch außerhalb von Schwerpunktkliniken. Es fällt auf, dass Rezidivquoten von 5,8–15% von 1984 bis 1997 angegeben werden. Selbst im Rahmen der EU Hernia Trialists Collaboration wird eine Rezidivquote von 4,9% angegeben (EU Hernia Trialists Collaboration 2002). Doch auch bei diesen Daten handelt es sich um Ergebnisse von Kliniken und Operateuren mit speziellem Interesse in der Hernienchirurgie. Die Situation in der Regelversorgung in Deutschland gibt ◘ Abb. 4.1 wieder. Das Diagramm zeigt die Ergebnisse der Leistenhernienoperationen in Nordrhein von 1993 bis 1999. Unabhängig von der Art des Operationsverfahrens beträgt die Rezidivquote durchweg über 14% und bleibt im Verlauf der Jahre weitgehend unverändert. Diese Daten spiegeln die reale Situation in Deutschland wider und zeigen zudem, dass ein alleiniges Verlassen auf »evidence-based-medicine«, z. B. im Rahmen der EU Hernia Trialists Collabora-

◘ Tabelle 4.1. Rezidivquoten nach Shouldice-Reparation – große Patientenkollektive

Autor	Jahr	Zeitraum [Jahre]	Patienten [n]	Rezidive [%]
Iles	1965	4–9	34.294	1,2
Glassow	1976	2–22	14.983	0,6
Glassow	1984	>10	10.353	1,1
Shouldice	1985	17	6.773	0,6
Wantz	1989	1–18	4.366	1,3
Schumpelick	1991	1–15	960	0,9

Tabelle 4.2. Rezidivquoten nach konventioneller Hernienreparation

Autor	Jahr	Technik	Zeitraum [Jahre]	Patienten [n]	Rezidive [%]
Decurtins	1984	Bassini	3–11	1.213	5,8
Herzog	1990	Shouldice	2,2	408	7,9
Hay	1995	Shouldice	8,5	1.578	6,1
Beets	1997	Shouldice	13,7	103	15,0
EU Hernia Trialists	2002	Konv.	1994–2000	3.795	4,9

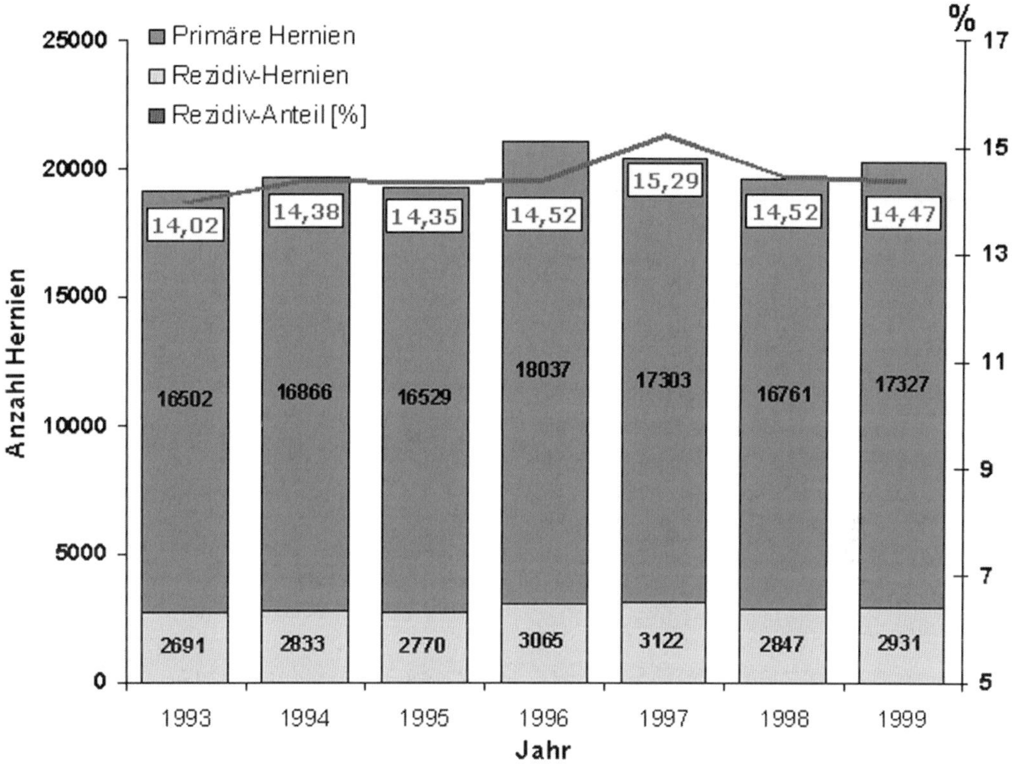

Abb. 4.1. Leistenhernien, Nordrhein 1993–1999, erstmalig operierte Hernien und Rezidive, Patientenalter über 14 Jahre. Quelle: Qualitätssicherung Chirurgie der Ärztekammer Nordrhein, http://www.aekno.de/

tion, für diese Fragestellung zu falschen Schlussfolgerungen führen kann.

Den initial hohen Rezidivraten bei Leistenhernienoperationen steht mittlerweile ein weites Spektrum verfügbarer Reparationsverfahren gegenüber. Im Folgenden wird auf verschiedene Einflussfaktoren bezüglich der Rezidiventstehung eingegangen, um die Entscheidung für oder gegen ein Operationsverfahren zu unterstützen. Aufgrund der Vielzahl der zur Verfügung stehenden Operationstechniken wird auf 3 wesentliche Reparationsprinzipien verwiesen:

1. **Konventionelle Operationsverfahren ohne Netz:** Es wird überwiegend auf die Shouldice-

Operation Bezug genommen, die sich in den letzten Jahren als Standardverfahren für die konventionelle Reparation etabliert hat.

2. **Konventionelle Operationsverfahren unter Verwendung eines Kunststoffnetzes:** Es wird auf die Lichtenstein-Operation verwiesen, die sich als konventionelles Standardverfahren unter Verwendung alloplastischen Materials etabliert hat.
3. **Minimalinvasive Operationsverfahren unter Verwendung von alloplastischem Material:** Es werden die total extraperitoneale Hernioplastik (TEP) und die transabdominelle präperitoneale Hernioplastik (TAPP) vorgestellt.

4.1 Risikofaktor Chirurg

4.1.1 Individuelle Erfahrung des Operateurs

Die minimalinvasive Chirurgie hat die »Lernkurve« als Begriffsnovum in die chirurgische Welt eingeführt. Unter einer Lernkurve wird die Anzahl von Eingriffen verstanden, die ein Operateur benötigt, um ein dauerhaft gutes Ergebnis in Bezug auf einen bestimmten Faktor zu erreichen. Dies gilt analog für Faktoren wie Operationszeit, Komplikationsrate und Rezidivrate. ◻ Abbildung 4.2 zeigt eine typische Lernkurve für die laparoskopische Chirurgie. Eine niedrige Komplikationsrate wird hier nach etwa 20–25 Eingriffen erreicht, die Lernkurve geht in die sog. Plateauphase über. Je nach Art der Operation beträgt diese Lernkurve 25 bis weit über 100 Eingriffe. Die Verwendung neuer Operationstechniken bedingt jeweils das vollständige oder teilweise Durchlaufen einer neuen Lernkurve. ◻ Abbildung 4.3a zeigt die Konversionsrate für über 1.200 TEP-Hernienreparationen in Abhängigkeit von der Anzahl durchgeführter Eingriffe. Es zeigt sich hier ein typischer lernkurvenartiger Verlauf mit einer Plateauphase ab etwa 500 Eingriffen. Alle Eingriffe dieser prospektiven Studie wurden von 4 hernienchirurgisch erfahrenen Operateuren durchgeführt, alle Operateure hatten bereits ausgewiesene Kenntnisse in der laparoskopischen Hernienreparation nach dem TAPP-Verfahren. Es fällt auf, dass trotz Erfahrung in der minimalinvasiven Chirurgie bei den jeweiligen Operateuren dennoch eine ausgeprägte Lernkurve zu beobachten ist. Dies bedeutet, dass nicht nur mit dem Beginn des Erlernens der minimalinvasiven Chirurgie, sondern auch mit dem Erlernen einer neuen minimalinvasiven Technik eine erneute Lernkurve durchlaufen wird. Entscheidender als die Konversionsrate ist in diesem Kontext jedoch die Anzahl an Rezidiven. ◻ Abbildung 4.3b zeigt, dass diesbezüglich ebenfalls eine Lernkurve durchlaufen wird. Oberhalb von 500 durchgeführten Eingriffen wird eine niedrige Rezidivquote erreicht, die wahrscheinlich in eine Plateauphase übergeht. Somit stellt die individuelle Erfahrung des Operateurs einen wesentlichen Faktor für die Rezidivquote in der minimalinvasiven Hernienchirurgie dar.

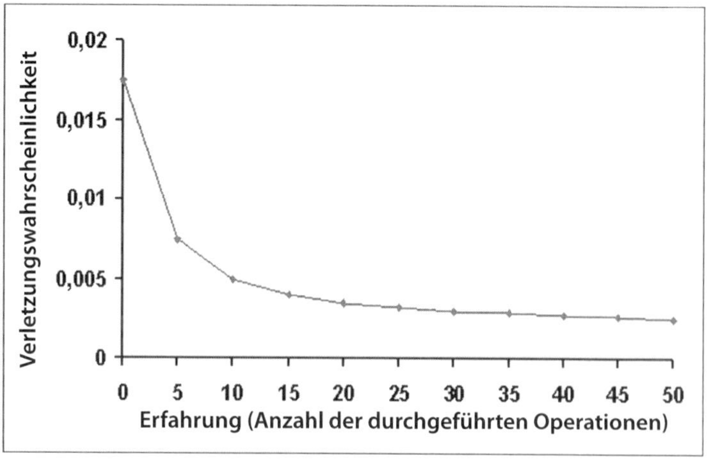

◻ **Abb. 4.2.** Laparoskopische Lernkurve. Dargestellt ist die Wahrscheinlichkeit einer Gallengangsverletzung in Abhängigkeit von der Erfahrung des Operateurs. Ab 15–25 durchgeführten Operationen ist der steile Teil der Lernkurve durchschritten und die Plateauphase wird erreicht (Moore et al. 1995)

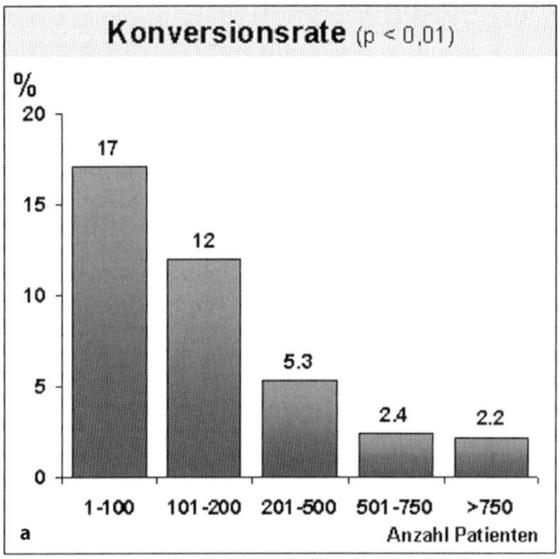

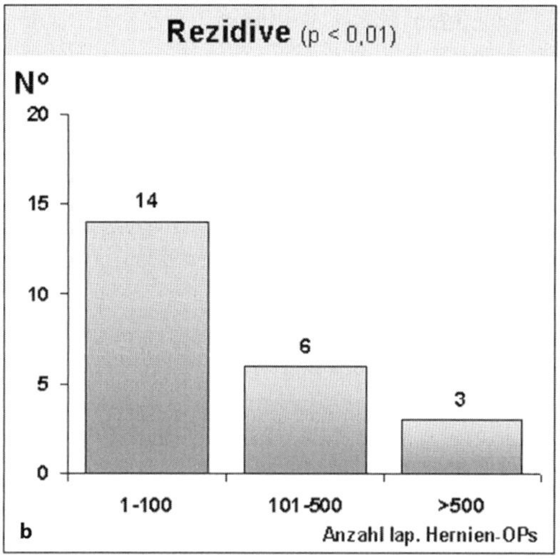

Abb. 4.3a, b. Einfluss der Operationserfahrung auf die Ergebnisse bei TEP. **a** Konversionsrate in Abhängigkeit von der Anzahl durchgeführter Eingriffe. **b** Rezidivquote in Abhängigkeit von der Anzahl durchgeführter Eingriffe. 1.227 TEP-Hernienreparationen wurden von 4 erfahrenen Operateuren durchgeführt und prospektiv erfasst. Alle Operateure hatten bereits langjährige Erfahrung in der TAPP-Technik. Das Follow-up betrug im Mittel 40,6 Monate (Feliu et al. 2001)

Es ist anzunehmen, dass derartige Lernkurven auch für die konventionellen Operationstechniken zu beobachten sind, es liegen hierzu jedoch nur wenig prospektive Daten vor. Die Autoren der Lichtenstein-Operation geben jedoch an, dass mit der Lichtenstein-Technik auch bei wenig erfahrenen Operateuren mit einer geringen Frequenz an Eingriffen Rezidiv- und Komplikationsraten von unter 1% erreicht werden (Amid 2002, Lichtenstein et al. 1993). Wie bereits erwähnt, werden für die konventionelle Operationstechnik nach Shouldice Rezidivquoten für erfahrene Operateure von unter 2% angegeben (Tab. 4.1).

Um einen direkten Vergleich der konventionellen Operationstechniken mit oder ohne Kunststoffnetz im Hinblick auf die Erfahrung des Operateurs zu ermöglichen, wurde in Schweden eine prospektiv randomisierte Studie an 300 Patienten durchgeführt (Nordin et al. 2002). Für diese Studie wurden 5 Assistenzärzte sowohl in der Operationstechnik nach Lichtenstein als auch in der Technik nach Shouldice trainiert. Nachfolgend erfolgte die Datenerfassung an 300 konsekutiven Patienten in Bezug auf die Rezidivquote in Abhängigkeit von der Operationstechnik. Die Operationen fanden in einem Versorgungskrankenhaus statt, es handelte sich also nicht um eine Schwerpunktklinik. Tabelle 4.3 zeigt die Studienergebnisse: Die Rezidivquote für alle Hernientypen lag bei Verwendung der Shouldice-Technik

Tabelle 4.3. Vergleich der Rezidivquoten von Shouldice-Operation und Operation nach Lichtenstein. Ergebnisse von 5 Operateuren nach Training in beiden Techniken (Nordin 2002)

Hernientyp	Shouldice (n=148)		Lichtenstein (n=149)	
	OPs	Rezidive [%]	OPs	Rezidive [%]
Direkt	47	4 (9)	41	0
Indirekt	84	1 (1)	84	0
Kombiniert	9	1 (11)	14	0
Gleithernie	8	1 (12)	10	1 (10)
Alle	148	7 (4,7)	149	1 (0,7)

bei 4,7%. Dies deckt sich mit den Daten der EU Hernia Trialists Collaboration. Für die Lichtenstein-Operation wird eine deutlich niedrigere Rezidivrate von 0,7% angegeben. Somit konnte im direkten Vergleich der Operationstechniken bei nicht spezialisierten Operateuren in einer Versorgungsklinik gezeigt werden, dass die Lichtenstein-Operation mit einer Rezidivquote von unter 1% durchgeführt werden kann.

Zusammenfassend lässt sich feststellen, dass die Erfahrung des Operateurs einen wesentlichen Faktor in der Hernienrezidiventstehung ausmacht. Die Lernkurve für minimalinvasive Eingriffe wie die TEP scheint deutlich über 100 Operationen zu liegen, für konventionelle Verfahren sind ähnliche Werte anzunehmen. Mit dem Erlernen einer neuen Technik wird auch eine neue Lernkurve durchlaufen. Die Lichtenstein-Operation kann auch von wenig erfahrenen Operateuren mit einer Rezidivquote von unter 1% durchgeführt werden. Mit der Shouldice-Reparationstechnik werden gute Rezidivquoten von unter 2% nur von erfahrenen Operateuren erreicht. In der Regelversorgung ist hier von einer Rezidivrate von deutlich über 4% auszugehen. Somit erscheint für die Regelversorgung insbesondere die Lichtenstein-Operation geeignet. Technisch versierte Operateure werden jedoch auch mit der Shouldice-Operation und den minimalinvasiven Verfahren gute Ergebnisse erreichen. Die Entscheidung muss hier also auch in Abhängigkeit von der individuellen Erfahrung getroffen werden.

4.1.2 Operationstechnik

In Bezug auf die Rezidivfaktoren für Hernienoperationen hat Nyhus gesagt: »The most commmon cause of recurrent hernia is poor technical performance by the surgeon at the first Operation« (Nyhus 1989). Bei der Diskussion um technische Varianten ist also zu berücksichtigen, dass die korrekte technische Ausführung der Operation als wesentlicher Faktor anzusehen ist.

Für die **Shouldice-Operation** werden verschiedene Einflussfaktoren angegeben, die zu einer Rezidiventstehung führen können. Dies sind die unvollständige Einengung des inneren Leistenringes, die Verwendung von resorbierbarem Nahtmaterial, die unvollständige Reparation der Hinterwand, eine übersehene (indirekte) Hernie oder eine zu hohe Nahtspannung.

Die unvollständige Einengung des inneren Leistenringes kann Folge einer unvollständigen Präparation sein (Schumpelick 1990, Tons et al. 1990, Ris et al. 1987). Dies kann zum Belassen eines präperitonealen Lipoms führen und somit zu einer insuffizienten Einengung des inneren Leistenringes. Ebenso kann der Verzicht auf eine Resektion des M. cremaster oder ein übersehener Bruchsack eine unvollständige Einengung und damit ein Hernienrezidiv bedingen.

Der Einfluss des Nahtmaterials ist an einem umfangreichen Patientenkollektiv untersucht worden (Nordin et al. 2003). ◘ Abbildung 4.4 zeigt das ku-

◘ **Abb. 4.4.** Einfluss des Nahtmaterials auf das kumulative Rezidivrisiko bei konventionellen Hernienreparationen ohne Kunststoffnetz. Quelle: Schwedisches Hernienregister, 18.057 Patienten, Erfassungszeitraum 1992–2000 (Nordin et al. 2003)

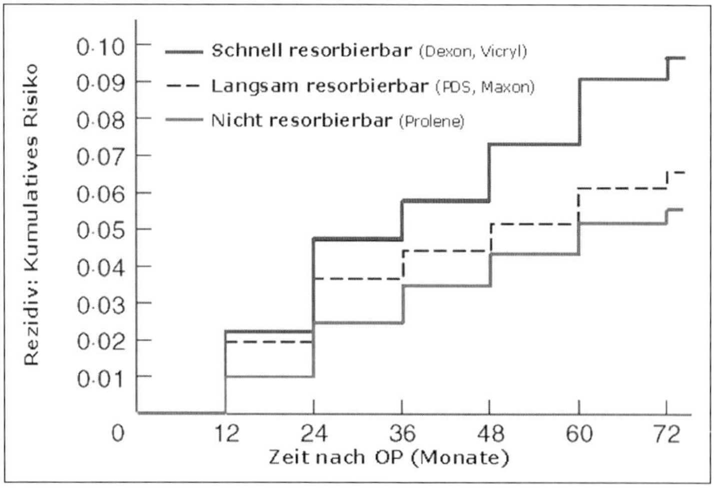

mulative Rezidivrisiko in Abhängigkeit von der Verwendung von nichtresorbierbarem, langsam bzw. schnell resorbierbarem Nahtmaterial. Datenquelle ist das schwedische Hernienregister, in dem von 1992 bis 2000 über 18.000 konventionell ohne Netz operierte Patienten erfasst wurden. Das kumulative Rezidivrisiko liegt bei der Verwendung von schnell resorbierbarem Nahtmaterial etwa doppelt so hoch wie bei der Verwendung von nichtresorbierbarer Prolene-Naht. Langsam resorbierbares Nahtmaterial führt ebenfalls zu einer erhöhten Rezidivquote.

Für die Lichtenstein-Operation werden von den Autoren der Technik die im Folgenden angeführten konkreten Hinweise zur Vermeidung von Rezidiven gegeben (Amid 2002, Amid und Lichtenstein 1997).

Netzgröße. Das Netz sollte entsprechend groß gewählt werden. Das Netz sollte dabei die folgenden anatomischen Punkte überdecken: 2 cm medial des Tuberculum pubicum, 3–4 cm oberhalb des Hesselbach-Dreiecks, 5–6 cm lateral des inneren Leistenringes. Von den Autoren wird eine Netzgröße von 7×15 cm empfohlen.

Netzzipfel. Die Netzzipfel zur Umscheidung des Samenstranges müssen gekreuzt und vernäht werden. Andernfalls besteht eine Rezidivgefahr durch Protrusion intraabdomineller Strukturen entlang des inneren Leistenringes.

Netzfixierung. Das Netz sollte mit 2 Einzelknopfnähten am Oberrand fixiert werden. Am Leistenband sollte eine fortlaufende Naht mit 3–4 Stichen erfolgen.

Vermeidung von Netzspannung. Das Netz sollte so positioniert werden, dass eine Spannung an den Nähten vermieden wird. Von den Autoren wird hier eine sog. Domkonfiguration empfohlen, d. h. das Netz ist im Zentrum spannungsfrei und leicht erhaben. Der intraabdominelle Druck übt somit einen Druck auf die Nahtreihe aus, Spannungskräfte werden vermieden. Zudem wird so die Netzschrumpfung ausgeglichen. Nur mit dieser Netzkonfiguration kann ein spannungsfreies Verfahren erreicht werden.

Für endoskopische Operationsverfahren liegen verschiedene Studien bezüglich Rezidivursachen vor. ◘ Tabelle 4.4 gibt einen Überblick über Rezidivursachen von 7 Schwerpunktkliniken an über 7000 Patienten. 34 der 35 Rezidive traten hierbei in den ersten 6 Monaten auf. Als häufigste Rezidivursache konnte eine inadäquate Lage des Netzes bzw. eine inadäquate Netzgröße festgestellt werden. Eine weitere häufige Ursache ist die Verwendung eines Netzschlitzes, was insbesondere in den Anfangszeiten der Operationstechnik durchgeführt wurde. Das Vorgehen war hier analog zur Lichtenstein-Operation, die Netzzipfel konnten jedoch technisch bedingt nicht verschlossen werden, so dass hier ein Durchtritt für Hernienrezidive gegeben war. Eine weitere Ursache mit über 10% der Fälle waren übersehene Hernien. Von Lowham liegt eine nähere Analyse der Rezidivfaktoren vor (Lowham et al. 1997). Als wesentliche Ursache von Rezidiven bei TAPP und TEP wird eine inkomplette Dissektion im Operationsgebiet angesehen. Hierdurch werden ipsilaterale Hernien übersehen, es wird ein zu kleines Netz ausgewählt und die Netzüberlappung kann insuffizient sein. Zudem kann es zur Protrusion von präperitonealem Fett im Sinne einer Lipomhernie oder Pseudohernie kommen. Ein zu klein gewähltes Netz kann aufgrund der Netzschrumpfung bzw. einer Defektvergrößerung zu einem lokalen Rezidiv führen. Zudem können Rezidive außerhalb

◘ Tabelle 4.4. Rezidivursachen bei endoskopischen Hernienreparationen. Retrospektive Studie an 7 Schwerpunktkliniken, n=7661 Patienten, 89% Follow-up (Felix 1998)

Rezidivursache	Alle [%]	TAPP [%]	TEP [%]
Inadäquate Netzlage + inadäquate Netzgröße	**65**	76	33
Belassenes Lipom	**9**	0	33
Netzschlitz	**15**	8	33
Übersehene Hernie	**11**	16	0

des Netzes entstehen. Empfohlen wird für die endoskopischen Techniken eine Netzgröße von 13×15 cm.

Die sorgfältige Exploration des Operationsgebietes ist, wie im vorigen Absatz bereits angesprochen, für den Erfolg der Operation essentiell. Shouldice hat am eigenen Patientenkollektiv die Anzahl an Zweithernien als intraoperativen Zufallsbefund ausgewertet (Shouldice 2003). In insgesamt 72.228 Hernienoperationen wurde in 15,4% der Fälle eine Zweithernie gefunden. 70% der Zweithernien traten bei Femoralhernien auf, 24,5% bei direkten Hernien und 7,9% bei indirekten Hernien. Zweithernien stellen somit einen häufigen intraoperativen Befund dar. Eine übersehene Zweithernie ist pathophysiologisch nicht als Rezidiv zu betrachten, imponiert für den Patienten jedoch als ebensolches und hat einen Zweiteingriff zur Folge. Dies unterstreicht die Notwendigkeit einer sorgfältigen intraoperativen Exploration unabhängig von der verwendeten Technik, um weitere vorliegende Hernien diagnostizieren zu können.

Zusammenfassend lässt sich für operationstechnische Gemeinsamkeiten aller Verfahren bezüglich der Rezidivhäufigkeit feststellen, dass eine vollständige Dissektion des Operationsgebietes essentiell ist. So wird ein ausreichender Verschluss der Bruchlücke bei der Shouldice-Operation sichergestellt, für die netzbasierten Verfahren kann eine adäquate Netzgröße und korrekte Platzierung gewährleistet werden. Bislang nicht bekannte intraoperativ festgestellte Zweithernien müssen ebenfalls erkannt und versorgt werden.

4.1.3 Postoperativer Verlauf

Über die postoperative Belastungsfähigkeit nach Operation bezüglich der Rezidivhäufigkeit liegen widersprüchliche Angaben vor. In den letzten Jahren hat sich jedoch eine frühe Mobilisation durchgesetzt. In der Shouldice-Klinik wird eine Mobilisierung sofort nach Operation durchgeführt, die Patienten setzen ihre Berufstätigkeit im Mittel nach 8 Tagen fort (Shouldice 2003). Das frühe Mobilisationskonzept wird von Daten unterstrichen, die zeigen, dass die Gewebestärke nach Shouldice-Reparation höher als physiologisch ist (Junge et al. 2003). Dies bedeutet, dass die Gewebeadaptation in der frühpostoperativen Phase übliche Belastungen inklusive körperlicher Arbeit tragen kann. Die Autoren der Lichtenstein-Operation geben ebenfalls eine sofortige postoperative Belastung an (Lichtenstein et al. 1993). Somit scheint eine frühe postoperative Belastung keinen Rezidivfaktor darzustellen.

Postoperative Komplikationen führen zu einer höheren Rezidivhäufigkeit. ◘ Tabelle 4.5 zeigt das relative Rezidivrisiko für postoperative Komplikationen. Dieses ist mit 2,2 im Vergleich zur Norm bei der Shouldice-Operation deutlich erhöht. Nilsson hat 12.542 Leistenhernienoperationen bezüglich des postoperativen Verlaufes ausgewertet (Nilsson et al. 1998). Es traten 1.189 Komplikationen innerhalb der ersten 30 Tage auf. Das relative Rezidivrisiko lag hierbei bei 2,31 und deckt sich mit den Daten des schwedischen Hernienregisters (◘ Tab. 4.5). Insgesamt traten 9% Komplikationen auf, von denen 4% Hämatomen zugeordnet wurden, 1% Infekten, 1% Frührezidiven und 3% sonstigen Komplikationen. Somit erhöhen insbesondere Hämatome als häufige postoperative Komplikationen das Rezidivrisiko.

◘ Tabelle 4.5. Relatives Rezidivrisiko in Abhängigkeit von OP-Technik und postoperativen Komplikationen (Haapaniemi 2001)

Variable	n	Re-OPs	Relatives Risiko
Shouldice	483	21	1,0
Lichtenstein	685	10	0,4
Laparoskopisch	670	12	0,4
Postoperative Komplikationen	370	19	2,2
Schwedisches Hernienregister, n=17.985 OPs			

4.2 Risikofaktor Patient

In Bezug auf individuelle patientenabhängige Faktoren wird in der Literatur eine Vielzahl möglicher Ursachen für die Rezidiventstehung genannt. Diese reichen von der Compliance des Patienten über Alter, Adipositas, COPD, Kortikoidmedikation, postoperative Belastung, Kollagendefekte, Rezidivhernien, Vorliegen von direkten Hernien, Berufstätigkeit bis hin zum Zigarettenrauchen und weiteren Faktoren. Viele dieser Faktoren werden von einzelnen Autoren vermutet, es liegen jedoch nur einzelne valide Daten vor. In Anbetracht der Vielzahl von vermuteten Faktoren gilt auch hier das eingangs im technischen Teil genannte Zitat von Nyhus, das besagt, dass die Operationstechnik letztlich der ausschlaggebende Faktor ist. Patientenindividuelle Faktoren können in den meisten Fällen lediglich vermutet werden. Sie sind zudem mit einer fraglichen Konsequenz behaftet, da sie meist nicht beeinflusst werden können. Einige gesicherte Faktoren ermöglichen jedoch die gezielte Wahl eines bestimmten Operationsverfahrens.

Einen wesentlichen Faktor für eine erneute Rezidivhernie stellt eine bereits erfolgte Rezidivhernienoperation dar. ◘ Abbildung 4.5 zeigt Daten aus dem schwedischen Hernienregister bezüglich der kumulativen Inzidenz für eine Reoperation. Das Vorliegen einer bereits erfolgten Rezidivoperation geht nach 3 Jahren mit einer Inzidenz von 0,06 einher, im Vergleich dazu liegt die Inzidenz für die Primäroperation nach 3 Jahren bei 0,02. ◘ Tabelle 4.6 zeigt weitere patientenspezifische Risikofaktoren. Valide Daten für ein erhöhtes Rezidivrisiko liegen für das Zigarettenrauchen vor sowie für direkte Hernien im Vergleich zu indirekten Hernien.

Anhand entnommener Gewebepräparate bei Hernienpatienten und gesunden Kontrollpatienten konnte gezeigt werden, dass bei Rezidivhernien eine Störung des Kollagenmetabolismus vorliegt. Insbesondere die Expression von Kollagen Typ III und MMP1 sowie MMP13 ist heraufgesetzt (Zheng et al. 2002). Diese Daten sind experimentell interessant, lassen sich derzeit jedoch nicht in der Praxis verwenden, da eine präoperative histologische Diagnostik und Therapiekonsequenz nicht etabliert sind. Weitere Faktoren wurden in der Vergangenheit vermutet, lassen sich jedoch nach aktueller Datenlage nicht aufrechthalten. So konnte in den Daten des schwedischen Hernienregisters sowie der Publikation von Sorensen (Haapaniemi et al. 2001, Sorensen et al. 2002) gezeigt werden, dass die Faktoren Geschlecht, Lebensalter und Beruf sowie frühe Mobilisation keine Auswirkungen auf die Rezidivhäufigkeit haben (Übersicht: ◘ Tab. 4.7). Adipositas ist entgegen häufiger Vermutungen nicht mit einem erhöhten Risiko für die Rezidivhernienentstehung verbunden, sondern scheint eher einen protektiven Faktor darzustellen.

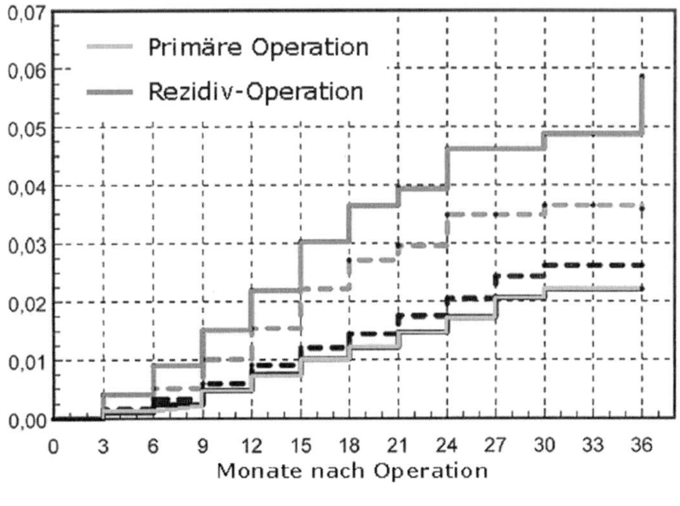

◘ **Abb. 4.5.** Kumulative Inzidenz für eine Reoperation nach Hernienreparation (konventionelle und laparoskopische Verfahren mit/ohne Netz). Bei vorbestehender Rezidivoperation ist die Inzidenz für ein erneutes Rezidiv im Vergleich zur Inzidenz nach Primäroperation deutlich erhöht. Quelle: Schwedisches Hernienregister, 17.985 Patienten (Haapaniemi 2001)

Tabelle 4.6. Patientenindividuelle Risikofaktoren für die Rezidiventstehung (Sorensen 2002)

Variable	n	Odds ratio	95% Konfidenz
Alter	544	1,01	0,99–1,03
Nichtraucher	265	1,00	–
Raucher	255	2,22	1,19–4,15
Indirekte Hernie	240	1,00	–
Direkte Hernie	304	5,00	2,50–10,02
Primärhernie	437	1,00	–
Rezidivhernie	107	3,56	1,59–7,98

Tabelle 4.7. Übersicht über patientenindividuelle Faktoren mit und ohne Erhöhung des Rezidivrisikos für Leistenhernien

Risiko ehöht	Ohne Einfluss
Rezidivhernie	Geschlecht
Rauchen	Alter
Direkte Hernie	Beruf
Postoperative Komplikationen	Adipositas
Kollagendefekte	Frühe Mobilisation

Fazit

Das Rezidiv stellt auch heute noch die wesentliche Herausforderung in der Hernienchirurgie dar. Die Kenntnis der Ursachen der Rezidiventstehung kann die Wahl eines adäquaten Operationsverfahrens erleichtern und ermöglicht auch dem weniger erfahrenen Operateur eine adäquate Versorgung des Patienten. Unabhängig von der verwendeten Technik stellt die Erfahrung des Operateurs einen wesentlichen Rezidivfaktor dar. Sowohl für konventionelle als auch für minimalinvasive Verfahren ist die Lernkurve zu beachten. Auch mit dem Erlernen einer neuen Technik bei schon vorhandenen operativen Kenntnissen wird eine neue Lernkurve durchlaufen. Unter Beachtung der korrekten technischen Durchführung der Operation bietet die Lichtenstein-Operation eine geringe Rezidivquote von weniger als 0,1% auch für weniger erfahrene Operateure. Unabhängig von der Verfahrenswahl ist bei allen Hernienoperationen auf eine sorgfältige Dissektion und Inspektion des Operationsgebietes zu achten. Nur so können Zweithernien identifiziert werden. Zudem wird durch eine sorgfältige Dissektion ein sicherer Verschluss von Bruchpforten bzw. die korrekte Platzierung und Dimensionierung von Netzen ermöglicht. Es sollte auch darauf geachtet werden, dass möglichst spannungsfrei operiert wird. Das Nahtmaterial sollte der Operationstechnik angepasst sein. Auch bei der Shouldice-Operation sollte nichtresorbierbares Nahtmaterial verwendet werden. Die gesicherten patientenindividuellen Rezidivfaktoren können i. d. R. nicht positiv beeinflusst werden. Die Kenntnis dieser Faktoren ermöglicht jedoch eine entsprechende Verfahrenswahl, z. B. bei entsprechenden Risikofaktoren unter Verwendung von alloplastischem Material.

Literatur

Amid PK (2002) How to avoid recurrence in Lichtenstein tension-free hernioplasty. Am J Surg 184: 259–260

Amid PK (2004) Lichtenstein tension-free hernioplasty: its inception, evolution, and principles. Hernia 8: 1–7

Amid PK, Lichtenstein IL (1997) Current assessment of Lichtenstein tension-free hernia repair. Chirurg 68: 959–964

Bay-Nielsen M, Nordin P, Nilsson E, Kehlet H (2001) Operative findings in recurrent hernia after a Lichtenstein procedure. Am J Surg 182: 134–136

Beets GL, Oosterhuis KJ, Go PM, Baeten CG, Kootstra G (1997) Longterm followup (12–15 years) of a randomized controlled trial comparing Bassini-Stetten, Shouldice, and high ligation with narrowing of the internal ring for primary inguinal hernia repair. J Am Coll Surg 185: 352–357

Biffl WL, Moore FA, Moore EE, Haenel JB, McIntyre RC jr, Burch JM (1995) Are corticosteroids salvage therapy for refractory acute respiratory distress syndrome? Am J Surg 170: 591–595

Decurtins M, Buchmann P (1984) Is the treatment of inguinal hernia an operation for beginners? Chirurg 55: 589–592

EU Hernia Trialists Collaboration (2002) Repair of groin hernia with synthetic mesh: meta-analysis of randomized controlled trials. Ann Surg 235: 322–332

Feliu-Pala X, Martin-Gomez M, Morales-Conde S, Fernandez-Sallent E (2001) The impact of the surgeon's experience on the results of laparoscopic hernia repair. Surg Endosc 15: 1467–1470

Felix E, Scott S, Crafton B, Geis P, Duncan T, Sewell R, McKernan B (1998) Causes of recurrence after laparoscopic hernioplasty. A multicenter study. Surg Endosc 12: 226–231

Glassow F (1976) Short-stay surgery (Shouldice technique) for repair of inguinal hernia. Ann R Coll Surg Engl 58: 133–139

Glassow F (1976) Inguinal hernia repair. A comparison of the Shouldice and Cooper ligament repair of the posterior inguinal wall. Am J Surg 131: 306–311

Glassow F(1984) Inguinal hernia repair using local anaesthesia. Ann R Coll Surg Engl 66: 382–387

Haapaniemi S, Gunnarsson U, Nordin P, Nilsson (2001) Reoperation after recurrent groin hernia repair. Ann Surg 234: 122–126

Hay JM, Boudet MJ, Fingerhut A et al. (1995) Shouldice inguinal hernia repair in the male adult: the gold standard? A multicenter controlled trial in 1578 patients. Ann Surg 222: 719–727

Herzog U (1990) Late results following inguinal or femoral hernia surgery. Langenbecks Arch Chir 375: 5–10

Iles JD (1965) Specialisation in elective herniorrhaphy. Lancet 17: 751–755

Junge K, Peiper C, Schachtrupp A, Rosch R, Kurten D, Klinge U, Schumpelick V (2003) Breaking strength and tissue elasticity after Shouldice repair. Hernia 7: 17–20

Lichtenstein IL, Shulman AG, Amid PK (1993) The cause, prevention, and treatment of recurrent groin hernia. Surg Clin North Am 73: 529–544

Lowham AS, Filipi CJ, Fitzgibbons RJ jr, Stoppa R, Wantz GE, Felix EL, Crafton WB (1997) Mechanisms of hernia recurrence after preperitoneal mesh repair. Traditional and laparoscopic. Ann Surg 225: 422–431

Memon MA, Feliu X, Sallent EF, Camps J, Fitzgibbons RJ jr (1999) Laparoscopic repair of recurrent hernias. Surg Endosc 13: 807–810

Moore MJ, Bennett CL (1995) The learning curve for laparoscopic cholecystectomy. The Southern Surgeons Club. Am J Surg 170: 55–59

Nilsson E, Haapaniemi S, Gruber G, Sandblom G (1998) Methods of repair and risk for reoperation in Swedish hernia surgery from 1992 to 1996. Br J Surg 85: 1686–1691

Nordin P, Bartelmess P, Jansson C, Svensson C, Edlund G (2002) Randomized trial of Lichtenstein versus Shouldice hernia repair in general surgical practice. Br J Surg 89: 45–49

Nordin P, Haapaniemi S, Kald A, Nilsson E (2003) Influence of suture material and surgical technique on risk of reoperation after non-mesh open hernia repair. Br J Surg 90: 1004–1008

Nyhus LM (1989) The recurrent groin hernia: therapeutic solutions. World J Surg 13: 541–544

Peiper C, Junge K, Futing A, Conze J, Bassalay P, Schumpelick V (1998) Intraoperative measurement of suture forces in Shouldice repair of primary inguinal hernias. Chirurg 69: 1077–1081

Ris HB, Aebersold P, Kupfer K, Stucki U, Stirnemann H, Doran J (1987) 10 years' experience using a modified Shouldice surgical technic for inguinal hernia in adults. II. Which factors modify the recurrence of inguinal hernia? Chirurg 58: 100–105

Ris HB, Aebersold P, Stucki U, Stirnemann H, Doran J (1987) 10 years experience using a modified Shouldice surgical technic for inguinal hernia in adults. I. Method and results in 726 operations with follow-up. Chirurg 58: 93–99

Schumpelick V (1990) Hernia surgery today. Langenbecks Arch Chir 375: 1–2

Schumpelick V, Tons C, Kupczyk-Joeris D (1991) Operation of inguinal hernia. Classification, choice of procedure, techniques and results. Chirurg 62: 641–648

Shouldice EB (2003) The Shouldice repair for groin hernias. Surg Clin North Am 83: 1163–87, vii

Sorensen LT, Friis E, Jorgensen T, Vennits B, Andersen BR, Rasmussen GI, Kjaergaard J (2002) Smoking is a risk factor for recurrence of groin hernia. World J Surg 26: 397–400

Tocchi A, Liotta G, Mazzoni G, Lepre L, Costa G, Maggiolini F, Miccini M (1998) Learning curve for «tension-free« reparation of inguinal hernia. G Chir 19: 199–203

Tons C, Kupczyk-Joeris D, Pleye J, Rotzscher VM, Schumpelick V (1990) Cremaster resection in Shouldice repair. A prospective controlled bicenter study. Chirurg 61: 109–111

Wantz GE (1989) The Canadian repair: personal observations. World J Surg 13: 516–521

Zheng H, Si Z, Kasperk R, Bhardwaj RS, Schumpelick V, Klinge U, Klosterhalfen B (2002) Recurrent inguinal hernia: disease of the collagen matrix? World J Surg 26: 401–408

Alloplastische Materialien in der Hernienchirurgie

Textile Eigenschaften und Charakteristika alloplastischer Materialien

N. Burdinski

Es existieren eine Vielzahl alloplastischer Materialien, die v. a. in der Hernienchirurgie Anwendung finden. Die Entwicklung der Netze hat in den letzten 50 Jahren stark zugenommen, wobei sich zunehmend Eigenschaften herauskristallisiert haben, die als positiv für den Einsatz bei Netzen angesehen werden. Hierzu gehören das Gewicht, die Dehnbarkeit, die Porengröße, die Dicke, die Resorbierbarkeit und Filamentstruktur, maximale Druckbelastung sowie die Biokompatibilitätdes alloplastischen Materials.

Dieses Kapitel gibt einen Überblick über die heute gebräuchlichen sowie neu auf dem Markt erschienenen Netze der Hernienchirurgie wie Polypropylene, Polyester, teilresorbierbare Netze, ePTFE und beschichtete Netze. Diese werden in Bezug auf die genannten Kriterien verglichen. Dabei stellt sich die Frage nach dem immer wieder gesuchten »idealen Netz«. Obgleich einige Netze diesem Ideal näher zu rücken vermochten, fehlt noch immer die alloplastische Struktur, die alle gewünschten Eigenschaften in sich vereint. Zusätzlich existieren für die neueren Netze noch keine Daten zu Langzeitergebnissen. Eine Empfehlung zum Gebrauch eines bestimmten Netzes kann also nicht generell abgegeben werden, sondern lediglich das Spektrum der verschiedenen Netzvarianten dargestellt werden.

5.1 Geschichtlicher Hintergrund

Die Geschichte der Hernienchirurgie ist lang. Die ersten Herniotomien wurden bereits in der Antike durchgeführt, wobei eine Hernienoperation einer Orchiektomie und damit einer Kastration gleichkam, da die separate Präparation des Bruchsacks von den Samenstranggefäßen damals nicht möglich war. So blieb es bis zum 16. Jh.; erst zu diesem Zeitpunkt gelang es, eine separate Abtragung des Bruchsacks durchzuführen. In der Folge, v. a. zunehmend im 19. Jh., wurden verschiedene Ansätze entwickelt, um Vorder- bzw. Hinterwand des Canalis inguinalis zu verstärken und damit die Rezidivrate der Leistenhernien zu senken.

1878 postulierte Billroth: »Wenn wir auf künstlichem Wege Gewebe von der Dichte und Härte einer Faszie bzw. Sehne produzieren könnten, wäre das Geheimnis der Heilung einer Hernie entdeckt.« Billroth wies damit auf die Problematik der geschwächten und damit insuffizienten anatomischen Strukturen hin, die bei dem Auftreten von Hernien beobachtet wurden und daher ein hohes Risiko des Hernienrezidivs beinhalteten.

20 Jahre nach seinen Worten kam zum ersten Mal alloplastisches Material zur Anwendung: 1894 legte Phelps Silberdrahtcoils in den Leistenkanal ein, um eine Entzündungsreaktion in diesem Bereich und durch das entstehende Narben- bzw. Bindegewebe eine Verstärkung des Kanals zu erzielen. Da er vielversprechende Ergebnisse mit dieser Methode erzielte, blieb Silber für über 50 Jahre ein Material, das in den verschiedensten Formen Anwendung in der Hernienchirurgie fand. Tatsächlich ist es die Substanz, mit der in der Hernienchirurgie am meisten Erfahrung gesammelt wurde. Noch 1958 publizierte Ball über ein filigranes Silbernetz, das er präperitoneal platzierte. Mit dieser Methode beschrieb er 2 Rezidive auf insgesamt 500 Patienten, ein damals sensationelles Ergebnis.

Dennoch wurde die Schiene der Metalle schlussendlich verlassen, denn diese Stoffe brachten z. T. erhebliche Nachteile wie Serombildung und Patientendiskomfort durch die starre, unflexible Materialstruktur mit sich. Parallel dazu wurde zunehmend damit begonnen, synthetische Materialien in der Hernienchirurgie einzusetzen. 1944 wurde zum ersten Mal der Einsatz von Nylon beschrieben, 1956 Polyester, 1958 Polypropylene und 1983 expandiertes Polytetrafluorethylen. Dazwischen gibt es eine Vielzahl von Stoffen, z. B. Yvalon sponge und Teflon, die entwickelt, euphorisch in der Hernienchirurgie eingesetzt und publiziert und am Ende wieder verworfen wurden, weil sie sich als für die Hernienchirurgie unbrauchbar erwiesen. Nylon beispielsweise zeigte in vivo eine erhebliche Denaturierungstendenz und verlor im Verlauf seine ursprüngliche Reißfestigkeit, so dass es auch hier zu Patientendiskomfort und Rezidiven kam.

Von den multiplen in der Vergangenheit eingesetzten alloplastischen Matrialien haben nur wenige bis in die heutige Zeit überdauert. Diese sind:
- Polypropylene,
- Polyester,

- expandiertes Polytetrafluorethylen (ePTFE),
- teilresorbierbare Netze,
- resorbierbare Netze,
- beschichtete Netze.

Diese werden auf den nächsten Seiten beschrieben und die charakteristischen Eigenschaften miteinander verglichen, wobei zunächst ein Überblick über die Charakteristika alloplastischer Materialien gegeben wird; anschließend werden die heute gebräuchlichen Netze dargestellt und schließlich ein Ausblick auf neuere Entwicklungen gegeben.

5.2 Charakteristika alloplastischer Materialien

Wie beschreibt man Netze? Wodurch zeichnen sie sich aus? Wie kann man sie miteinander vergleichen?

5.2.1 Resorbierbarkeit

Man unterscheidet 3 Arten von Netzen: nicht-, teil- und vollständig resorbierbar.

Im Hintergrund steht dabei die Überlegung, eine künstliche Verstärkung der gegebenen anatomischen Verhältnisse zu erzielen, die dabei aber möglichst nur von begrenzter Dauer sein sollte, um das Entstehen einer chronischen Entzündungsreaktion zu verhindern. Mit anderen Worten: Es wird eine maximale Wirkung durch möglichst wenig Material gewünscht. Eine Möglichkeit, dieses Ziel zu erreichen, war die Entwicklung teil- bzw. vollständig resorbierbarer Netze. Diese bestehen zu einem bestimmten Prozentsatz aus Glykanen, die nach einem Zeitraum von mehreren Monaten vom Organismus abgebaut werden.

5.2.2 Porengröße

Netze bestehen aus einer Flechtstruktur unterschiedlicher Machart. Allen gemeinsam ist jedoch das Vorhandensein daraus entstehender Poren, ähnlich einer Häkeldecke. Die Porengröße hat bei den heute vorhandenen Netzen einen Range von unter 2 µm bis zu 4 mm. Die ideale Vorstellung bei der Porengröße ist, dass sich im Rahmen einer Entzündungsreaktion, die durch das eingebrachte Netz entstehen soll, Granulations- bzw. Bindegewebe entwickelt. Dieses soll durch die vorhandenen Poren auch die Möglichkeit haben, durch das Netz hindurchzuwachsen; und das Mesh auf diese Weise in eine dreidimensionale Struktur integrieren. Diese Theorie begründet sich auf früheren Beobachtungen bei Netzen mit sehr kleinen Poren, bei denen sich lediglich eine Narbenplatte um das Netz herum bildete. Hierdurch wurde dem Netz der eigentliche Halt im Gewebe genommen und zum anderen die Elastizitätseigenschaften des Netzes nicht ausgenutzt. Idealerweise sollte ein Netz heute also eine möglichst große Porengröße besitzen.

5.2.3 Netzdicke

Anknüpfend an den letzten Punkt ist auch die Netzdicke mit entscheidend für die Integration und Elastizität eines Netzes. Ein dickes Netz wird schlechter von Bindegewebe durchsetzt als ein dünnes und erschwert die Fibroblasteneinsprossung. Es hat eine starre Struktur, die das intraoperative Handling erschwert, und es erhöht die Menge an Fremdmaterial, die in den Organismus eingebracht wird und zu einer potenziellen chronischen Entzündungsreaktion führt. Derzeit auf dem Markt befindliche Netze haben eine Dicke von 0,2–2 mm.

5.2.4 Filamentstruktur

Wie bereits oben angesprochen, haben Netze eine variierende Flecht- bzw. Häkelstruktur. Wichtig zu unterscheiden sind dabei monofilamente (◼ Abb. 5.1) von multifilamenten Netzen (◼ Abb. 5.2). Während multifilamente Netze eine höhere Reißfestigkeit besitzen, kommt bei den monofilamenten Netzen das Argument der geringeren Menge an alloplastischem Material zum Tragen. Durch die monofilamente Struktur wird wiederum die Größe der Oberfläche, die ein Netz bietet, verringert und damit das Maß der entstehenden Entzündungsreaktion reduziert.

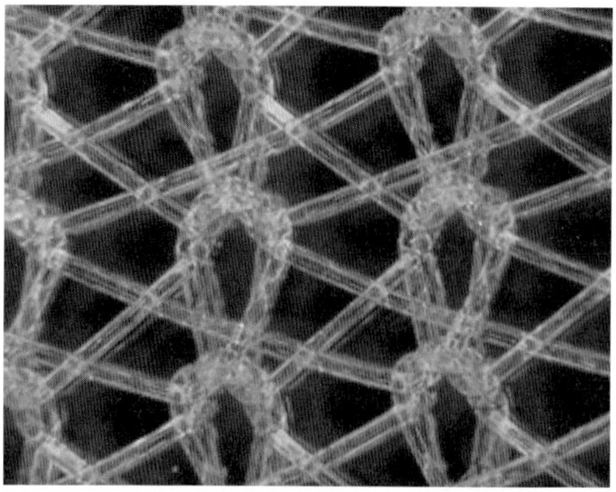

Abb. 5.1. Monofilamentes Netz

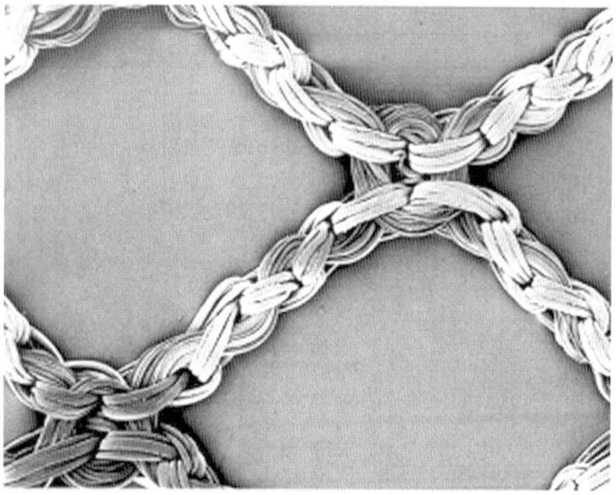

Abb. 5.2. Multifilamentes Netz

5.2.5 Gewicht

Man unterscheidet schwere und leichte Netze, wobei das Wort »schwer« ein Gewicht von ca. 100 g/m^2 meint, während leichte Netze sich in einer Größenordnung von etwa 30 g/m^2 bewegen. Auch dieser Punkt ist ein Maß für die Menge des Fremdmaterials, das in den Körper eingebracht wird, und ist schließlich mitdefinierend für eine persistierende Inflammation um das Mesh. Im Rahmen der Bemühungen, das Gewicht eines Netzes möglichst gering zu halten, wurden dementsprechend die teil- und vollständig resorbierbaren Netze etwickelt, die zu einer erheblichen Reduktion des verbleibenden Fremdmaterials geführt haben.

5.2.6 Elastizität

Die Elastizität beschreibt die Anpassungsfähigkeit des Netzes an den Körper, was v. a. bei Verschlüssen von Bauchwandhernien von Bedeutung ist. Es ist in der Vergangenheit beschrieben worden, dass ein erheblicher Patientendiskomfort durch das nicht ausreichend dehnbare Netz entstanden ist, weshalb z. B. die eingangs genannten Silbernetze trotz ihrer sonst guten Ergebnisse nicht mehr zum Einsatz kommen. Die Elastizität eines Netzes wird unter standardisierten Bedingungen gemessen und beschreibt die Längendistensionswerte des Netzes bei Ausübung einer Kraft von 16 N. Während die Bauchdecke als Vergleichswert eine Elastizität von 20–30% besitzt, liegt der Range bei den Meshes bei ca. 8–28% (Abb. 5.3).

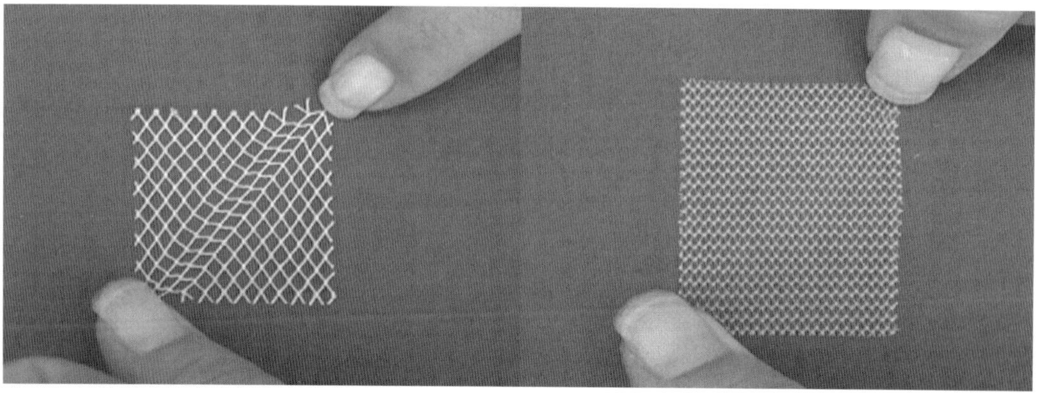

Abb. 5.3. Elastizität. Dargestellt sind ein Vypro-Netz (links) mit einer Elastizität von 28% gegenüber einem Prolene-Netz (rechts) mit einer Dehnungsfähigkeit von max. 8%

Letztlich ist bei der Entwicklung neuer Netze in Bezug auf die Elastizität immer ein Tribut an den nächsten Punkt zu zahlen.

5.2.7 Maximale Druckbelastung

Bei der maximalen Druckbelastung eines Netzes wird seine Reißfestigkeit getestet. Während der maximale intraabdominelle Druck im Stehen ca. 4 mmHg beträgt, erreicht er bei der Bauchpresse ca. 60mmHg und beim Husten maximal 150 mmHg. Heute verwendete alloplastische Materialien können dagegen einer maximalen Druckbelastung von bis zu 1.650 mmHg standhalten, im Mittel ca. 500 mmHg. Es bleibt festzuhalten, dass praktisch jedes heute verwendete Netz eine deutlich über den physiologischen Bedingungen liegende Reißfestigkeit besitzt.

5.2.8 Biokompatibilität

Dieser Begriff bezeichnet die Verträglichkeit eines Netzes gegenüber dem Gewebe. Meßbar ist das an der chronischen Inflammationsreaktion (◘ Abb. 5.4), die ein Netz induziert. Diese ist von den oben genannten Faktoren

- Gewicht,
- Netzdicke,
- Porengröße,
- Filamentsruktur

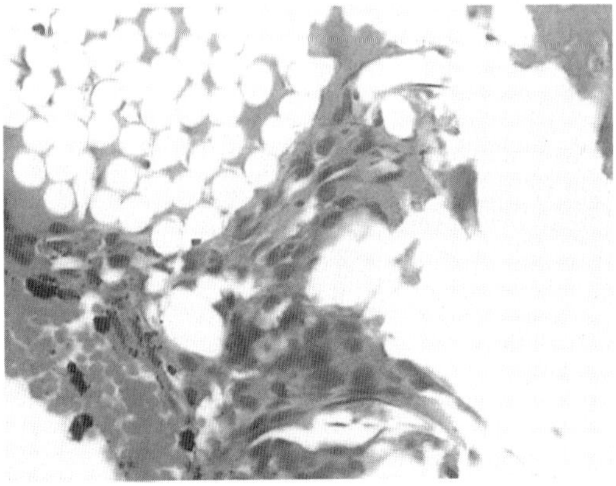

◘ **Abb. 5.4.** Biokompatibilität. In einem histologischen Schnittpräparat zeigen sich die um die weiß dargestellten alloplastischen Fasern gruppierten inflammatorischen Zellen innerhalb des Bindegewebes, entsprechend der chronischen Entzündungsreaktion

abhängig. Es wird vermutet, dass die Entzündungsreaktion für Veränderungen verantwortlich ist, die sich an dem Netz vollziehen können, speziell Netzdegeneration und Netzschrumpfung. Für die genauen Zusammenhänge soll hier jedoch auf andere Beiträge verwiesen werden (▶ Kap. 6, ▶ Kap. 7).

5.3 Heute verwendete alloplastische Materialien

(◘ Tab. 5.1)

5.3.1 Polypropylene

Das meistverwendete Material zur Herstellung von Netzen in der Hernienchirurgie, Polypropylene, wurde erstmalig durch Usher 1959 beschrieben und erschien damals als sog. Marlex 50 auf dem Markt. Inzwischen werden Polyproyplenenetze in unterschiedlichen Ausführungen von verschiedenen Herstellern angeboten, bekannt u. a. als Prolene oder Surgipro, und entsprechend der relativ langen Verwendung existieren auch zahlreiche Publikationen und Langzeitbeobachtungen dieser Netzart.

Was ist ein Polypropylenenetz eigentlich? Wodurch zeichnet es sich aus?

Polypropylene ist chemisch gesehen ein Polyethylenpolymer, ein nichtresorbierbarer Stoff. Hieraus werden Netze geflochten, die monofil geknüpft sind mit einer Porengröße von 1,5 mm und einer Netzdicke von 0,7 mm (◘ Abb. 5.5). Es gehört in die Kategorie der schweren Netze mit 100 g/m^2, ist kaum elastisch (8%), hat dafür aber eine sehr hohe Reißfestigkeit. Untersuchungen zur Biokompatibilität haben ergeben, dass dieses derzeitige Standardnetz zu einer chronischen Entzündungsreaktion um das Netz herum führt, einhergehend mit einer Neigung zu relativ starker Adhäsionsbildung. Zusätzlich besitzt es eine relativ hohe Infektionsrate.

5.3.2 Polyester

Polyester ist das älteste alloplastische Material, das heute noch für die Hernienchirurgie existiert. Es wurde 1939 zum ersten Mal beschrieben und war

Tabelle 5.1. Zusammenstellung der heute gebräuchlichen Netze

Netz	Resorbierbarkeit (+/–)	Porengröße [mm]	Netzdicke [mm]	Filament (monofil/multifil)	Gewicht (l/h)	Elastizität [%]	Maximale Druckbelastung [mmHg]	Biokompatibilität (+/–)
Surgipro Prolene Atrium Marlex	–	1,5	0,7	mono	h	8	1.600	–
Mersilene	–	4	k.A.	multi	l	gut	hoch	–
Vypro	+/–	4	0,4	multi	l	28	400	+
Vypro II	+/–	2,5	0,4	multi	l	28	350	+
Vicryl	+	variabel	k.A.	mono	k.A.	–	abnehmend	++
GoreTex	–	<1	1,0	porös	k.A.	–	hoch	++

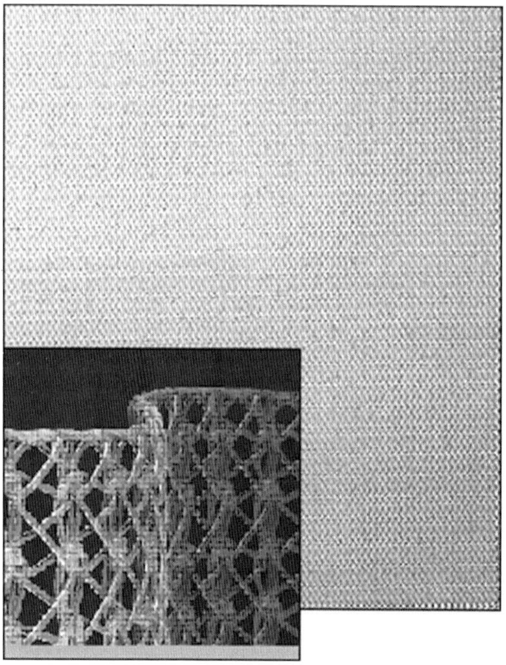

Abb. 5.5. Polypropylene. Dicht gehäkeltes Netz in monofilamenter Struktur und mit hoher Reißfestigkeit

das erste »Plastiknetz«, das sich als überlegen gegenüber den Metallen erwies. Heute allerdings wird Polyester, bekannt unter dem Namen Mersilene, praktisch nur noch in Frankreich verwendet, wo es aus der dortigen Entwicklung der Hernienchirurgie heraus bis heute Bestand hat.

Polyester, eine Mischung aus Polyethylenglykol und Terephthalinsäure, gehört ebenfalls in die Kategorie der nichtresorbierbaren Netze. Seine Grundeigenschaften zeugen von einem durchaus positiv zu bewertenden Netz: Mit einer Porengröße von 4 mm ist es großporig, es ist multifilament und leichtgewichtig, dabei gleichzeitig mit einer hohen Reißfestigkeit bei guter Elastizität ausgestattet (Abb. 5.6). Entscheidend ist bei diesem Netz jedoch seine Biokompatibilität; im Laufe der Jahre hat sich gezeigt, dass die Implantation von Polyesternetzen mit einer chronischen Entzündungsreaktion einhergeht, die die Ausbildung von starken Adhäsionen bis hin zu enterokutanen Fistelbildungen nach sich zieht. Zusätzlich ist bei Polyester die höchste Infektionsrate aller Netze beschrieben. Dementsprechend ist Polyester im Zuge der Neuentwicklung anderer Netze sukzessive mehr und mehr bei der Anwendung in der Hernienchirurgie verschwunden.

5.3.3 Teilresorbierbare Netze

Diese Art der Meshes sind aus der Überlegung entstanden, ein Netz mit den Stabilitätseigenschaften der nichtresorbierbaren Stoffe herzustellen, das aber

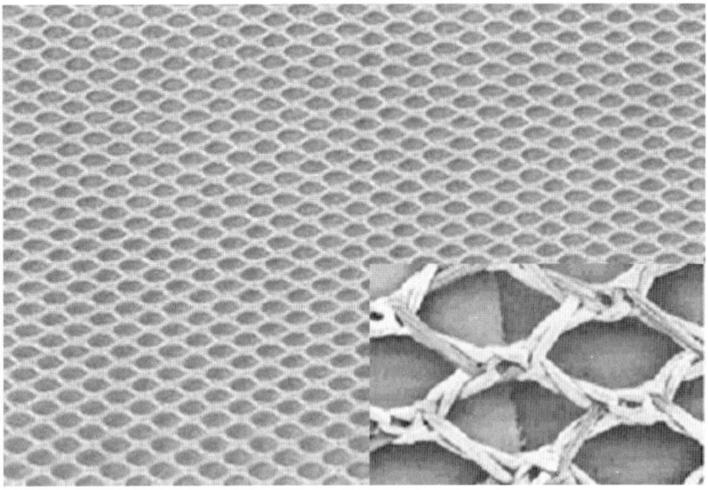

Abb. 5.6. Polyester. Grobmaschiges multifilamentes Netzvon hoher Elastizität

möglichst keine chronische Fremdkörperreaktion nach sich ziehen soll. Um dieses Ziel zu erreichen, muss die Menge an Fremdmaterial also weitestgehend reduziert werden. Dementsprechend bestehen die folgenden Netze aus 2 Komponenten, einem nichtresorbierbaren und einem resorbierbaren Anteil. Letzterer unterstützt initial die Stabilität des Netzes, verschwindet jedoch nach Erreichen der gewünschten Bindegewebsformation um das Netz herum und minimiert dadurch die unerwünschte chronische Inflammationsreaktion bzw. verbessert die Biokompatibilität des Netzes. Im Folgenden sollen zwei Beispiele für resorbierbare Netze gegeben werden.

Vypro. Dieses gängige Netz (Abb. 5.7) besteht zu 50% aus Polypropylene, d. h. nichtresorbierbarem Material, und zu 50% aus Polyglactin, entsprechend dem bekannten resorbierbaren Vicryl-Garn. Polyglactin hat eine Resorptionszeit von 56–70 Tagen, d. h. nach etwa 2 Monaten post implantationem hat sich die Menge an Fremdmaterial halbiert. Das dann vorhandene Netz zeichnet sich durch folgende Eigenschaften aus: Es ist großporig mit einer Porengröße von 4 mm, relativ dünn (0,4 mm), multifilament geknüpft, dabei jedoch leichtgewichtig mit einem Gewicht von 28 g/m². Trotz der Auflösung der Hälfte des Netzes ist seine Reißfestigkeit dennoch relativ hoch (400 mmHg), während es gleichzeitig eine sehr gute Elastizität besitzt, die mit 28% der der Bauchdecke entspricht. Dabei erreicht das Netz das

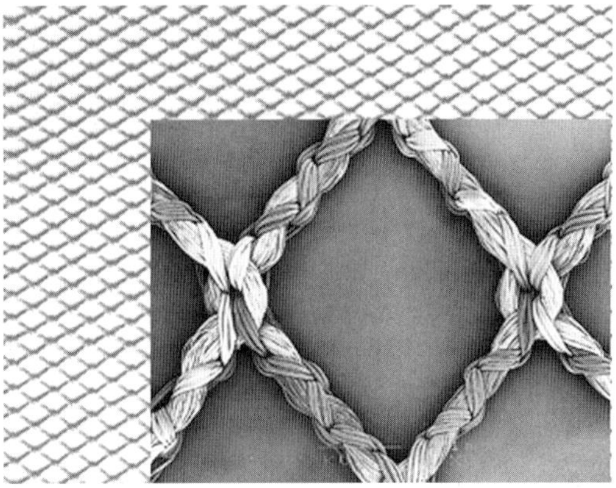

Abb. 5.7. Vypro. Großporiges Netz, dessen resorbierbarer Anteil in das multifilamente Strickwerk eingebunden ist

gewünschte Ziel einer langfristig guten Biokompatibilität: Es kommt zu einer deutlich geringeren chronischen Fremdkörperreaktion sowie zur Ausbildung einer dreidimensionalen Bindegewebsstruktur um das Netz.

Vypro II. Vypro II (Abb. 5.8) ist die Fortentwicklung des Vypro-Netzes und besteht dementsprechend aus genau denselben Komponenten wie sein Vorläufer. Folgerichtig unterscheiden sich beide Meshes kaum voneinander in ihren Grundeigenschaften; Vypro II hat eine etwas geringere Porengröße von 2,5 mm und eine leicht niedrigere maximale Druckbelastung mit 350 mmHg. Der Unter-

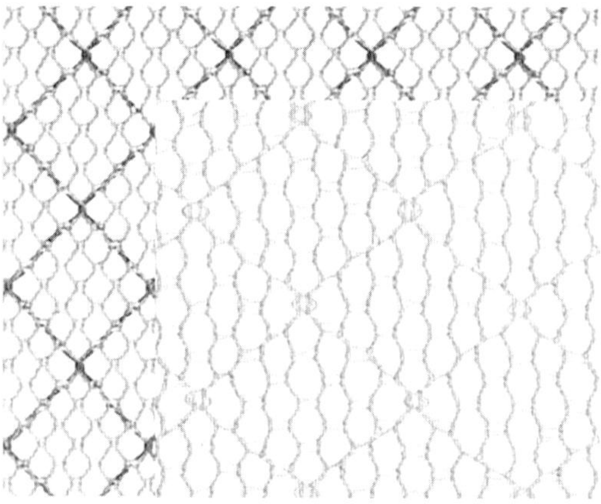

◘ Abb. 5.8. Vypro II. Großporiges Netz, dessen Porenstruktur durch den verstärkten resorbierbaren Anteil in gitterartigen Häkelzügen später noch weiter aufgelockert wird

schied ergibt sich in der Art der Knüpfweise des multifilamenten Netzes: Während Vypro durchgehend aus einer Mischung von Polypropylene- und Polyglactingarn gehäkelt ist, existiert beim Vypro-II-Netz ein grobmaschiges Gitter aus Zügen, die aus einem verstärkten Anteil von Vicryl aufgebaut sind. Nach der Resorption des Vicryls zeigt sich dann eine noch weiter aufgelockerte Polypropylenenetzstruktur, die das weitere Einwachsen von Fibroblasten durch die Gittermaschen ermöglicht.

5.3.4 Vollständig resorbierbare Netze – Vicryl

Auch die Entwicklung der vollständig resorbierbaren Netze resultiert aus der Überlegung, dass ein langfristiger Verbleib des Fremdmaterials nach der eingangs notwendigen unterstützenden Stabilisierung des Gewebes nicht wünschenswert ist, da eine chronische Fremdkörperreaktion mit den Komplikationen Netzschrumpfung, Patientendiskomfort und Infektionsgefahr in Verbindung gebracht wird. Vicryl-Netze (◘ Abb. 5.9) bestehen zu 100% aus dem Material Polyglactin 910, das eine Resorptionszeit von 90 Tagen besitzt. Aus diesem Garn wurde ein Netz mit den folgenden Eigenschaften entwickelt: Es existiert in variabler Porengröße, ist monofil geknüpft und hat praktisch keine Elastizität. Seine maximale Druckbelastung nimmt sukzessive im Verlauf der stattfindenden Resorption ab. In Bezug auf die Biokompatibilität erfüllt es die Erwartungen: Es zeigt praktisch keine chronische Entzündungsreaktion und führt dementsprechend auch zu nur minimalen Adhäsionen intraabdominell – ein Kritikpunkt, der oft bei den nichtresorbierbaren Netzen diskutiert wurde.

5.3.5 ePTFE

1963 wurde die Technik zur Expansion des Stoffes Polytetrafluorethylen, kurz PTFE, entwickelt, 20 Jahre später kam dieses Material zum ersten Mal in der

◘ Abb. 5.9. Vicryl. Komplett resorbierbares Netz in unterschiedlicher Herstellungsform, hier dargestellt als monofilamentes (links) und multifilamentes Netz (rechts)

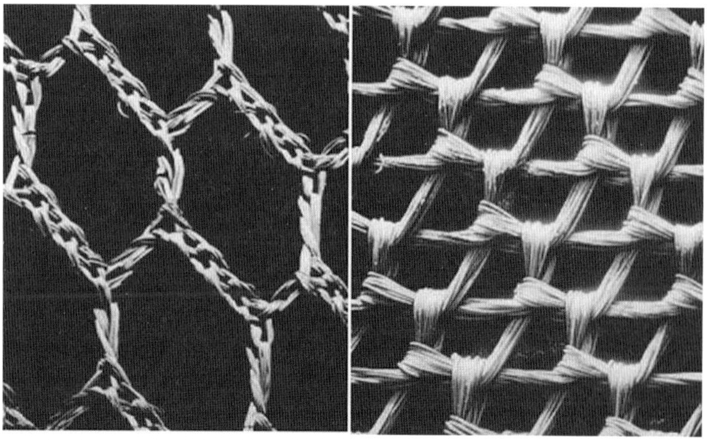

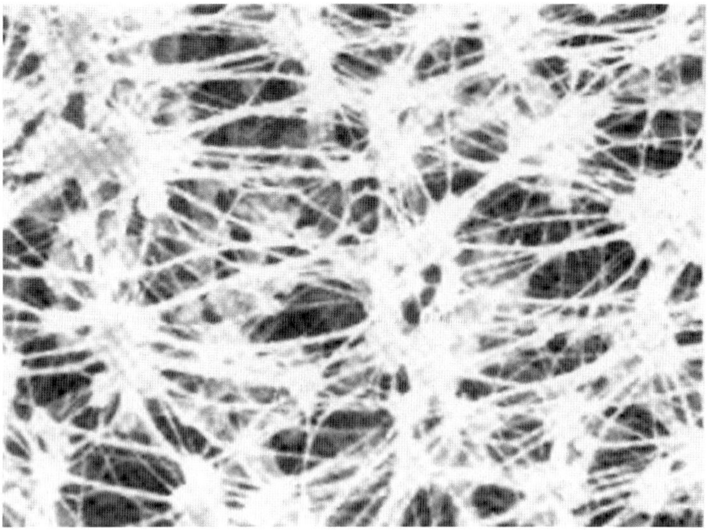

Abb. 5.10. ePTFE. Spinnennetzartige Gitterstruktur durch Expansion von PTFE. Hierdurch entstehen unregelmäßige kleine Poren anstelle von regelmäßigen Häkelmaschen

Hernienchirurgie zur Anwendung. Heute werden ePTFE-Netze (Abb. 5.10), besser bekannt unter dem Namen GoreTex, vornehmlich in der intraabdominellen, laparoskopischen Hernienchirurgie verwendet, die u. a. in den Vereinigten Staaten Verbreitung findet.

ePTFE unterscheidet sich deutlich von allen anderen auf dem Markt befindlichen Netzen. Es ist nichtresorbierbar, äußerst kleinporig (20 μm) und hat eine Dicke von ca. 1 mm. Anders als die anderen Netze besteht es nicht aus einer Flecht- oder Häkelstruktur, sondern entwickelt durch die Technik der Expansion eine spinnennetzartige Struktur des PTFEs, deren Hohlräume die kleinen Poren darstellen. ePTFE ist unelastisch, aber mit einer sehr hohen Reißfestigkeit ausgestattet. Zusätzlich besitzt es eine sehr hohe Biokompatibilität, denn es ist für GoreTex praktisch keine chronische Entzüngungsreaktion beschrieben, ebenso kam es nur zu minimalen Adhäsionen, was es für die intraabdominelle Hernienchirurgie geeignet macht. Es treten nur sehr selten Netzinfektionen, sogar seltener als beim Polypropylenenetz. Kritikpunkt an dieser Art des Netzes ist die Ausbildung einer Narbenplatte anstelle einer dreidimensionalen Bindegewebsstruktur, d. h. das Mesh wird aufgrund der geringen Porengröße nicht in das entstehende Bindegewebe integriert. Meshdislokation und Patientendiskomfort sind in der Vergangenheit beschriebene einzelne Komplikationen.

5.4 Neu entwickelte alloplastische Materialien (Tab. 5.2)

5.4.1 Ultrapro

Ultrapro (Abb. 5.11) gehört in die Sparte der teilresorbierbaren Netze, muss also verglichen werden

Tabelle 5.2. Zusammenstellung der neu entwickelten Netze

Netz	Resorbierbarkeit (+/–)	Porengröße [mm]	Netzdicke [mm]	Filament (monofil/multifil)	Gewicht (l/h)	Elastizität [%]	Maximale Druckbelastung [mmHg]	Biokompatibilität (+/–)
Ultrapro	+/–	3–4	0,5	mono	l	17,5	525	++
DualMesh	–	$3–22\times10^{-3}$	1,0	porös	k.A.	–	hoch	++
TiMesh	–	>1	0,2	mono	l	k.A.	k.A.	+++

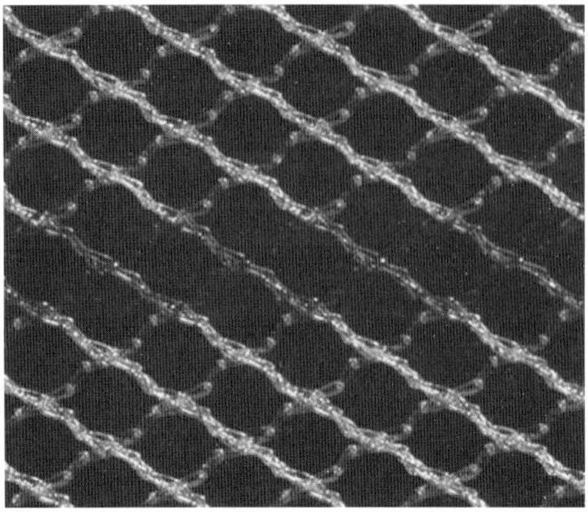

Abb. 5.11. Ultrapro. Teilresorbierbares monofilamentes Netz. Die blauen Linien bezeichnen die Richtung der größten Elastizität, nicht den resorbierbaren Anteil

mit Vypro- und Vypro-II-Netzen. Während die letztgenannten einen resorbierbaren Anteil aus Polyglactin besitzen, besteht er bei Ultrapro aus Polyglecapron (Monocryl). Der Anteil des resorbierbaren Materials liegt mit 60% höher als bei den vorbeschriebenen Netzen. Nach einer Hydrolysezeit von ca. 90–120 Tagen verbleibt dann ein Netzanteil von 40% Polypropylene. Charakterisiert ist das Ultrapro-Netz durch eine Porengröße von 3–4 mm bei geringer Netzdicke mit 0,5 mm, gleichzeitig monofiler Knüpfweise – ein wesentlicher Unterschied zu Vypro und Vypro II, die beide multifilament sind. Ultrapro ist dabei leichtgewichtig, gut elastisch (17,5%) und von höherer Reißfestigkeit als die beiden anderen teilresorbierbaren Netze (525 mmHg vs. 400 mmHg). Laut Herstellerangaben besitzt dieses Netz eine sehr gute Biokompatibilität.

5.4.2 DualMesh

Dieses Netz (Abb. 5.12) stellt die Fortentwicklung des GoreTex-Mesh dar, besteht ebenfalls aus reinem ePTFE und unterscheidet sich von seinem Vorgänger in folgenden Punkten: Es wurde bei diesem Netz ein zweigeschichtetes System entwickelt, bei dem die viszerale Oberfläche mit möglichst kleinen Poren bis zu 3 μm Größe ausgestattet ist, während die parietale Oberfläche des Netzes vergrößerte Poren bis zu 22 μm Größe aufweist. Sinn dieser Zweischichtung ist, auf der viszeralen Oberfläche, d. h. der Oberfläche, die dem Peritonealraum zugewandt ist, durch eine weitgehend glatte Wandung das Einsprossen von Fibroblasten zu verhindern, so dass sich die Adhäsionsbildung minimieren lässt. Der gegenteilige Effekt ist auf der parietalen Seite gewünscht, wo das Mesh maximal in das entstehende Granulationsgewebe integriert werden soll, also ein Einsprossen von Fibroblasten angestrebt wird – dementsprechend die Vergrößerung der Poren im Vergleich zum GoreTex-Netz. Zusätzlich besitzt das DualMesh parietal eine sog. »Corduroy-Oberfläche«, die sich in einer wellenförmigen Aufrauung äußert, wodurch das Einsprossen der Fibroblasten weiter erleichtert werden soll.

5.4.3 TiMesh

Dieses Netz (Abb. 5.13) stammt aus der Gruppe der Verbundstoffe und stellt ein Polypropylenemesh dar, das mit einer dünnen Titanschicht überzogen ist. Letztere soll die bei Polypropylenenetzen bekannten Adhäsionsbildungen bzw. Entzündungsre-

Abb. 5.12. DualMesh. Zwei unterschiedlich präparierte Oberflächen bewirken auf der viszeralen Seite eine Inhibition von Adhärenzen, auf der parietalen Seite ein gegenüber dem ursprünglichen GoreTex verbessertes Einsprossen von Fibroblasten

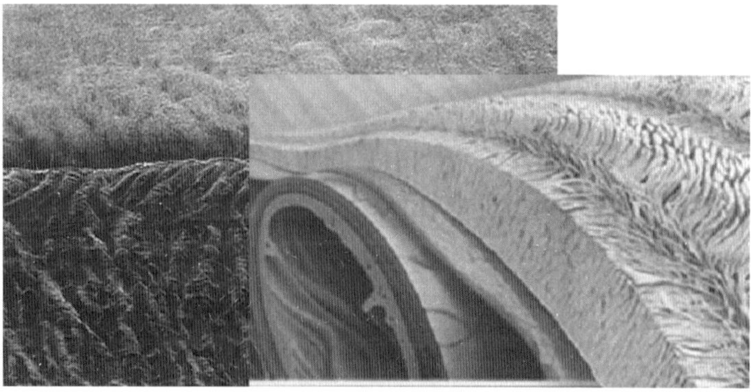

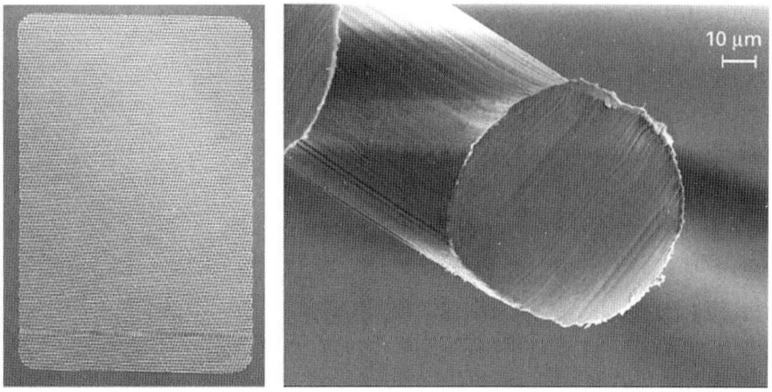

Abb. 5.13. TiMesh. Durch die Umschichtung des Polypropylenenetzes mit Titan wird die unerwünschte chronische Inflammationsreaktion inhibiert

aktionen minimieren bzw. verhindern. Die charakteristischen Eigenschaften des TiMesh sind im Weiteren wie folgt: ein nichtresorbierbares Netz mit einer Porengröße >1mm, dünnschichtig (0,2 mm) und monofilament geknüpft. Es existieren 2 Varianten des TiMesh, zum einen mit einem Gewicht von 36 g/m^2, zum anderen das Mesh mit 18 g/m^2, welches dem bislang leichtesten Netz auf dem Markt entspricht. Laut Herstellerangaben besitzt das TiMesh eine exzellente Biokompatibilität mit praktisch keiner chronischen Entzündungsreaktion oder Adhäsionsbildung. Letztlich fehlen bei diesem Netz wie auch den anderen Neuentwicklungen Langzeitbeobachtungen, die eine definitive Aussage hierüber erlauben.

5.4.4 Sondermodelle

Das sog. Vlies stellt ein monofiles Polypropylenenetz dar, dessen Fäden nicht miteinander verknüpft, sondern verschweißt sind. Hierdurch lässt sich ein dünnes und leichtes Netz bei maximaler Reißfestigkeit herstellen.

Das Sepramesh gehört ebenfalls in die Kategorie der Polypropylenenetze und ist auf der viszeralen Oberfläche mit einem sog. Seprafilm beschichtet. Dieser besteht aus Natriumhyaluronat und Methylcellulose, welche nach einem Zeitraum von 14 Tagen resorbiert werden. Mittels dieser Beschichtung sollen die intraabdominellen Adhäsionsbildungen verhindert werden, ähnlich dem TiMesh, bei dem eine permanente Beschichtung vorhanden ist.

Das Parietex ist das Gegenstück zum Sepramesh auf der Ebene der Polyesternetze. Hier besteht die Beschichtung aus interstitiellem Kollagen IV, welches im weiteren Verlauf die besonders beim Polyester beschriebenen Adhäsionen und konsektuiven enterokutanen Fistelbildungen vor seiner sukzessiven Resorption inhibieren soll.

Ein besonderes Netz stellt das sog. Tutomesh dar, da seine Grundsubstanz aus bovinem Perikard besteht, also aus einem Material, das per se praktisch keine Entzündungsreaktion hervorruft, da es nicht aus allogenem Material hergestellt ist. Um die Eigenschaften eines Meshes zu imitieren, sind in das Perikard Poren gestanzt, die das konsekutive Einsprossen von Fibroblasten ermöglichen, um eine Integration des Netzes in das Bindegewebe zu ermöglichen. Die Möglichkeit der BSE-Übertragung ist durch eine mehrstufige Verarbeitung des Materials nach Herstellerangaben ausgeschlossen. Das Perikard besitzt eine hohe Elastizität (32%) bei zunehmender Reißfestigkeit im Verlauf der Bindegewebsintegration.

5.5 Welches Netz?

Nach Darstellung einer Reihe von Netzen in ihren einzelnen Charakteristika stellt sich nun die Frage, welches dieser Netze dasjenige mit den optimalen Eigenschaften für die Hernienchirurgie darstellt. Viel wird über das sog. »ideale Netz« diskutiert, von dem auch in einem weiteren Kapitel dieses Buches die Rede ist (▶ Kap. 6).

Gibt es dieses ideale Netz unter den bisher vorhandenen?

Betrachtet man erneut die Tabellen der heutigen Standardnetze sowie der Neuentwicklungen, so ist ersichtlich, dass jedes Netz, grob unterteilt, »gute« bzw. erwünschte Eigenschaften, gleichzeitig aber auch »schlechte« bzw. unerwünschte Eigenschaften besitzt. Tendenziell lässt sich bei den neu entwickelten Netzen ein Trend hin zum idealen Netz erkennen, dennoch erfüllt keines alle der an ein Netz gestellten Anforderungen. Zusätzlich kann heute auch noch nicht gesagt werden, welche Langzeitergebnisse diese neuen Netze liefern werden.

Die Antwort lautet daher: Das ideale Netz existiert bislang noch nicht.

Somit muss geschlossen werden, dass Billroths vor über 100 Jahren formulierte Forderung nach einem »Gewebe mit der Dichte und Härte einer Sehne bzw. Faszie« zwar erfüllt werden konnte, das »Geheimnis der Heilung einer Hernie« aber immer noch nicht komplett gelüftet ist.

Physiologie und Pathophysiologie von Mesh-Implantaten – Gibt es das ideale Netz?

C. Reißfelder

Die moderne Chirurgie ist ohne Mesh-Implantate heutzutage nicht mehr vorstellbar. Weltweit werden zur Zeit ca. 1 Mio. Netze pro Jahr implantiert. Während die Implantation von Kunststoffnetzen in den 60er-Jahren noch als unkonventioneller Schritt in der Hernienreparation angesehen wurde, stützt sich heute die Hernienchirurgie zunehmend auf den Einsatz dieser alloplastischen Materialien (Luijendijk et al. 2000). Insbesondere in der Leistenhernienchirurgie ist es durch das Verfahren nach Lichtenstein zu einer starken Verbreitung der Hernienreparation mit Mesh-Implantaten gekommen. Spezielle laparoskopische Reparationsverfahren wurden durch die Implantation von Kunststoffnetzen erst möglich.

Der zunehmende Einsatz von alloplastischen Netzen macht eine Bewertung der langfristigen Integration dieser Implantate notwendiger denn je. In der Literatur gibt es zunehmend Hinweise, meistens Kasuistiken, über kleinere Komplikationen (Serome, Gefühlsstörungen) aber auch größere Komplikationen (Infektion, Fistelbildungen, Perforationen; Avtan et al. 1997, Foschi et al. 1998, Hume u. Bour 1996, Leber et al. 1998, LeBlanc et al. 1998, Schumpelick et al. 1999). Besonders die Langzeitbiokompatibilität ist größtenteils noch nicht vollständig geklärt.

Doch was sind die Anforderungen, die an alloplastische Materialien und im Speziellen an Kunststoffnetze gestellt werden? Die Meshes sollten chemisch und physikalisch inert sein; sie sollten nicht toxisch sein, nicht kanzerogen und auch nicht immunogen. Die Netze sollten stabil sein, d. h. eine hohe Reißfestigkeit haben. Und nicht zuletzt ist für den Chirurgen eine gute Handhabung und somit leichte Modellierung an das zu versorgende Operationsgebiet erwünscht. Die Frage ist, ob die heutzutage verwendeten Kunststoffnetze allen diesen Anforderungen entsprechen. Zusammenfassend kann man sagen, dass die Meshes nicht inert sind. Doch sollen die Meshes überhaupt alle Kriterien, die an alloplastische Materialien gestellt sind, überhaupt erfüllen? Ist es nicht vielmehr erwünscht, dass es bis zu einem gewissen Grad zu einer Narbenbildung kommt? Denn gerade die Narbenbildung um das Kunststoffnetz verleiht dem geschwächten Areal im Bereich der Bruchpforte eine zusätzliche Stärke.

6.1 Physiologische Immunregulation der Wundheilung

Die Wundheilung ist eine reparative Immunantwort auf Gewebeläsionen. Immunkompetente Zellen und ihre membrangebundenen und löslichen Mediatoren spielen eine zentrale Rolle bei der Regulation der Heilung. Der Reparationsprozess vereint dabei die initiale Entzündungsreaktion mit der Synthese des neuen Gewebes.

Zur besseren Veranschaulichung kann die Wundheilung in vier ineinander übergehende Phasen eingeteilt werden (Ehrlich u. Hunt 1968, Schäffer u. Becker 1999):

1. akute Entzündungsphase,
2. Infiltrationsphase,
3. Proliferationsphase,
4. Organisationsphase/Wundmodelation.

In der akuten Entzündungsphase kommt es primär zur Aktivierung der Gerinnungs- und Komplementkaskaden. Des Weiteren kommt es zur Freisetzung von Wachstumsfaktoren und Zytokin aus Thrombozyten. Die Wachstumsfaktoren wirken chemotaktisch auf nachfolgend einwandernde Zellen der Wundheilung. Durch die Entzündungsmediatoren kommt es zu einer Vasodilatation mit Strömungsverlangsamung in den Blutgefäßen und zu einer erhöhten Kapillarpermeabilität, so dass es zum Austritt der intravasalen Flüssigkeit kommt (Downey 1994).

Der Entzündungsphase direkt anschließend ist die Infiltrationsphase. Dabei kommt es zunächst zur Einwanderung von neutrophilen Granulozyten. Nach ca. 48 h wird die höchste Konzentration der Granulozyten im Wundbereich erreicht. Ihre Aufgabe besteht in der unspezifischen Immunabwehr gegen Bakterien und im Wunddébridement. Ab dem 2. Tag kommt es zur Einwanderung von Makrophagen; diese sind zum einen Wundphagozyten, zum anderen kommt ihnen im weiteren Verlauf durch die Freisetzung löslicher Mediatoren eine wichtige Bedeutung bei der Bildung des Granulationsgewebes zu (Leibovich u. Ross 1975). Die Lymphozytenein-

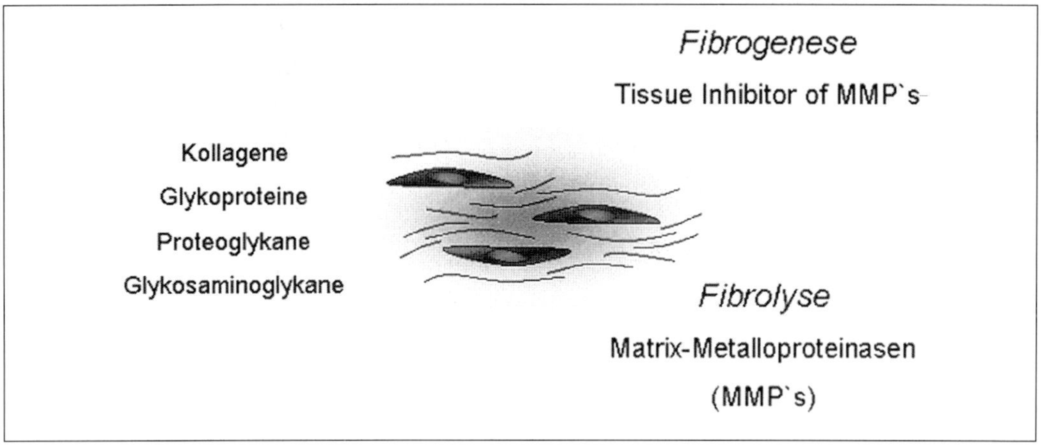

Abb. 6.1. Fibrogenese und Fibrolyse

wanderung beginnt ab dem 5. Tag, nimmt dann deutlich zu und erreicht am 7. Tag ihre größte Konzentration. Diese ist besonders wichtig für die Bildung der extrazellulären Matrix (Efron et al. 1990).

In der Proliferationsphase kommt es zur Bildung von Granulationsgewebe; welches ein loses Netzwerk aus Fibroblasten, Entzündungszellen und Endozelzellen.

Die 4. Phase, die Organisationsphase, beginnt ab dem 7. Tag und dauert bis zu 1 Jahr. Sie umfasst die Strukturbildung der extrazellulären Matrix. In ihr werden das Fibrin, Fibronektin und weitere Glykoproteine mit der Zeit durch Kollagen ersetzt. Es kommt dabei zur Interaktion der Fibrogenese und Fibrolyse (Abb. 6.1), die in ihrer Wechselwirkung den Aufbau der extrazellulären Matrix beeinflussen. Zunächst wird hauptsächlich Typ-III-Kollagen in der Wunde gebildet. Später besteht die Narbenregion zu 90% aus Typ-I-Kollagen (Gailit u. Clark 1994).

6.2 Wundheilung bei der Implantation von Kunststoffnetzen

Die Frage, wie die Wundheilung bei der Implantation von Kunststoffnetzen verläuft, kann man ähnlich wie bei der Einnahme von pharmakologischen Wirkstoffen, die man in Pharmakodynamik und Pharmakokinetik unterteilt, in 2 verschiedene Kategorien unterteilen.

6.2.1 Wie reagiert das Mesh auf den Körper?

Hierzu sind vielfältig Arbeiten in der Literatur erschienen, die diese Reaktionen beschreiben. Einhellig ist die Meinung, dass es nach der Implantation zu einer Reaktion des Kunststoffnetzes kommt.

Amid aus der Gruppe um Lichtenstein hat 1997 beschrieben, dass es bei explantierten Kunststoffnetzen aufgrund eines Rezidivs einer Leistenhernie zu einer Reduktion der Meshfläche von ca. 40% gekommen ist (Amid u. Lichtenstein 1997). Auch Klinge et al. haben 1998 anhand von in Hunden implantierten Kunststoffnetzen eine Reduktion der Meshfläche von 47% gefunden (Klinge et al. 1998). Auch weitere Autoren haben über eine Reduktion der Meshfläche berichtet (Scheidbach et al. 2003).

Im Gegensatz dazu steht Coda et al., der in seiner 2003 veröffentlichten Arbeit erstmals nicht nur über eine Reduktion der Meshfläche von 40% berichtet, sondern auch über eine Vergrößerung auf bis zu 58% (Coda et al. 2003). Er hat dabei als kleinste Einheit die Porengröße der Meshes genommen und diese zum einen nach Einlage in verschiedenen flüssigen Lösungen (physiologische Kochsalzlösung, heparinisiertes Blut, destilliertes Wasser) und zum anderen aufgrund von Hernienrezidiven explantierten Meshes bestimmt.

Obwohl diese Veränderungen der in der Arbeit bestimmten Werte als kritisch angesehen werden, kann dennoch festhalten werden, dass es sowohl zu einer aktiven als auch einer passiven Mesh-Interaktion mit dem Körper kommt. Die aktive Interaktion ist die Veränderung der Porengröße durch die Einwirkung verschiedener Flüssigkeiten, die passive wird durch die physiologische Wundkontraktion der Fibroblasten verursacht. Somit kommt es dabei zu einer Reduktion der Meshfläche. Das Ausmaß der Wundkontraktion korreliert dabei mit der Entzündungsaktivität.

6.2.2 Wie reagiert nun der Körper auf das Mesh?

Dieser reagiert mit zwei Antworten: Zum einen kommt es zu einer Blut-Mesh-Interaktion, zum anderen zu einer Gewebe-Mesh-Interaktion (Imhof u. Dunon 1995, Liles u. Van Voorhis 1995).

Wie sieht nun die Wundheilung bei Mesh-Implantation im Vergleich zur normalen aus? Auch hier kommt es zuerst zu einer akuten Entzündungsreaktion, diese geht allerdings aufgrund des Fremdkörpers in eine chronische Entzündungsreaktion über. Es kommt des Weiteren zu einer Fremdkörperreaktion und zur Ausbildung einer Fibrose/Narbenplatte.

In der akuten Entzündungsphase kommt es in dem Moment, in dem das Kunststoffnetz den ersten Kontakt mit dem Gewebe/Blut hat, zu Reaktionen. Die erste Reaktion ist als Vroman-Effekt beschrieben (Vroman u. Adams 1969). Bereits 1969 hat Vroman postuliert, dass es durch Einbringen alloplastischen Materials in den Körper zur Anlagerung von körpereigenen Proteinen an das alloplastische Material kommt. Durch die Anlagerung verändern sie ihre Konformation (Tang u. Eaton 1995). Zunächst lagern sich kleinere Proteine wie Albumin an; diese werden später von größeren wie Fibrinogen und dann von großen Proteinen wie Kininogen abgelöst. Die nun in ihrer Konformation leicht veränderten Proteine aktivieren die Blutgerinnung. Die anderen Proteine, die an dem alloplastischen Material/Kunststoffnetz angelagert bleiben, lösen eine persistierende Gewebereaktion durch die Entzündungszellen aus. Es kommt somit zu einer lokal exsudativen Reaktion mit Ödembildung. Durch die lokal inflammatorische Reaktion kommt es zu weiteren Infiltrationen von Entzündungszellen. Die Dauer dieser akuten Entzündungsphase ist extrem abhängig von den verschiedenen Meshmaterialien (Klinge et al. 1998). Klinge konnte beispielsweise zeigen, dass nach histologischer Aufarbeitung eines monofilamenten Polypropylenenetzes drei Monate nach der Implantation weiterhin eine akute und produktive Entzündung mit typischen Fremdkörpergranulomzellen und Riesenzellen vorlag (Klinge et al. 1998). Wurde jedoch ein multifilamentes Kunststoffnetz mit einem reduzierten Anteil von Polypropylene kombiniert mit Polyglaktien verwendet, war die primär akute Entzündungsphase deutlich geringer. In der sich anschließenden chronischen Entzündungsphase spielen die Makrophagen die Hauptrolle (Schumpelick et al. 1999). Zum einen sind sie als Phagozyten tätig, zum anderen kommt es durch die Makrophagen zu einer Mediatorenausschüttung, zu einer Fibrinolyse und zur Aktivierung der Komplementkaskade (Bellòn et al. 1995).

Diese chronische Entzündungsphase hält an, solange das Kunststoffnetz im Körper ist. In verschiedenen Studien, wie beispielsweise bei Klosterhalfen et al. (2000) und Scheidbach et al. (2003), konnte gezeigt werden, dass gerade in der chronischen Entzündungsphase die ablaufenden Reaktionen stark abhängig vom benutzten Mesh sind. Dies konnte besonders anhand der Proliferationsrate oder an einem erhöhten Apoptose-Index gezeigt werden. Je inerter ein Mesh ist, desto geringer fallen diese Zeichen aus, d. h. eine starke Gewebeumbaurate ist Zeichen einer Stressantwort der Zellen auf das Fremdmaterial. Auch die Fremdkörperreaktion, in der es zur Entwicklung von Granulationsgewebe kommt, zur Einwanderung von Fremdkörperriesenzellen, Epitheloidzellen und zur Abkapselung des Fremdkörpers, ist extrem abhängig von dem verwendeten Meshmaterial.

Allgemein anerkannt ist mittlerweile die Unterteilung nach Klosterhalfen in schwergewichtige/kleinporige Netze (wie beispielsweise das Marlex-, Surgi-Pro- oder Prolene-Mesh) und in leichtgewichtige/großporige Netze (wie beispielsweise Vypro II, Ultra Pro).

Bei den schwergewichtigen Meshes kommt es initial zu einer akuten inflammatorischen Reaktion; diese wird in den ersten 3 Wochen von einer rein serösen Ödembildung abgelöst. Im weiteren chronischen Verlauf kommt es zur Abriegelung des Implantates durch Fremdkörperriesenzellen. Ab der 2. Woche kommt es zur Ausbildung einer starken Fibrose mit einer Narbenplatte.

Die leichtgewichtigen Netze jedoch haben initial eher eine blande, chronische, monozytäre Reaktion. Auch hier kommt es zur Ausbildung von Granulomen aus Fremdkörperriesenzellen. Die Fibrosebildung ist jedoch deutlich geringer, und es kommt zu keiner Ausbildung einer Narbenplatte und somit nicht zu für den Patienten unangenehmen Verhärtungen der Bauchwand.

6.3 Fazit

Zusammenfassend kann man sagen, dass die heutigen verwendeten Meshes weder chemisch noch physikalisch inert sind. Es kommt, wie beschrieben, zu einer Veränderung der Form, des Weiteren findet man bei allen alloplastischen Materialien kleinste Teilchen noch in anderen Stellen des Körpers. Auch in der heutigen Datenlage kann man sagen, dass die Kunststoffmaterialien nicht toxisch sind; auch wurde bei den Kunststoffnetzen keine Kanzerogenität festgestellt. Die Meshes entsprechen den Kriterien der Stabilität/Reißfestigkeit, die von einem Mesh erwartet werden. Auch die Handhabung für den Chirurgen wird besonders bei den neueren Meshes (insbesondere Ultra Pro) als sehr gut angesehen.

Das ideale Mesh gibt es nach wie vor nicht.

6.4 Welche Anforderungen stellen wir an ein ideales Mesh?

Es sollte zum einen primär die Bauchwand verstärken, so dass die Hernie versorgt werden kann und die Rezidivwahrscheinlichkeit wie bei den momentan verwendeten Netzen sehr niedrig ist. Des Weiteren sollte das Netz die Möglichkeit besitzen, eine Neofaszie zu bilden, so dass es sich letztendlich auflösen kann und es somit zu keiner weiteren Fremdkörperreaktion kommt. Die ausgebildete Neofaszie sollte den Stabilitätskriterien, die aufgrund des abdominellen Druckes vorherrschen, standhalten.

Dieses ideale Mesh zu erforschen, ist die Aufgabe von künftigen Forschungen in der Chirurgie.

Literatur

Amid PK, Lichtenstein IL (1997) Current assessment of Lichtenstein tension-free hernia repair. Chirurg 68: 959–64

Avtan L, Avci C, Bulut T, Fourtanier G (1997) Mesh infections after laparoscopic inguinal hernia repair. Surg Laparosc Endosc 7: 192–5

Bellòn JM, Bujàn J, Contreras L, Hernando A (1995) Integration of biomaterials implanted into abdominal wall: process of scar formation and macrophage response. Biomaterials 16: 381–7

Coda A, Bendavid R, Botto-Micca F, Bossotti M, Bona A (2003) Structural alterations of prosthetic meshes in humans. Hernia 7: 29–34

Downey GP (1994) Mechanisms of leukocyte motility and chemotaxis. Curr Opin Immunol 6: 113–24

Efron JE, Frankel HL, Lazarou SA, Wasserkrug HL, Barbul A (1990) Wound healing and T-lymphocytes. J Surg Res 48: 460–3

Ehrlich HP, Hunt TK (1968) Effects of cortisone and vitamine A on wound healing. Ann Surg 167: 324–8

Foschi D, Corsi F, Cellerino P, Trabucchi A, Trabucchi E (1998) Late rejection of the mesh after laparoscopic hernia repair. Surg Endosc 12: 455–7

Gailit J, Clark RAF (1994) Wound repair in the context of extracellular matrix. Curr Opin Cell Biol 6: 717–25

Hume RH, Bour J (1996) Mesh migration following laparoscopic inguinal hernia repair. J Laparoendosc Surg 6: 333–5

Imhof BA, Dunon D (1995) Leukocyte migration and adhesion. Adv Immunol 58: 345–416

Klinge U et al. (1998) Modified mesh for hernia repair that is adapted to physiology of the abdominal wall. Eur J Surg 164: 951–60

Klinge U, Klosterhalfen B, Müller M, Öttinger AP, Schumpelick V (1998) Shrinking of Polypropylene Mesh in vivo: An experimental study in dogs. Eur J Surg 164: 965–9

Klosterhalfen B, Klinge U, Hermanns B, Schumpelick V (2000) Pathology of traditional surgical nets for hernia repair after long-term implantation in humans. Chirurg 71: 43–51

Leber GE, Garb JL, Alexander AI, Reed WP (1998) Long-term complications associated with prosthetic repair of incisional hernias. Arch Surg 133: 378–82

LeBlanc KA, Booth WV, Whitaker JM, Baker D (1998) In vivo study of meshes implanted over the inguinal ring and external iliac vessels in uncastrated pigs. Surg Endosc 12: 247–51

Leibovich SJ, Ross R (1975) The role of the macrophage in wound repair. A study with hydrocortisone and antimacrophage serum. Am J Pathol 78: 71–100

Liles WC, Van Voorhis WC (1995) Review: nomenclature and biologic significance of cytokines involved in inflammation and the host immune response. J Infect Dis 172: 1573–80

Luijendijk RW et al. (2000) A comparison of suture repair with mesh repair for incisional hernia. N Engl J Med 343: 392–8

Schäffer M, Becker HD (1999) Immune regulation of wound healing. Chirurg 70: 897–908
Scheidbach H, Tamme C, Tannapfel A, Lippert H, Köckerling F (2003) In vivo studies comparing the biocompatibility of various polypropylene meshes and their handling properties during endoscopic total extraperitoneal (TEP) patchplasty: an experimental study in pigs. Surg Endosc 18: 211–20
Schumpelick V, Klinge U, Welty G, Klosterhalfen B (1999) Meshes within the abdominal wall. Chirurg 70: 876–87
Schumpelick V, Klosterhalfen B, Müller M, Klinge U (1999) Minimized polypropylene mesh for preperitoneal net plasty (PNP) of incisional hernias. Chirurg 70: 422–30
Tang L, Eaton JW (1995) Inflammatory responses to biomaterials. Am J Clin Pathol 103: 466–71
Vroman L, Adams AL (1969) Identification of absorbed protein films by exposure to antisera and water vapor. J Biomed Mater Res 3: 669–71

Meshbezogene Komplikationen

J. Gröne

Für die operative Behandlung von Hernien werden seit mehr als 40 Jahren alloplastische Materialien, sog. Meshes, erfolgreich eingesetzt (Usher 1959). Nachdem eine deutliche Senkung der Rezidivrate durch Verwendung von Meshes in der Chirurgie der Narbenhernie gezeigt werden konnte, erfuhr der Einsatz alloplastischer Materialien eine zunehmende Verbreitung und die Indikationen wurden ausgeweitet. Neue offene Verfahren zur Leistenhernienreparation mit Verstärkung durch Meshes (OP nach Lichtenstein) als auch seit Beginn der 90er Jahre zunehmend laparaskopische Techniken mit Implantation von alloplastischem Material (TEP, TAPP) haben mit dazu beigetragen, dass in der Bundesrepublik heutzutage schätzungsweise mehr als 50% aller Hernien mit Meshes versorgt werden und weltweit ca. 1 Mio. Netze jährlich implantiert werden. Die mittlerweile breite Akzeptanz und Etablierung der Verwendung alloplastischer Materialien sollte jedoch nicht darüber hinwegtäuschen, dass spezifische Fremdkörperreaktionen des Körpers auf das Material zu meshbezogenen Komplikationen führen können. Darüber hinaus gibt es Hinweise in der Literatur, dass die Wahl des verwendeten Materials einen Einfluss auf das Ausmaß der Gewebereaktion und somit auf potenziellen Komplikationen hat (Amid 1997, Leber et al. 1998; ► Kap. 5, ► Kap. 6), was durch tierexperimentelle Studien untermauert werden konnte (Bellon et al. 1997, Klinge et al. 1998, Klosterhalfen et al. 1998). Die Beurteilung der absoluten Inzidenz von meshbezogenen Komplikationen ist durch das Fehlen kontrollierter Studien bezüglich des Langzeitverlaufs der Fremdkörperreaktion und klinischer Ergebnisse erschwert.

Die folgende Darstellung soll – basierend auf publizierten Daten – einen Überblick geben, welche Reaktionen des Gewebes auf das Netz bzw. welche Komplikationen für den Chirurgen von Bedeutung sind und möglicherweise in Zukunft Bedeutung erlangen könnten. Neben frühen Komplikationen, wie Serome und früh auftretende Infektionen, wird auf die Spätinfektion und Folgen der materialabhängigen Fremdkörperreaktion (► Kap. 6), wie das Phänomen der Netzschrumpfung, Netzwanderung (Migration), Adhäsionen, Schädigung des Ductus deferens und eine fragliche maligne Entartung als potenzielle Spätkomplikationen eingegangen.

7.1 Serome

Postoperative Serome sind als Folge von Durchtrennung der Lymphbahnen nach Versorgung von Leistenhernien in 15% sonographisch nachweisbar (Schumpelick 2000). Nach Einbringen von alloplastischem Material und der dadurch induzierten Fremdkörperreaktion ist regelhaft Flüssigkeit im Bereich des Implantatlagers sonographisch feststellbar. Die Menge der gebildeten Flüssigkeit bzw. die Größe der Serome ist u. a. von der Art des Materials und der Menge und Größe der Meshes abhängig. Klinische Relevanz erlangen die Serome nur in Einzelfällen bei großer Ausdehnung insbesondere nach Versorgung von ausgedehnten Narbenhernien. In solchen Fällen sollten in das Meshlager Redon-Drainagen eingelegt werden, um der häufigen postoperativen Serombildung entgegen zu wirken.

7.2 Infektion

Postoperative Wundinfektionen nach Versorgung von Hernien werden neben äußerst seltenen endogenen Infektionen i. d. R. durch Erreger der Haut und Umgebung, wie dem Staphylococcus aureus et epidermidis, verursacht, die im Rahmen der Operation in die Wunde verschleppt werden oder durch Kontamination des Meshes beim perioperativen Handling mit implantiert werden. Es ist davon auszugehen, dass bei nahezu jeder Operation geringe Mengen von Bakterien implantiert werden. Jedoch werden unabhängig vom Verfahren, mit oder ohne Netz, Infektionen der Wunde »nur« in 1–5% beobachtet (Schumpelick et al. 1999). Als Risikofaktoren für die Entstehung einer Wundinfektion werden neben allgemeinen Faktoren, wie unnötige Traumatisierung des Gewebes mit nachfolgender Durchblutungsstörung, Immunschwäche und Diabetes mellitus, die Menge der implantierten Bakterien und das Ausmaß der postoperativen Wundsekretion gewertet. Proteinreiches Wundsekret, Hämatome und Serome, die insbesondere nach Implantation von alloplastischem Material nachgewiesen werden, bilden für Bakterien einen idealen Nährboden. Nach Implantation wird das Mesh von einem proteinreichen Film überzogen, an den die Bakterien durch Produktion von Oberflächenmolekülen binden. Die Verbindung aus Netzoberfläche, Bakterienadhäsion und Wundsekret bildet eine Schicht, die nur schwer durch die körpereigene Abwehr durchdrungen und durch Antibiotika erreicht werden kann. Bislang konnte in kontrollierten Studien jedoch nicht gezeigt werden, dass die alleinige Tatsache der Implantation von alloplastischem Material zu einer Erhöhung der Infektionsraten im Vergleich zu netzfreien Techniken führt. Problematisch bei der Beurteilung der wahren Inzidenz ist jedoch, wie bislang bei allen Spätkomplikationen in der Hernienchirurgie, die Latenz von bis zu mehreren Jahren bis zu deren Auftreten, die eine lückenlose Nachsorge und somit eine systematische Beurteilung und Bewertung erschwert. Wenige retrospektive Analysen und tierexperimentelle Studien lassen jedoch vermuten, dass chronische Infektionen häufiger sind als bislang angenommen und dass die Persistenz in der Textur der Meshes für ein gehäuftes Auftreten von Spätinfektionen mit einer Latenz von mehreren Jahren verantwortlich gemacht werden kann. Die Ergebnisse einer Befragung von Chirurgen in Schottland aus dem Jahr 1999 bezüglich der Verwendung von Meshes bei der spannungsfreien Versorgung von Leistenhernien und der Inzidenz von chronischen Infektionen untermauern diesen Verdacht mit einer geschätzten Rate von einer Spätinfektion auf 1100 Hernien bis zu 4 Jahre nach OP (Taylor et al. 1999). Die Arbeitsgruppe aus Aachen von Schumpelick und Klosterhalfen konnte bei einem Drittel von insgesamt 270 Netzen, die zu einem wesentlichen Anteil wegen Rezidiv oder therapierefraktären Schmerzen explantiert wurden, elektronenmikroskopisch eine Besiedlung des Meshes mit Bakterien nachweisen, ohne dass klinisch eine Wundinfektion vorlag (Peiper et al. 2002). In einem Rattenmodell konnten Klinge et al. (2002) nachweisen, dass in vitro die Adhärenz von Bakterien im Mesh mit der berechneten Netzfläche positiv korreliert, d. h. multifilamentäre Netze eine höhere Bakterienadhäsion aufweisen. In vivo konnte jedoch trotz nachgewiesener Persistenz der Bakterien die zu erwartende Erhöhung der Infektionsrate nach einer Latenz von 7 Tagen nicht gezeigt werden.

Postoperative Wundinfektionen nach Meshimplantation sind zu einem Löwenanteil Folge der Kontamination des Netzes im OP-Verlauf. Der Prävention wird daher ein besonders hoher Stellenwert bei der Reduktion der Infektionsraten beigemessen. Auch wenn der Nutzen einer Antibiotikaprophylaxe im Rahmen von Metaanalysen trotz signifikantem Vorteil in Einzelstudien nicht bestätigt werden konnte (Sanchez-Manuel et al. 2004), haben eigene Erfahrungen gezeigt, dass durch Rasur des OP-Gebietes direkt präoperativ im OP-Saal, die Umlage der Wunde mit braunolgetränkten Bauchtüchern bei offenen Verfahren (OP nach Lichtenstein) und die Einmalgabe von Antibiotika (Single shot mit Cephalosporin der 3. Generation) die Rate an Wundinfektionen senken konnte.

Es lässt sich zusammenfassen, dass bislang kein Hinweis auf eine Zunahme der Wundinfekte durch die Verwendung von Mesh per se zu verzeichnen ist. Jedoch scheinen Biomaterialien die Persistenz von Bakterien in der Wunde zu begünstigen, was als mögliche Ursache für Spätinfekte auch nach mehreren Jahren gewertet wird. Ob somit ein insgesamt höheres Infektionsrisiko durch Verwendung von alloplastischem Material zu verzeichnen ist, bleibt weiter offen.

7.3 Netz- oder Narbenschrumpfung?

Dem Phänomen der Netzschrumpfung ist spätestens seit dem Spiegelartikel »Schrumpfende Netze« 1999 (Schumpelick 1999) in Deutschland eine erhöhte Aufmerksamkeit zuteil geworden. Der nach dem Europäischen Hernienkongress 1999 durch führende Vertreter der Hernienchirurgie laut gewordene Aufruf zum rationalen Einsatz von alloplastischem Material ist u. a. vor dem Hintergrund von Kasuistiken über verschrumpelnde Netze und andere meshbezogene Komplikationen (► unten) zu sehen. Was bedeutet Schrumpfung im Zusammenhang mit alloplastischen Meshes? Schrumpft das Netz per se? Ist Netzschrumpfung von Symptomen begleitet oder hat welche zur Folge? Die Definition von Schrumpfung im medizinischen Sprachgebrauch ist im Wesentlichen durch Atrophie, Zirrhose und Involution geprägt. Unter Netzschrumpfung versteht man allgemein die Verkleinerung der Ausgangsnetzfläche und/oder eine Auffältelung bzw. ein Aufknäulen der Faser. Jedoch handelt es sich dabei nicht um einen aktiven Vorgang aus der Sicht des Meshes. Im Rahmen der Fremdkörperreaktion und der Narbenbildung nach Implantation alloplastischen Materials kommt es durch die Kontraktion der Kollagenfasern zu einer Wundkontraktion als physiologischer Prozess (◘ Abb. 7.1). Das Ausmaß der Kontraktion hat eine enge Beziehung zum Ausmaß der Entzündung und der Fibrose, die wiederum von der Art und Menge des verwendeten Materials abhängig ist (► Kap. 6). Klinge et al. (1998) konnten dies anhand von experimentellen Studien an Hunden zeigen, wobei insbesondere Netze mit einem hohen Anteil an Polypropylene auf eine Größe zwischen 30% und 50% der ursprünglich eingebrachten Implantatfläche schrumpften. Um die Entstehung eines Rezidivs zu verhindern, muss daher eine ausreichende Unterfütterung des Defektes von mindestens 5 cm nach allen Seiten erfolgen.

Die Netzschrumpfung ist als passiver physiologischer Vorgang im Rahmen der Narbenkontraktion zu werten und i. d. R. nicht von Symptomen begleitet. Kasuistiken beschreiben jedoch chronische Schmerzsyndrome als Folge einer ausgeprägten Schrumpfung und Fältelung (Schumpelick et al. 1997). Treten bei einem Teil der Patienten Beschwerden mit einer Latenz von mehreren Monaten auf, so ist dies eine mögliche Folge des anhaltenden Gewebeumbaus, dem sog. **Remodelling**, und der zunehmenden Fibrosierung, die langfristig zur Einsteifung des Implantatlagers führt. Eine Zunahme der Beschwerden kann nach Lichtenstein-Plastik bis zu 36% und nach laparaskopischen Verfahren bis zu 28% der Patienten betreffen (MRC Laparoscopic Groin Hernia Trial Group 1999). Amid (2004) aus der Lichtenstein-Gruppe trennt zwischen asymptomatischer Schrumpfung und Fällen extremer Auffältelungen und Narbenbildung als Folge einer ausgeprägten Fremdkörperreaktion, sog. **Meshoma** mit Einbeziehung benachbarter Strukturen wie Nerven oder Arrosionen von anderen Organen (► u.).

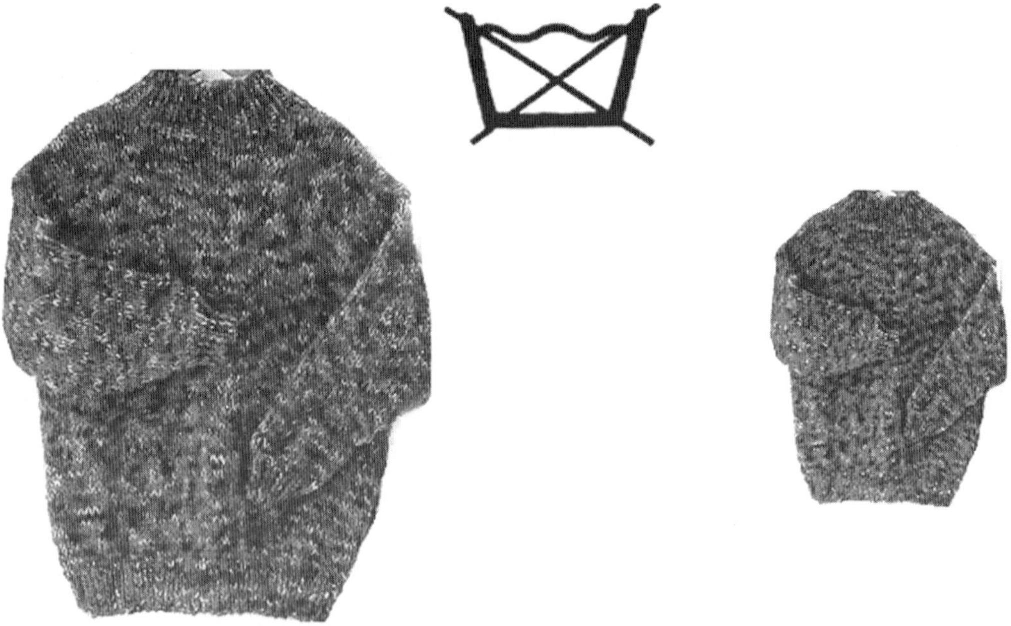

◘ **Abb. 7.1.** Meshschrumpfung bedeutet eine Verkleinerung der Fläche im Sinne einer Konfigurationsänderung, jedoch keinen Materialverlust. Bei unzureichendem Überlappen des Defektes durch das Netz bzw. zu knapp bemessenem Pullover besteht Rezidivgefahr bzw. die Notwendigkeit des Ausmistens

Meshschrumpfung bedeutet eine Verkleinerung der Fläche im Sinne einer Konfigurationsänderung durch die Kontraktion der Narbe, jedoch keinen Materialverlust. Somit ist Schrumpfung als physiologischer Vorgang zu werten und nicht als meshbezogene Komplikation per se. Komplikationen als Folge der Schrumpfung entstehen bei unzureichendem Überlappen des Defektes durch das Netz (Rezidivgefahr) oder bei ausgeprägter Knäuelbildung mit Einbeziehung von benachbarten Strukturen.

7.4 Migration – wandert das Netz?

Der Begriff Wanderung beinhaltet ebenso wie der Begriff Schrumpfung einen aktiven Charakter. Es sei gleich zu Beginn festgehalten, dass auch im Fall der Netzwanderung es sich keinesfalls um eine aktive Bewegung des alloplastischen Materials handelt. Die Befürchtung, dass Meshes zu weiter entfernten Organen wandern und dort zu Komplikationen führen, kann anhand der Literatur nicht bestätigt werden. Jedoch gibt es eine Vielzahl von Kasuistiken, die die Arrosion von Organen in unmittelbarer Nachbarschaft des implantierten Netzes beschreiben. Diese ernste Komplikation wird durch eine persistierende Gewebereaktion auf das Fremdmaterial, eine chronisch entzündliche (nicht bakterielle!) Fremdkörperreaktion, das sog. **Remodelling**, mit erheblicher postoperativer Latenz von bis zu 15 Jahren und mehr nach Erstoperation erklärt, die wahrscheinlich abhängig von der Aktivität des Gewebeumbaus und von der Entzündungsreaktion des Organismus ausgeprägt zu sein scheint. Dokumentiert sind beispielsweise Arrosionen von Harnblase (Hernandez-Richter et al. 1999), Darm (Hamy et al. 1997) oder sogar Gefäßen (Cristaldimeti et al. 1997). Häufig begleitet sind diese »Wanderungen« von Fistelbildung in die genannten benachbarten Organe und Ausbildung von enterokutanen Fisteln nach Versorgung von Bauchwandhernien. Nach Verwendung von schweren, feinporigen Netzen wurden Fisteln durch verhärtende Mesh-Ecken beschrieben, so dass generell empfohlen wird, Mesh-Ecken mit der Schere abzurunden (Schumpelick 2000). Die zu Grunde liegende Fremdkörperreaktion lässt sich durch kein bislang auf dem Markt befindliches Netz verhindern. Daher bleibt die »Wanderung« des Netzes bzw. die Arrosion von Nachbarorganen mit Ausbildung von Fisteln eine zwar äußerst seltene, aber ernstzunehmende meshbezogene Spätkomplikation.

7.5 Adhäsionen und Fisteln

Die Ausbildung von Darmadhäsionen mit nachfolgenden Motilitätsstörungen bis hin zum Ileus und Fisteln nach Implantation von alloplastischem Material zur Versorgung von Bauchwand- und Leistenhernien stellen weitere Spätkomplikationen dar, denen die Fremdkörperreaktion zu Grunde liegt. Das Ausmaß dieser Komplikationen scheint ebenso mit dem Grad der Entzündungsreaktion zu korrelieren und damit ebenfalls materialabhängig zu sein (► Kap. 5 und 6). Die durch direkten Kontakt des Meshes mit der Darmwand induzierte Entzündungsreaktion stellt den Ausgangspunkt zur Ausbildung von intestinalen Adhäsionen und Fisteln dar. Insbesondere nach Verwendung von Polypropylen und Polyester wurden Fistelraten von bis zu 75% in der Literatur beschrieben (Nagy et al. 1996). Der Kontakt zwischen Intestinum und alloplastischem Material mit einem ausgeprägten Induktionspotenzial für eine Fremdkörperreaktion sollte folglich unbedingt vermieden werden. Für den provisorischen Bauchdeckenverschluss, wo ein direkter Kontakt nahezu unvermeidbar ist, verzichten wir daher auf den Einsatz von nichtresorbierbarem Material und verwenden resorbierbare Vicryl-Netze mit einem geringen Adhäsionspotenzial, was aus tierexperimentellen Studien bereits seit Mitte der 90er-Jahre bekannt ist (Treutner et al. 1995). Interessanterweise gibt es in der Literatur Hinweise auf postoperative Adhäsionen, die trotz peritonealer Abdeckung der Netzoberfläche als potenzielle Ursache einer Motilitätsstörung auftraten (Toy et al. 1998, Kyzer et al. 1999). Jedoch können auch bei total extraperitonealen bzw. präperitonealen Techniken (z. B. TEP) Läsionen des Peritoneums verursacht werden, die mit einem möglichen Kontakt zwischen Mesh und Darm ursächlich für die für dieses Verfahren extrem seltene Adhäsionsbildung sind.

Die Wahl des Netzmaterials und der OP-Technik haben einen entscheidenden Einfluss auf eine mögliche Ausbildung von Verwachsungen mit nachfolgenden Motilitätsstörungen. Die spannungsfreie Versorgung von Leistenhernien wird daher in unserer Klinik vornehmlich mit extraperitonealen Verfahren, wie der OP nach Lichtenstein oder der total extraperitonealen Technik, unter Verwendung von teilresorbierbaren Meshes durchgeführt.

7.6 Schädigung des Ductus deferens

Bei der Versorgung von Leistenhernien, ob mit oder ohne Netz, kann es operationstechnisch bedingt zu einer Affektion des Samenstrangs kommen. Diese beinhaltet die extrem seltene Durchtrennung des Samenstrangs und die ischämische Orchitis mit der möglichen Folge einer Atrophie durch zu starke Einengung des Ductus deferens. Kommt es aber durch die alleinige Tatsache der Netzimplantation zu einer Schädigung des Ductus deferens? Eine persistierende Gewebereaktion auf die implantierten Kunststoffe führt zu einer chronisch entzündlichen Fremdkörperreaktion, die Gewebestrukturen in unmittelbarer Nachbarschaft des Meshes miteinbeziehen kann. Neben publizierten Arrosionen von Organen, Verletzung von Gewebe durch scharfe Netzkanten und Ausbildung von Fisteln (▶ Kap. 7.5) ist eine mögliche Affektion des Samenstranges aufgrund der engen topographischen Beziehung zum Mesh denkbar. Berichte in der Literatur über klinische Affektionen des Samenstrangs sind jedoch extrem selten. Silich et al. beschrieben 1996 ein Granulom des Ductus deferens nach spannungsfreier Hernioplastie als Folge der Verletzung der Samenstranggefäße (Silich et al. 1996). Klinische Studien, die eine chronische Schädigung des Ductus deferens sichern könnten, existieren jedoch nicht. Allerdings konnte in aktuellen tierexperimentellen Studien an Kaninchen und Schweinen eine Affektion des Ductus deferens durch die Implantation von Kunststoffnetzen belegt werden (Uzzo et al. 1999). Nach transinguinaler präperitonealer Implantation von Polypropylenemeshes am Schweinemodell wurde neben einer auf den Samenstrang übergreifenden Entzündungsreaktion die Thrombosierung der Vv. spermatica und eine fibrinoide Nekrose des Ductus deferens nachgewiesen, die in der Vergleichsgruppe nach netzfreier Shouldice-Reparation nicht auftrat. Darüberhinaus konnte beim Kaninchen gezeigt werden, dass die Implantation von Mesh trotz einer im Vergleich zum Schweinemodell geringer ausgeprägten Entzündungsreaktion eine signifikante Alteration der Hodenfunktion mit einer Reduktion der Spermatogenese zur Folge hatte (Peiper et al. 2004). Die klinische Relevanz dieser Ergebnisse für den Menschen muss in weiteren Studien evaluiert werden und bleibt bis dahin Gegenstand kontroverser Diskussionen. Die Bewertung einer potenziellen Schädigung des Ductus deferens als meshbezogene Komplikation und eine strikte Einschränkung der Indikation für Meshes insbesondere bei jungen Männern, wie von einigen Autoren gefordert wird, halten wir aufgrund der derzeitigen Datenlage für unangemessen und praktizieren eine individuelle, fallbezogene Indikationsstellung.

7.7 Maligne Transformation

Der Nachweis einer Induktion von Malignomen durch handelsübliche Meshes nach Versorgung von Bauchwand- und Leistenhernien beim Menschen steht weiter aus und die Frage der malignen Transformation lässt sich derzeit nicht abschließend beantworten. Die weit verbreitete Unsicherheit bezüglich des Langzeitverhaltens beruht zum einen auf der Tatsache, dass tierexperimentell bereits seit Ende der 40er Jahre ein Zusammenhang zwischen der Implantation von Kunststoffmaterialien und der Entstehung von bösartigen Weichgewebetumoren als sog. »Oppenheimer-Effekt« bekannt ist (Oppenheimer et al. 1958), und zum anderen darauf, dass beim Menschen in bislang 9 Fällen das Auftreten von Sarkomen mit der Implantation von Dacron-Gefäßprothesen assoziiert wurde (Ben-Izhak et al. 1999). Die Tumorgenese der fremdkörperassoziierten Sarkome im Tiermodell fußt auf einer chronischen Fremdkörperreaktion, die neben einer starken proliferativen Aktivität einen erhöhten Zellumsatz zur Folge hat und bereits mit der Adenom-Karzinom-Sequenz verglichen wurde

(Kirkpatrick et al. 2000). Lassen sich diese Erkenntnisse auf Meshes beim Menschen übertragen? Es gilt als nachgewiesen, dass jedes Netz abhängig von seiner Beschaffenheit und seinen Eigenschaften eine Fremdkörperreaktion induziert. Somit wäre zumindest theoretisch denkbar, dass über eine solche Reaktion nach ausreichender Latenz auch beim Menschen Tumore induziert werden könnten. Es gibt jedoch bis zum jetzigen Zeitpunkt keinen einzigen publizierten Fall einer malignen Transformation nach Implantation von Meshes zur Versorgung von Bauchwand- und Leistenhernien. Man darf dabei jedoch nicht vergessen, dass wir einen Großteil der Verläufe der Meshes erst seit dem rasanten Zuwachs der Netzimplantationen Anfang der 90er beobachten und die Tumorinduktionszeit nach Hochrechnung aus dem Tiermodell beim Menschen erst nach 35–50 Jahren zu erwarten wären. Andererseits konnten Klosterhalfen et al. (2000) bereits an einem großen Kollektiv explantierter Netze, sog. »Problemnetze«, zeigen, dass es zu zellulären Reaktionen des Organismus auf das Mesh kommt, die auch bei Malignomen nachgewiesen werden, wie z. B. Zeichen des erhöhten Zellumsatzes (Ki-67), der Stressantwort (Heat-Shock-Protein 70) und auch der DNA-Schädigung und Apoptose (DNA-Fragmente). Diese Zeichen sind jedoch nicht tumorspezifisch und lassen sich auch bei entzündlichen Erkrankungen regelhaft nachweisen.

Bei dem Versuch, sich der Frage der Tumorinduktion über Tiermodelle zu nähern, die den Einfluss von herkömmlichen Netzen bei Nagetieren evaluieren, konnten bislang nur widersprüchliche Ergebnisse erzielt werden. Während Klosterhalfen et al. 2004 nach einer durchschnittlichen Implantationsdauer von maximal 36 Monaten bei 14 von 180 Ratten makroskopisch das Wachstum einer tumorähnlichen Läsion, sog. »tumor-like-lesion«, ohne den Nachweis von Invasivität oder Metastasierung ein Tumorwachstum zeigen konnten, haben Witherspoon et al. (2004) nach Implantation von Meshes bei mehr als 200 Mäusen und einer Nachbeobachtungszeit von 2 Jahren keine Tumorentwicklung im Implantatlager nachweisen können.

Es kann zusammenfassend festgehalten werden, dass bei einer Menge von mittlerweile ca. 1.000.000 weltweit implantierter Netze pro Jahr bislang weder die Induktion einer »tumor-like-lesion«, geschweige denn eine maligne Transformation beim Menschen nachgewiesen werden konnte. Weiterhin ergaben sich auch tierexperimentell keine direkten Hinweise auf eine maligne Transformation. Eine endgültige Entwarnung lässt sich jedoch aufgrund der derzeitigen Datenlage wegen fehlender Langzeitergebnisse nicht geben und somit sollte die potenzielle maligne Transformation als eine theoretische, aber äußerst unwahrscheinliche meshbezogene Komplikation gewertet werden.

Fazit

Mit zunehmender Verwendung alloplastischer Netze, den sog. Meshes, zur Verstärkung von Bauchwand und Leistenregion bei Hernien werden die meshbezogenen Komplikationen und potenzielle Risiken kontrovers beurteilt. Neben dem unbestrittenen Nutzen der nicht- bis teilresorbierbaren Meshes insbesondere bei der Versorgung von Narbenhernien ergeben sich durch deren Implantation mitunter symptomatische Reaktionen des Körpers auf das Fremdmaterial bis hin zu Komplikationen, die teilweise erst mit einer erheblichen Latenz in Erscheinung treten. Eine systematische Bewertung ist somit bei einer Dominanz von Einzelfallberichten und fehlenden kontrollierten Langzeitstudien äußerst problematisch. Gesichert ist, dass Biomaterialien die Persistenz von Bakterien in der Wunde begünstigen, jedoch fehlt bislang der Nachweis einer Erhöhung des Infektionsrisikos durch den Einsatz alloplastischen Materials. Das Phänomen der Netzschrumpfung ist als materialabhängige Folge der physiologischen Narbenkontraktion zu werten und somit ein passiver Vorgang – das Netz selbst schrumpft nicht! Klinische Bedeutung erlangt das Phänomen bei unzureichender Unterfütterung der Defekte (Rezidivgefahr) und Knäuelbildung bei ausgeprägter Entzündungsreaktion und Wundkontraktion mit lokaler Symptomatik. Affektion der Samenstranggebilde und Netzwanderung (Migration) sind beim Menschen ausschließlich als Einfallberichte publiziert worden, so dass eine wesentliche Bedeutung unwahrscheinlich erscheint. Die Frage der Induktion von Malignomen durch Meshes kann ebenfalls nicht abschließend beantwortet werden. Es liegen jedoch neben widersprüchlichen tierexperimentellen Untersuchungen zum jetzigen Zeitpunkt keine klinischen Daten beim Menschen vor, die eine maligne Transformation beweisen.

Für den Chirurgen ergibt sich auf dem Boden der derzeitigen Datenlage kein Hinweis für ein erhöhtes generelles Komplikationsrisiko durch die Verwendung von Meshes bei der Versorgung von Bauchwand- und Leistenhernien. Bei weiterhin unklarem Langzeitverhalten sollte jedoch die Indikation, insbesondere bei jungen Patienten, sorgfältig überprüft werden. Systematische Untersuchungen und prospektive Studien stehen aus, um das Ausmaß von meshbezogenen Spätkomplikationen abschätzen zu können und kontrovers diskutierte tierexperimentelle Ergebnisse und Einzelfallberichte richtig bewerten zu können.

Literatur

Amid P (1997) Classification of biomaterials and their related complications in abdominal wall hernia surgery. Hernia 1: 5

Amid PK, Meshes (2004) Shrinkage: fake or fact? In: Schumpelick V, Nyhus LM, Lloyd M (eds) Benefits and Risks. Springer, Suvretta, pp 112–21

Bellon JM, Bujan J, Honduvilla NG et al. (1997) Study of biochemical substrate and role of metalloproteinases in fascia transversalis from hernial processes. Eur J Clin Invest 27 (6): 510–6

Ben-Izhak O, Vlodavsky E, Ofer A, Engel A, Nitecky S, Hoffman A (1999) Epithelioid angiosarcoma associated with a Dacron vascular graft. Am J Surg Pathol 23 (11): 1418–22

Cristaldi M, Pisacreta M, Elli M, Vago GL, Danelli PG, Sampietro GM, Taschieri AM (1997) Femoro-popliteal by-pass occlusion following mesh-plug for prevascular femoral hernia repair. Hernia 1: 197–99

Hamy A, Paineau J, Savigny JL, Vasse N, Visset J (1997) Sigmoid perforation, an exceptional late complication of peritoneal prosthesis for treatment of inguinal hernia. Int Surg 82 (3): 307–8

Hernandez-Richter T, Meyer G, Schardey HM, Rau HG, Schildberg FW (1999) Experience with the transabdominal preperitoneal (TAPP) technique regarding recurrent hernia. Chirurg 70 (9): 1020–4

Kirkpatrick CJ, Alves A, Kohler H et al. (2000) Biomaterial-induced sarcoma: A novel model to study preneoplastic change. Am J Pathol 156 (4): 1455–67

Klinge U, Klosterhalfen B, Muller M, Ottinger AP, Schumpelick V (1998) Shrinking of polypropylene mesh in vivo: an experimental study in dogs. Eur J Surg 164 (12): 965–9

Klinge U, Junge K, Spellerberg B, Piroth C, Klosterhalfen B, Schumpelick V (2002) Do multifilament alloplastic meshes increase the infection rate? Analysis of the polymeric surface, the bacteria adherence, and the in vivo consequences in a rat model. J Biomed Mater Res 63 (6): 765–71

Klosterhalfen B, Klinge U, Schumpelick V (1998) Functional and morphological evaluation of different polypropylene-mesh modifications for abdominal wall repair. Biomaterials 19 (24): 2235–46

Klosterhalfen B, Klinge U, Hermanns B, Schumpelick V (2000) (Pathology of traditional surgical nets for hernia repair after long-term implantation in humans). Chirurg 71 (1): 43–51

Klosterhalfen et al. (2004) Foreign-body cacinogenesis of surgical meshes. In: Schumpelick V, Nyhus LM, Lloyd M (eds) Meshes: Benefits and Risks. Springer, Suvretta, pp 243–60

Kyzer S, Alis M, Aloni Y, Charuzi I (1999) Laparoscopic repair of postoperation ventral hernia. Early postoperation results. Surg Endosc 13 (9): 928–31

Leber GE, Garb JL, Alexander AI, Reed WP (1998) Long-term complications associated with prosthetic repair of incisional hernias. Arch Surg 133 (4): 378–82

MRC Laparoscopic Groin Hernia Trial Group (1999) Laparoscopic versus open repair of groin hernia: a randomised comparison. Lancet 354 (9174): 185–90

Nagy KK, Fildes JJ, Mahr C, Roberts RR, Krosner SM, Joseph KT, Barrett J (1996) Experience with three prosthetic materials in temporary abdominal wall closure. Am Surg 62 (5): 331–5

Oppenheimer BS, Oppenheimer ET, Stout AP, Willhite M, Danishefsky I (1958) The latent period in carcinogenesis by plastics in rats and its relation to the presarcomatous stage. Cancer 11 (1): 204–13

Peiper C, Klinge U, Junge K, Schumpelick V (2002) Meshes in inguinal hernia repair. Zentralbl Chir Jul 127 (7): 573–7

Peiper C et al. (2004) Does the mesh damage the spermatic cord? In: Schumpelick V, Nyhus LM, Lloyd M (eds) Meshes: Benefits and Risks. Springer, Suvretta, pp 170–78

Sanchez-Manuel FJ, Seco-Gil JL (2004) Antibiotic prophylaxis for hernia repair. The Cochrane Library 3

Schumpelick (1999) Schrumpfende Netze. Der Spiegel 46, 15.11.1999: 266

Schumpelick (2000) Hernien, 4. Auflage. Thieme, Stuttgart

Schumpelick V, Klinge U, Welty G, Klosterhalfen B (1999) Meshes within the abdominal wall. Chirurg 70 (8): 876–87

Schumpelick V, Arlt G, Schlachetzki A, Klosterhalfen B (1997) Chronic inguinal pain after transperitoneal mesh implantation. Case report of net shrinkage. Chirurg 68 (12): 1297–300

Silich RC, McSherry CK (1996) Spermatic granuloma. An uncommon complication of the tension-free hernia repair. Surg Endosc 10 (5): 537–9

Taylor SG, O'Dwyer PJ (1999) Chronic groin sepsis following tension-free inguinal hernioplasty. Br J Surg 86 (4): 562–5

Toy FK, Bailey RW, Carey S et al. (1998) Prospective, multicenter study of laparoscopic ventral hernioplasty. Preliminary results. Surg Endosc 12 (7): 955–9

Treutner KH, Bertram P, Lerch MM et al. (1995) Prevention of postoperative adhesions by single intraperitoneal medication. J Surg Res 59 (6): 764–71

Usher FC (1959) A new plastic prosthesis for repairing tissue defects of the chest and abdominal wall. Am J Surg 97 (5): 629–33

Uzzo RG, Lemack GE, Morrissey KP, Goldstein M (1999) The effects of mesh bioprosthesis on the spermatic cord structures: a preliminary report in a canine model. J Urol 161 (4): 1344–9

Witherspoon P, Bryson G, Wright DM, Reid R, O'Dwyer PJ (2004) Carcinogenic potential of commonly used hernia repair prostheses in an experimental model. Br J Surg 91 (3): 368–72

Onlay, Inlay, Sublay – Wohin mit dem Netz?

J.-P. Ritz, C. Holmer

Die Ergebnisse nach der operativen Versorgung von abdominellen Hernien sind von einer Vielzahl von Faktoren abhängig. Zu diesen Faktoren zählen neben patientenabhängigen Faktoren die Art der Hernie, die Art des operativen Verfahrens und die Wahl des alloplastischen Materials. Ein wesentlicher Punkt, die chirurgischen Ergebnisse nach Hernienchirurgie zu verbessern, liegt jedoch in der korrekten Platzierung des einzubringenden Netzes bei Versorgung mit alloplastischen Materialien.

Gegenstand dieses Kapitels soll es sein, der Frage nachzugehen, wo in Bezug auf die Bruchlücke das Netz platziert werden soll, welche Größe ein Netz in der Hernienchirurgie haben soll, wie und wo es in Bezug zu den anatomischen Strukturen und dem Peritoneum platziert werden darf.

8.1 Bezug zur Bruchlücke (Onlay, Inlay, Sublay)

In Bezug auf die Bruchlücke kann alloplastisches Material prinzipiell in 3 verschiedenen Varianten implantiert werden. Bei der sog. **Onlaytechnik** wird nach einem Verschluss der Bruchlücke durch direkte Naht ein Netz auf die oberflächliche Faszie aufgenäht. Die unterhalb des Netzes befindliche Faszie bzw. das Peritoneum werden bei dieser Methode nach Möglichkeit verschlossen, um einen direkten Kontakt des Netzes mit dem Intestinum zu vermeiden (◘ Abb. 8.1). Im postoperativen Verlauf kommt es bei dieser Methode zu einer Auswirkung des kontinuierlichen abdominellen Druckes auf die Schwachstelle der Hernienversorgung, d. h. auf die Naht des Peritoneums bzw. der natürlichen Faszie, weshalb es so zu einer Gefahr von Hernienrezidiven kommen kann, die sich zwischen Netz und Faszie ausbilden (◘ Abb. 8.2). Vorteile der Methode der Onlayplatzierung liegen somit darin, dass wir eine spannungsfreie Reparation ermöglichen, die ohne Kontakt zu intestinalen Organen angelegt werden kann. Durch die fehlende Abpräparation des Perito-

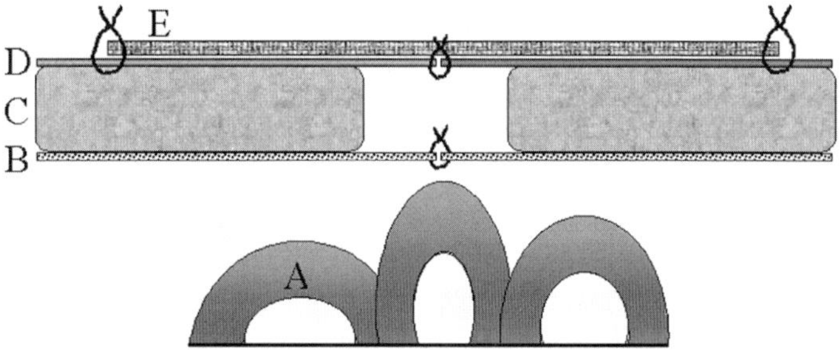

◘ Abb. 8.1. Onlayplatzierung des Kunststoffnetzes (*E*) auf der prämuskulären Faszie (*D*) des M. rectus abdominis (*C*). Das Peritoneum (*B*) ist über dem Intestinum (*A*) verschlossen

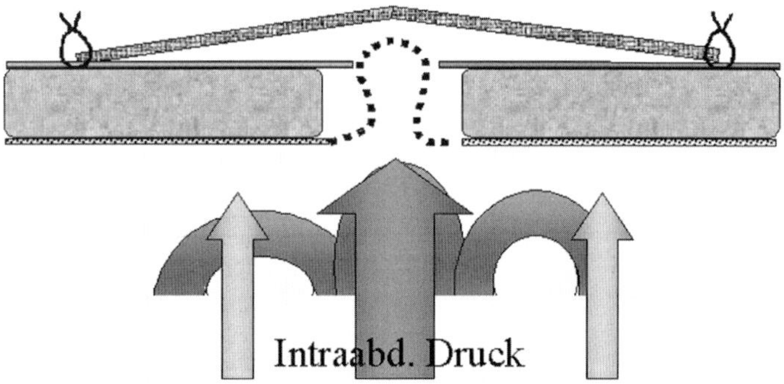

◘ Abb. 8.2. Gefahr des Hernienrezidivs durch kontinuierlich erhöhten intraabdominellen Druck auf dem Peritoneum

neums und lediglich Reposition des Bruchsackes ist die Methode technisch einfach durchführbar. Sie bietet jedoch die Gefahr, dass durch die Lage des Netzes direkt im subkutanen Fettgewebe ohne Deckung durch einen Faszien- oder Weichteilmantel Subkutaninfekte direkt auch im Netz weitergeleitet werden und so eine Mesh-Infektion auftreten kann. Ein weiterer Nachteil liegt hierin, dass der kontinuierliche postoperative intraabdominelle Druck auf der Schwachstelle der Hernienversorgung liegt, d. h. auf der Faszien- und Peritonealnaht, und somit Hernienrezidive leicht auftreten können.

Bei der Versorgung der Bruchlücke durch die sog. **Inlaytechnik** wird ein Netz in die Bruchpforte als Bauchdeckenersatz eingenäht. Die Faszie selbst wird nicht verschlossen, sondern das Netz wird mit dem Bruchrand vernäht (◘ Abb. 8.3). Bei dieser Methode besteht die Problematik, dass es sich lediglich um eine Defektausfüllung und nicht um eine Defektüberdeckung handelt. Es hat somit den großen Nachteil, dass wiederum der maximale Druck auf einer schwachen Stelle liegt, die in diesem Fall als sog. Randlinienrezidiv auftreten und es hier zur Ausbildung von Hernienrezidiven zwischen dem Netz und dem Faszienrand kommen kann (◘ Abb. 8.4).

Die dritte Technik ist die sog. **Sublaytechnik**. Hierbei ist es erforderlich, den Bruchsack komplett und nach Möglichkeit das Peritoneum freizupräparieren. Nach Reposition des Bruchsackinhaltes nach intraabdominell wird der Bruchsack abgetragen und das Peritoneum über dem Darm verschlossen. Ein Netz wird dann so platziert, dass es über dem verschlossenen Peritoneum und unterhalb der Bauchdeckenmuskulatur und somit auch unterhalb der ventralen Bauchdeckenfaszien zu liegen kommt (◘ Abb. 8.5). Der intraabdominelle Druck wirkt bei dieser Netztechnik auf das Netz selbst und somit auf den stärksten Faktor der Bruchlückenversorgung. Vorteile dieses Verfahrens liegen in der spannungsfreien Technik mit einer großen Defektdeckung. Der abdominelle Druck verteilt sich auf das gesamte Netz (◘ Abb. 8.6). Allerdings ist hierzu eine technisch aufwändige Präparation des präperitonealen

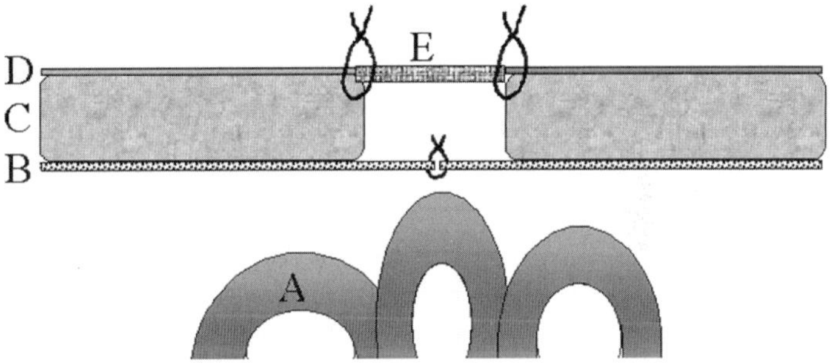

◘ Abb. 8.3. Inlayplatzierung des Kunststoffnetzes (*E*) in der Bruchpforte mit Fixierung an den Faszienrändern (*D*). Das Peritoneum (*B*) ist über dem Intestinum (*A*) verschlossen (*C*: M. rectus abdominis)

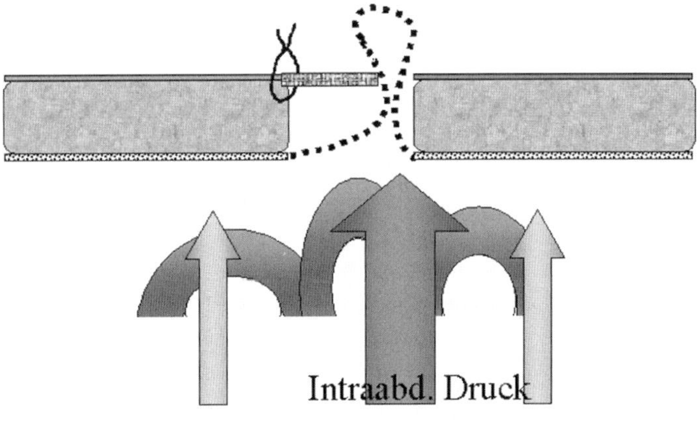

◘ Abb. 8.4. Ausbildung eines Randlinienrezidivs durch Einwirkung des intraabdominellen Drucks auf die Schwachstelle der Netzversorgung

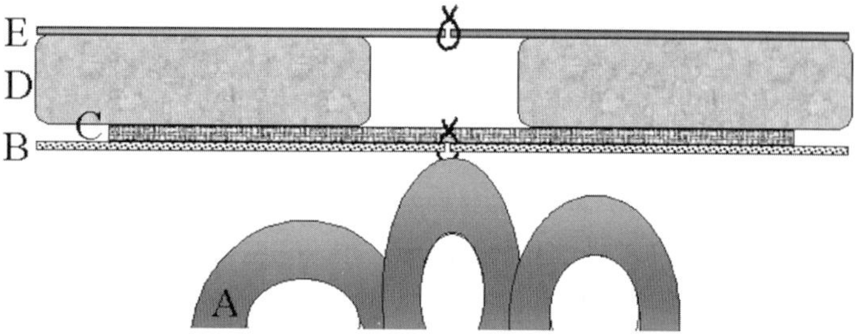

Abb. 8.5. Sublayplatzierung des Kunststoffnetzes (*C*) unterhalb des Muskelbauches (*D*) auf dem über dem Darm (*A*) verschlossenen Peritoneum (*B*) (*E*: M. rectus abdominis)

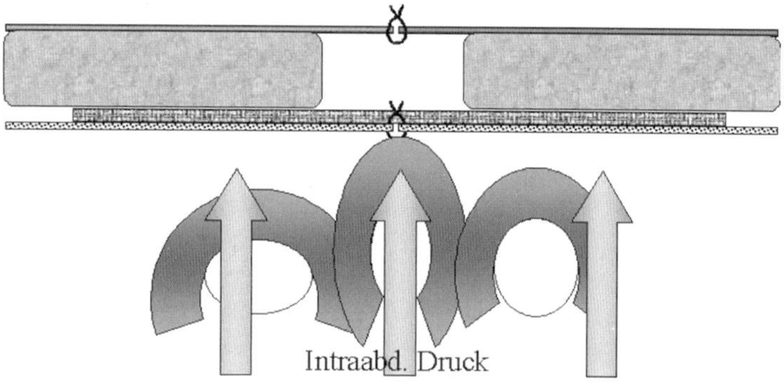

Abb. 8.6. Verhinderung eines Hernienrezidivs durch die breitflächige Verteilung des intraabdominellen Drucks auf das Kunststoffnetz

Raums notwendig, und ein Verschluss des Peritoneums sollte angestrebt werden, um einen Kontakt zu Bauchorganen zu vermeiden.

Die Literatur (Schumpelick et al. 1998, Schumpelick et al. 2004) belegt, dass die Methode der Sublaytechnik in der Netzplatzierung mit der geringsten Rezidivquote behaftet ist. Besonders bei der Methode des Inlayverfahrens kommt es bereits nach 18-24 Monaten in 80% der Patienten zu einer Rezidivhernie. Bei der Methode der Onlaynetzplatzierung ist nach diesem Zeitraum mit etwa 40-50%igen Rezidivquoten zu rechnen. Bei der Sublaytechnik kann man bei einer Nachbeobachtungszeit von 60 Monaten mit einer Rezidivquote von etwa 20% rechnen. Wir empfehlen daher zur Versorgung von Hernien, und insbesondere von Narbenhernien, den Einsatz der sog. Sublaytechnik zur Netzplatzierung.

8.2 Größe des Netzes

Ein wesentlicher Punkt bei der sicheren Versorgung von Narben-, Bauchdecken- und Leistenhernien mit Einsatz von alloplastischem Material ist die Verwendung eines ausreichend großen Netzes mit großer Überlappung des Defektes. Die niederländische Arbeitsgruppe um Knook (Knook et al. 2001) konnte 2001 zeigen, dass bei tierexperimenteller Induktion von Bauchwanddefekten und Implantation von Polypropylenenetzen mit unterschiedlicher Überlappung des Netzes über den Defekt die Netzprotrusion mit zunehmender Netzüberlappung sinkt. Gleichzeitig fiel bei den Experimenten auf, dass bei einer Überlappung des Defektes um lediglich 1-2 cm eine komplette Dislokation des Netzes auftrat. Erst ab einer Überlappung des Bruchrandes um über 3 cm in allen Dimensionen kam es zu einer signifikanten Reduktion von Netzprotrusion und -dislokation. Bei einer Implantation alloplastischen Materials ist deshalb grundsätzlich anzustreben, dass alle potenziellen Bruchpforten in allen Ebenen um mindestens 3 cm überragt werden. Nur diese großzügige Verwendung von Netz wird die Protrusion und Dislokation des Netzes in die Bruchpforte verhindern. Hierbei ist auch zu bedenken, dass es mit lang bestehender Implantation des Netzes zu einer narbigen

Schrumpfung der Netzfläche kommt, weshalb hier die Gefahr von Hernienrezidiven existiert, sofern keine ausreichende Überlappung durchgeführt wurde.

8.3 Intraperitoneale Netzplatzierung

Bei Implantation von alloplastischem Material in der Hernienchirurgie besteht stets die Problematik, dass bei nicht ausreichender Mobilisation des Peritoneums, technisch schwieriger Mobilisation des Peritoneums oder großen Defekten die Gefahr eines direkten Kontaktes des Netzmaterials mit dem Intestinum auftreten kann. Hierbei besteht die Problematik, dass durch diesen direkten Kontakt aufgrund der sich stets entwickelnden chronischen Fremdkörperreaktion zum einen ausgeprägte Adhäsionen zum Intestinum auftreten und weiterhin sich eine komplikationsreiche Fistelbildung entwickeln kann. Experimentelle Untersuchungen zeigen, dass die Ausbildung dieser Adhäsionen zum Intestinum abhängig von der Wahl des Netzmaterials sind. Besonders Polypropylene- und Polyesternetze zeigen ausgeprägte Neigung zur Verklebung mit dem Intestinum. Die Gefahr intestinaler Adhäsionen ist dabei signifikant geringer, wenn man PTFE-Netze (GoreTex) oder Polyester- bzw. Polypropylenenetze mit einer speziellen Beschichtung verwendet, wie sie die Industrie in letzter Zeit anbietet. Langzeituntersuchungen an Patienten, die den tatsächlichen Vorteil dieser beschichteten Netze im Hinblick auf Adhäsionsbildung oder Fistelbildung belegen, liegen jedoch zum gegenwärtigen Zeitpunkt noch nicht vor. Es sollte daher grundsätzlich angestrebt werden, das Peritoneum unter dem Netz zu verschließen und so einen direkten Kontakt von Fremdmaterial und Darm zu vermeiden.

8.4 Bezug zu anatomischen Strukturen

Als anatomische Leitlinien für die Überdeckung der Netzstrukturen gelten für die Leistenhernienchirurgie feste Bezugspunkte. Wie zuvor erwähnt, sollte bei Implantation alloplastischen Materials darauf geachtet werden, dass alle potenziellen Bruchpforten um mindestens 3 cm überragt werden, um ein Rezidiv zu vermeiden. Für die Leistenhernienchirurgie betrifft dies die laterale Bruchpforte im Bereich der Henle-Schlinge, die mediale Bruchpforte im Bereich des Hesselbach-Dreiecks und die femorale Bruchpforte im Bereich der Lacuna vasorum. Ein endoskopisch oder konventionell eingebrachtes Netz sollte, wenn immer möglich, diese Pforten abdecken, damit sowohl die existierende Bruchpforte als auch zukünftig potenzielle Bruchpforten nicht zu einem zukünftigen Hernienrezidiv führen. Im Bereich der Bauchwand- bzw. Narbenhernien sollte darauf geachtet werden, dass nach zirkulärer Freilegung des Faszienrandes und Abpräparation des peritonealen Bruchsackes bzw. des Peritoneums ein einzubringendes Netz in Sublaytechnik hinter den M. rectus abdominis und damit der Lamina anterior der Rektusscheide eingebracht wird. Eine geeignete Platzierung ist die sog. retromuskuläre Netzplatzierung, in der die Rektusscheide eröffnet wird und das Netz in die hintere Rektusscheide dorsal des Muskelbauches des M. rectus abdominis implantiert wird. Dies erlaubt die Platzierung des Netzes in Sublaytechnik ohne die aufwändige und z. T. komplikationsreiche Abpräparation des Peritoneums bei gleichzeitiger sicherer, großflächiger Überdeckung des Defektes in Sublaytechnik. Narbenhernien, die weit nach kranial bzw. kaudal reichen, sollten kaudal dorsal der Symphyse bzw. kranial dorsal des Xyphoids eingebracht werden, um auch hier eine großflächige Netzüberdeckung zu erlauben.

Fazit

Die korrekte Platzierung des Netzes in Bezug zu anatomischen Strukturen und zur Bruchpforte ist ein wesentlicher Punkt in der sicheren und rezidivarmen Versorgung von Narben- und Inguinalhernien. Die Sublaytechnik, d. h. das Einbringen eines Netzes unter das Niveau der Bruchpforte, ist die bevorzugte Lokalisation von Kunststoffnetzen, da diese die geringste Rezidivgefahr mit sich bringt. Dabei sollte ein direkter Kontakt von Netz und Intestinum vermieden werden, um das Auftreten von Fisteln zu vermeiden. Als geeignet erweist sich bei Narbenhernien die sog. retromuskuläre Lage des Netzes hinter dem M. rectus abdominis in der Rektussscheide. Eine Onlay- oder Inlayplatzierung des Netzes sollte möglichst vermieden werden. Bei der Lage des Netzes sollte auf eine großzügige Überdeckung aller potenziellen Bruchpforten um mindestens 3 cm geachtet werden. Dies umfasst die mediale und laterale sowie die femorale Bruchpforte bei Leisten- oder Schenkelhernien sowie die lateralen und kranialen Faszienränder bei Narbenhernien.

Literatur

Conze J, Prescher A, Kisielinski K, Klinge U, Schumpelick V (2005) Technical consideration for subxiphoidal incisional hernia repair. Hernia 9: 84–87

EU Hernia Trialists Collaboration (2002) Repair of groin hernia with synthetic mesh: meta-analysis of randomized controlled trials. Ann Surg 235: 322–332

Joels CS, Matthews BD, Kercher KW, Austin C, Norton HJ, Williams TC, Heniford BT (2005) Evaluation of adhesion formation, mesh fixation strength, and hydroxyproline content after intraabdominal placement of polytetrafluoroethylene mesh secured using titanium spiral tacks, nitinol anchors, and polypropylene suture or polyglactin 910 suture. Surg Endosc 23: 476–481

Kingsnorth AN, Sivarajasingham N, Wong S, Butler M (2004) Open mesh repair of incisional hernias with significant loss of domain. Ann R Coll Surg Engl 86: 363–369

Knook MT, van Rosmalen AC, Yoder BE, Kleinrensink GJ, Snijders CJ, Looman CW, van Steensel CJ (2001) Optimal mesh size for endoscopic inguinal hernia repair: a study in a porcine model. Surg Endosc 15: 1471-1477

Langer C, Kley C, Neufang T, Liersch T, Becker H. (2001) Problem of recurrent incisional hernia after mesh repair of the abdominal wall. Chirurg 72: 927–933

Le H, Bender JS (2005) Retrofascial mesh repair of ventral incisional hernias. Am J Surg 189: 373–375

Matthews BD, Pratt BL, Pollinger HS, Backus CL, Kercher KW, Sing RF, Heniford BT (2003) Assessment of adhesion formation to intra-abdominal polypropylene mesh and polytetrafluoroethylene mesh. J Surg Res 114: 126–132

Petersen S, Henke G, Zimmermann L, Aumann G, Hellmich G, Ludwig K (2004) Ventral rectus fascia closure on top of mesh hernia repair in the sublay technique. Plast Reconstr Surg 114: 1754–60

Read RC (2004) Milestones in the history of hernia surgery: prosthetic repair. Hernia 8: 8–14

Reingruber B, Kastl S, Stremmel C, Klein PD (2001) Incisional hernia repair: tensiometry for the selection of the appropriate procedure. Eur J Surg 167: 903–908

Schumpelick V, Conze J, Klinge U (1998) Preperitoneal meshplasty in incisional hernia repair. A comparative retrospective study of 272 operated incisional hernias. Chirurg 67: 1028–1035

Schumpelick V, Klinge U, Junge K, Stumpf M (2004) Incisional abdominal hernia: the open mesh repair. Lang Arch Surg 389: 1–5

Operationsverfahren und chirurgisches Vorgehen

Konventionelle OP-Verfahren ohne Mesh (Bassini-Shouldice, Lotheissen-McVay)

A. Wondzinski, H.G. Hotz

Die Geschichte der Leistenhernien reicht vom Papyrus Ebers über verschiedene Epochen bis hin in die Neuzeit. Sie entwickelte sich über verschiedene Stufen bis zu den jetzt etablierten Therapieverfahren. Trotz moderner Entwicklungen mit Verwendung unterschiedlicher Applikationstechniken sind die Reparationsverfahren ohne Netz immer noch der »golden standard«. Das operationstechnische Vorgehen der Reparationsverfahren nach Shouldice-Bassini zur Therapie der Leistenhernie und Lotheissen-McVay zur Therapie der Femoralhernie wird in den einzelnen Schritten der Präparationsphase und der Reparationsphase dargestellt.

9.1 Historie

Schon 1552 v. Chr. wurde im ägyptischen Papyrus Ebers die Beobachtung einer Hernie beschrieben. An der Mumie des Pharao Merneptah (1224–1214 v. Chr.) fand sich in der Leiste eine Wunde mit abgetrenntem Skrotum. Thorwald (1960) schloss daraus, dass hier eine operative Behandlung einer Skrotalhernie durchgeführt worden war. Die Mumie von Ramses V. (1156–1151 v. Chr.) zeigte in der Leiste einen Herniensack (Lau 2002).

Während bei Celsus (25 v. Chr. bis 40 n. Chr.) der Herniensack unter Schonung des Samenstranges abgetragen und die Wunde nach Kauterisation der sekundären Wundheilung überlassen wurde, empfahl Paul von Aegina (670 n. Chr.) die Ligatur des Herniensackes und die routinemäßige Entfernung des Hodensacks einschließlich der Entfernung des Hodens (Gurunluoglu 2003). Dies stand im Gegensatz zur Meinung der klassischen Chirurgen von Alexandria und von Celsus in Rom.

Diese eingreifende Therapie hielt sich jedoch fast bis zum 17. Jh. Man bezeichnete die Entfernung des Hodensacks einschließlich des Samenstrangs, der mit einer Durchstichligatur mit einem goldenen Faden versorgt wurde, als »Goldenen Stich«. Die Wunden wurden meist offen gelassen und heilten sekundär. Die Komplikationsrate war hoch (Sachs 1997).

So nimmt es nicht Wunder, dass die Behandlung mit Bruchbändern, wie sie auch von Ambroise Paré (1510–1590) schon beschrieben wurde, stark in den Vordergrund trat. Erst im 17. Jh. setzte sich wieder die Meinung durch, dass der Samenstrang erhalten werden sollte. Hier muss vor allem Fabricio D'Acquapente erwähnt werden. Er vernähte Bruchsack und Samenstrang getrennt. Dieses Verfahren wurde auch als »Königliche Naht« bezeichnet, weil es dem König Untertanen sicherte (Thomae 1989).

Dennoch waren die Ergebnisse bis zur Mitte des 19. Jh. denkbar schlecht. Nur ein Drittel der Patienten überlebte den Eingriff, und so entschloss man sich, meist erst nach Versagen der konservativen Methoden, zu einer Operation.

Der Umschwung kam, als Eduardo Bassini seine seit 1884 erprobte Methode 1888 und 1890 veröffentlichte.

Zurzeit werden weltweit pro Jahr ca. 20 Mio. Leistenhernien operiert (Kingsnorth 2003). In den USA fanden im Jahr 2003 ca. 800.000 Hernienoperationen statt (Rutkow 2003). 1997 wurden in Deutschland ca. 220.000 Hernienoperation durchgeführt. Dennoch wurden pro Jahr immerhin in Deutschland noch 80.000 Bruchbänder verordnet (Schumpelick 2000).

9.2 Leistenhernie (Hernia inguinalis)

9.2.1 Symptomatik

Die Diagnose der Leistenhernie ist einfach. Im Vordergrund der Symptomatik steht eine Schwellung und Vorwölbung im Bereich der Leistengegend. Sie tritt oft nach verstärkter Belastung bei Arbeit, Heben, Sport oder Husten auf. Meist bildet sich diese Schwellung im Liegen spontan zurück. Gelegentlich finden sich aber auch Schmerzen. Eine Resistenz mit gleichzeitiger Inkarzeration ist selten das erste Symptom.

9.2.2 Diagnose

Die klinische Untersuchung mittels Inspektion und Palpation sichert die Diagnose. Apparative

Verfahren sind nur im Einzelfall bei seltenen Hernienformen notwendig. Im Vordergrund steht die Sonographie, die bei der Differenzialdiagnose eine gute Unterstützung ist. Sie lässt mit einer Sensitivität von 83% und einer Spezifität von 98% die Diagnose sichern (Truong 2000).

Die Unterscheidung zwischen einer Hernia inguinalis directa und einer Hernia inguinalis indirecta gelingt präoperativ nur selten. Die Fehlerquote bei klinischer Untersuchung liegt bei über 30% (Truong 2000).

9.2.3 Operationsindikation

Die Indikation zur Operation ergibt sich bei fast jeder diagnostizierten Leistenhernie. Gründe hierfür sind die Verbesserung der Lebensqualität und die Vermeidung einer Inkarzeration. Bei eingeschränkter allgemeiner Operabilität, v. a. beim älteren, kranken Patienten und bei einer direkten Hernie mit einer geringeren Inkarzerationsgefahr, besteht nur noch eine relative Operationsindikation.

Eine absolute Operationsindikation findet sich bei nicht reponiblen inkarzerierten Hernien wegen der Gefahr der Peritonitis und Darmnekrose und bei rezidivierenden Inkarzerationen.

Das kumulative Inkarzerationsrisiko einer Leistenhernie im natürlichen Verlauf beträgt durchschnittlich 2%/Jahr (Kingsnorth 2003).

Nach einer statistischen Berechnung von Post (1997) ergibt sich bei Patienten über dem 65. Lebensjahr kein Gewinn an Lebenszeit, aber eine Verbesserung der Lebensqualität, so dass hier die Operationsindikation nur relativ zu stellen ist.

9.2.4 Anästhesie

Welche Form der Anästhesie gewählt wird, ob lokal, regional oder allgemein, hängt v. a. vom Wunsch des Patienten, der Einstellung des Operateurs bzw. der Modalität der Klinik ab.

Randomisierte Studien zeigen bei allen 3 Verfahren keinen wesentlichen Unterschied, soweit es Risiken und Akzeptanz beim Patienten betrifft (Nordin 2003, O´Dwyer 2003).

9.2.5 Operation

Die eigentliche Operation der Leistenhernie gliedert sich in 2 Phasen:

1. **Präparationsphase:** Sie ist die eigentliche Herniotomie mit der Präparation und Darstellung des Bruchsacks und der Bruchpforte sowie der Versorgung des Bruchinhalts und des Bruchsacks.
2. **Reparationsphase:** Sie ist die eigentliche Hernioplastik mit Reparation der Bruchpforte und der Stabilität der Bauchwand. Dieser Teil der Operation hat durch seine Methodenvielfalt immer wieder Anlass zu kontroversen Diskussionen gegeben.

Eduardo **Bassini** (▶ o.) propagierte als Erster das nach ihm benannte Verfahren der Hernienreparation durch Vernähen der Mm. obliquus internus und transversus mit dem Leistenband und der damit durchgeführten Verstärkung der Hinterwand des Leistenkanals. Sie besteht im Wesentlichen aus einer dreilagigen Nahttechnik. Dabei werden der M. obliquus internus, der M. transversus abdominis und die Fascia transversalis miteinander vernäht und damit die Hinterwand des Leistenkanals stabilisiert (◘ Abb. 9.1). Ziel dieser Operationsmethode ist die funktionelle und morphologische Wiederherstellung der natürlichen Verhältnisse

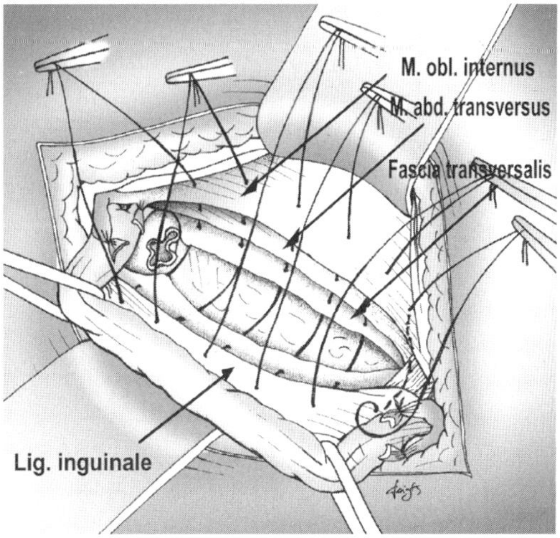

◘ **Abb. 9.1.** Reparation nach Bassini: »dreilagige Nahttechnik«

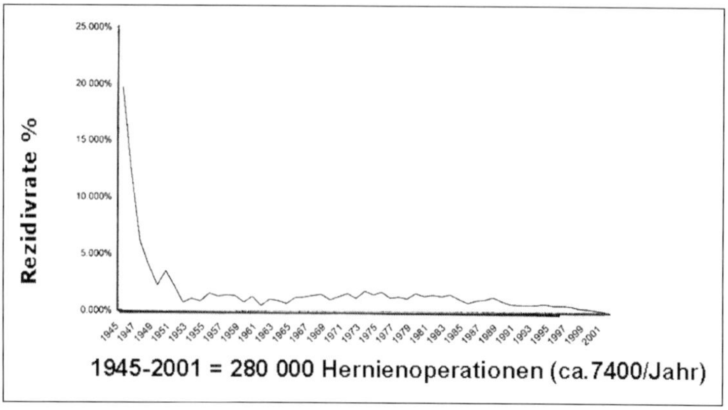

◘ Abb. 9.2. Ergebnisse der Hernienreparation im Shouldice-Hospital in Toronto Kanada. (Mod. nach Shouldice 2003)

der Hinterwand und damit die Reparation der Fascia transversalis einschließlich einer muskulären Rekonstruktion.

Das Verfahren von Bassini wurde von **Shouldice** abgewandelt. Sein Prinzip war die anatomiegerechte und spannungsarme Rekonstruktion der Bauchdecke der Leistenregion. Er entwickelte die Bassini-Technik dadurch weiter, indem er die plastische Rekonstruktion der Fascia transversalis in den Vordergrund stellte. Shouldice führte diese Methode schon 1945 in seiner Klinik in Toronto/Kanada ein. Bis 2001 wurden hier 280.000 Hernienoperationen durchgeführt, das entspricht 7400/Jahr, mit einer Rezidivrate unter 1% (◘ Abb. 9.2.; Shouldice 2003).

Wir selbst führen an unserer Klinik bei der offenen anterioren Reparation ohne Netz bei Leistenhernien routinemäßig das Verfahren nach Shouldice durch und verwenden bei Schenkelhernien das Verfahren nach **Lotheissen** (1898) und **Anson-McVay** (1942).

Präparationsphase. Die Operation beginnt mit einem Schrägschnitt oder Horizontalschnitt im Unterbauch rechts oder links etwa fingerbreit oberhalb der medialen $^2/_3$ des Leistenbandes (◘ Abb. 9.3; Hotz 1998).

Im Bereich der Subkutis muss v. a. auf die Vasa epigastrica superficialia geachtet werden, die mit Ligatur oder Elektrokoagulation versorgt werden müssen. Anschließend wird die Externusaponeurose dargestellt. Nach Darstellung des äußeren Leistenrings wird sie eröffnet (◘ Abb. 9.4). Der Schnitt wird dabei etwas kranial der Mitte des Leistenkanals

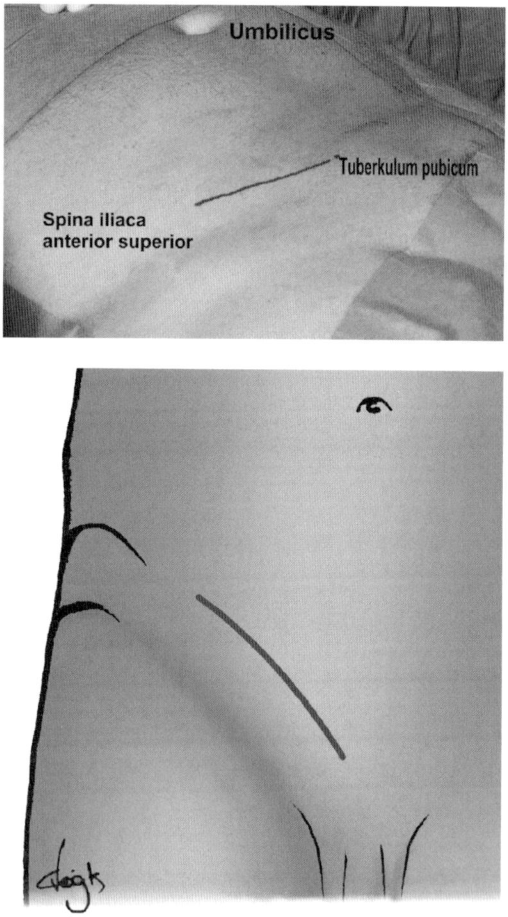

◘ Abb. 9.3. Hautschnitt bei Hernia inguinalis sive femoralis rechts

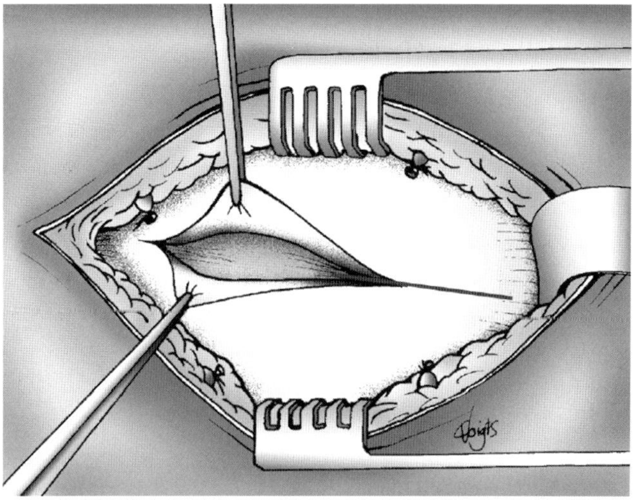

Abb. 9.4. Spaltung der Externusaponeurose, Schonung des N. ilioinguinalis

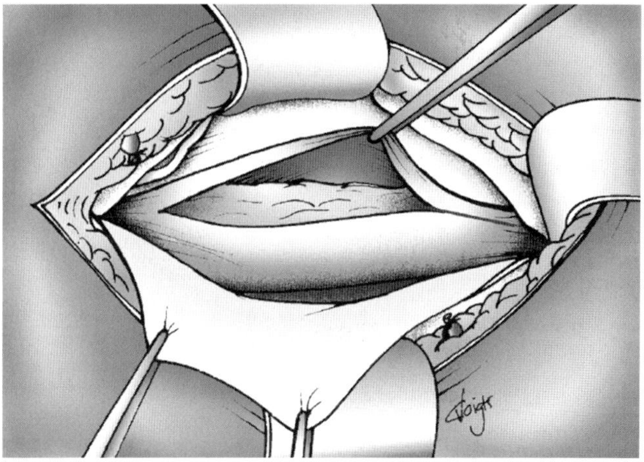

Abb. 9.5. Bruchsackpräparation; Spaltung der Cremastermuskulatur

durch die Externusaponeurose geführt. Hierbei ist auf die Schonung des durch den äußeren Leistenring hervortretenden N. ilioinguinalis zu achten.

Anschließend wird der Samenstrang präpariert, angeschlungen und der M. cremaster gespalten (Abb. 9.5). Hierbei ist auf Schonung des R. genitalis des N. genitofemoralis zu achten. Der nächste Schritt ist die Darstellung der Samenstranggebilde, also des Ductus deferens und der Testikulargefäße mit gleichzeitiger Präparation eines direkten oder indirekten oder kombinierten Bruchsacks. Bei sehr stark ausgeprägtem M. cremaster sollte dieser reseziert werden (Schumpelick 2000, Welsh 1993). Dies ergibt v. a. eine bessere Übersicht bei der Faszienreparation. Bei sehr jungen Patienten kann zur Aufrechterhaltung der Cremasterfunktion dieser auch belassen werden.

Bei einer **indirekten Hernie** müssen schließlich die Adhäsionen des Bruchsackes zum Samenstrang gelöst werden (Abb. 9.6).

Liegt eine **Skrotalhernie** vor, muss nicht der gesamte Bruchsack vom Samenstrang abgetrennt werden. Er kann hier in Bruchsackmitte quer durchtrennt, der distale Anteil gespalten und der proximale Anteil vom Samenstrang abpräpariert werden.

Die Präparation des Bruchsackes sollte möglichst hoch bis über den inneren Leistenring hinaus bis zur peritonealen Umschlagfalte erfolgen (Abb. 9.7).

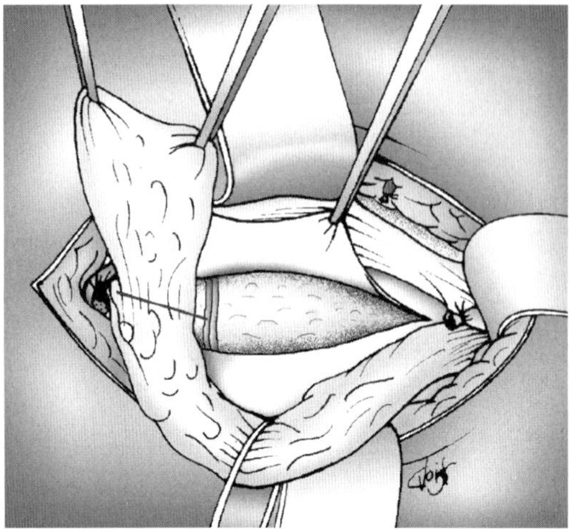

Abb. 9.6. Bruchsackpräparation; Schonung der Samenstranggebilde

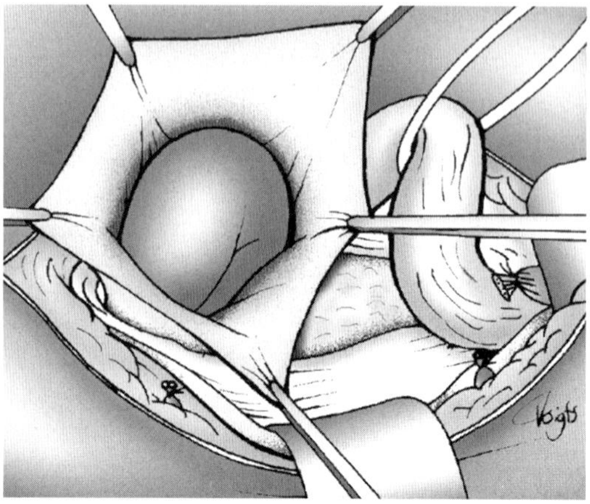

Abb. 9.8. Eröffnung des indirekten (lateralen) Bruchsacks

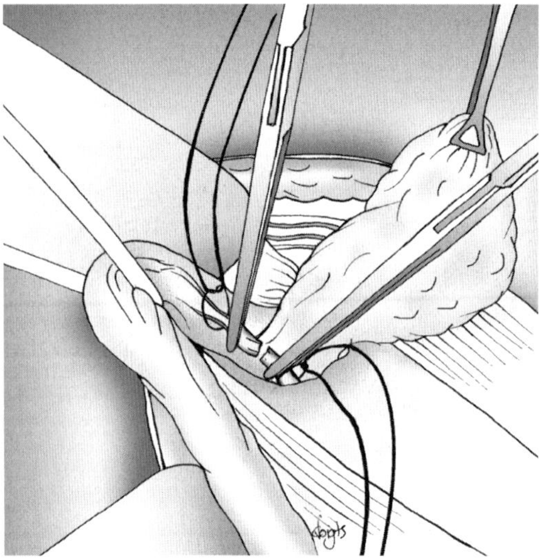

Abb. 9.7. Hohe Präparation des Bruchsacks bis zur peritonealen Umschlagfalte und Durchtrennung der Vasa cremasterica

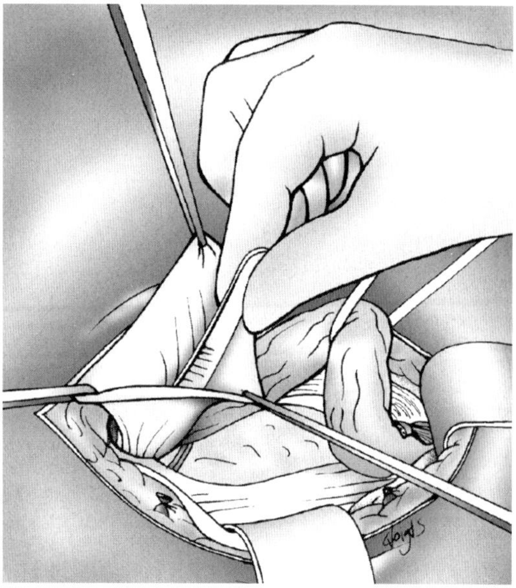

Abb. 9.9. Reposition des Inhalts eines indirekten (lateralen) Bruchsacks

Ebenso sollte der innere Leistenring sorgfältig dargestellt werden. Hierzu ist immer die Durchtrennung der Vasa cremasterica externa, die aus den Vasa epigastrica inferioria entspringen, notwendig.

Der Bruchsack selbst wird nach Eröffnen und Reposition von Netz und Darmanteilen (Abb. 9.8, Abb. 9.9) mittels einer Tabaksbeutelnaht versorgt, reseziert und schließlich versenkt. (Abb. 9.10).

Bei einer **kleinen direkten Hernie** braucht der Bruchsack nicht extra versorgt zu werden sondern wird lediglich reponiert.

Bei einer **großen direkten Hernie** muss nach Spaltung der Fascia transversalis und Befreiung von den Rändern der Fascia transversalis der Bruchsack ebenso wie bei der indirekten Hernie eröffnet, reponiert und mittels Tabaksbeutelnaht und Resektion versorgt werden (Abb. 9.11).

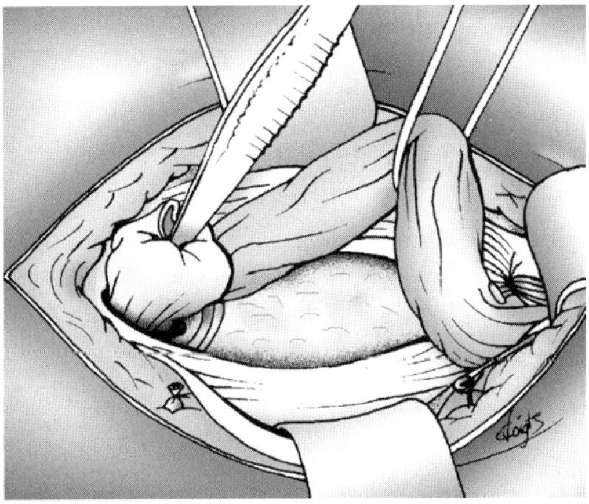

Abb. 9.10. Versenken des Bruchsackstumpfes

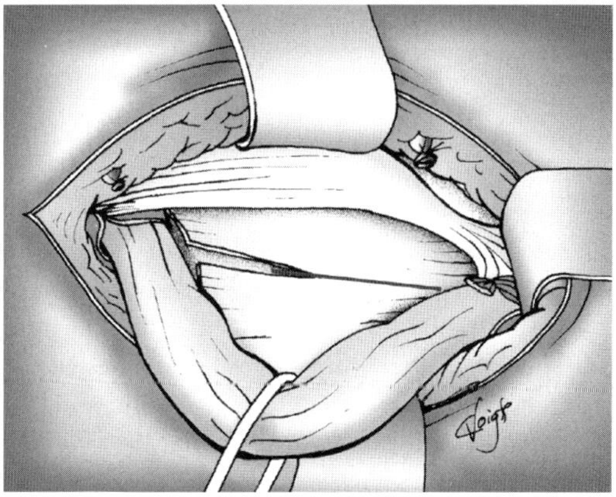

Abb. 9.12. Spaltung der Fascia transversalis

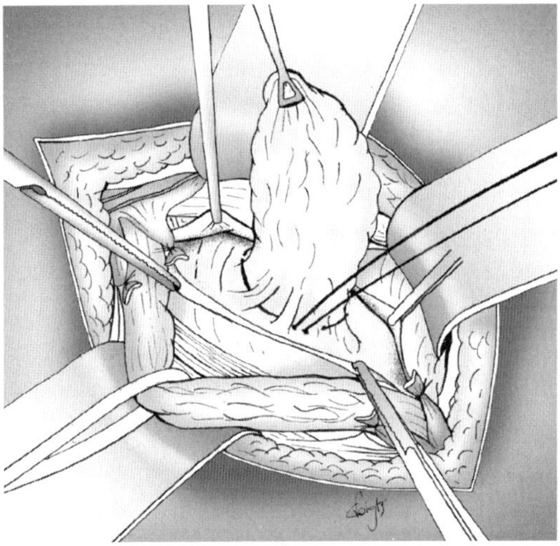

Abb. 9.11. Hernia inguinalis directa – Bruchsackversorgung

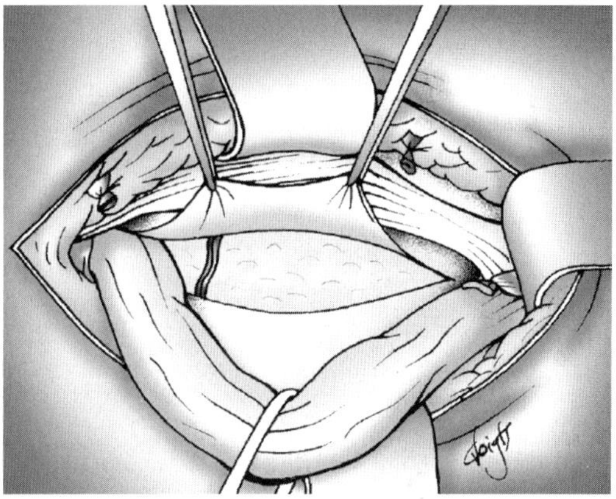

Abb. 9.13. Mobilisation der kranialen Lefze der Fascia transversalis

Besondere Sorgfalt ist bei **Gleithernien** notwendig. Sie finden sich immer an der Hinterwand des Bruchsackes. Hier kann der fixierte Darm oder das Omentum majus nach Spaltung der Vorderwand des Bruchsacks reponiert werden und der Bruchsack dann mit fortlaufender Naht verschlossen werden.

Präperitoneale Lipome, die sehr häufig als Begleitlipom lateral des Samenstrangs gelegen sind, werden vom Samenstrang abpräpariert und an der Basis abgetragen.

Reparationsphase. Anschließend erfolgt die palpatorische Beurteilung der Fascia transversalis. Dabei achtet man besonders auf die Weite des inneren Leistenrings und die Konsistenz der Fascia transversalis. Ist die Fascia transversalis in den unteren 2 Dritteln straff und lediglich der innere Leistenring erweitert, dann reicht es aus, nur den inneren Leistenring entsprechend zu versorgen. Ist sie jedoch schlaff, ist der erste Schritt der Shouldice-Reparation die Spaltung der Fascia transversalis in schräger Richtung vom inneren Leistenring bis zum Tuberculum pubicum. Eine Verletzung der epigastrischen Gefäße ist zu vermeiden (Abb. 9.12).

Die Fascia transversalis wird jetzt von ihren Verklebungen von dorsal befreit. Dies kann v. a. bei großen direkten Hernien technisch aufwendig sein (■ Abb. 9.13).

Nach Präparation der kranialen und kaudalen Lefze und evtl. Resektion ausgedünnter und brüchiger Ränder erfolgt dann die eigentliche Reparation.

Shouldice-Reparation

Als Nahtmaterial benutzen wir nichtresorbierbares monofiles Prolene der Stärke 2,0. Der Nahtabstand beträgt 5 mm. Jeder Stich fasst 5-10 mm Gewebe.

Beginnend am Tuberculum pubicum wird in Richtung des inneren Leistenrings die gespaltene Fascia transversalis gedoppelt. Als kraniales Nahtlager dient im medialen Abschnitt die Rückseite der Rektusscheide, die als »white line« durch die Fascia transversalis durchschimmert. Nach lateral geht die Nahtreihe in den Arcus aponeurosis musculi transversi über (■ Abb. 9.14a). Sie wird bis zum inneren Leistenring fortgeführt.

Bei Beendigung dieser Nahtreihe ist im Bereich des Anulus inguinalis internus auf genügende Weite des inneren Leistenrings zu achten. Daß heißt, dass neben dem Samenstrang noch eine Lücke für die Kleinfingerkuppe sein sollte. Das entspricht einem Durchmesser von ca. 11,5 mm (Hegar-Stift).

Die 2. Nahtreihe der Faszienreparation doppelt die Transversalisfaszie. Vom inneren Leistenring beginnend wird dann die kraniale Lefze der Fascia transversalis von oben an das Leistenband bzw. den Tractus iliopubicus genäht, diese Nahtreihe wird bis nach medial zum Tuberculum pubicum geführt und hier verknüpft (■ Abb. 9.14b). Damit ist die eigent-

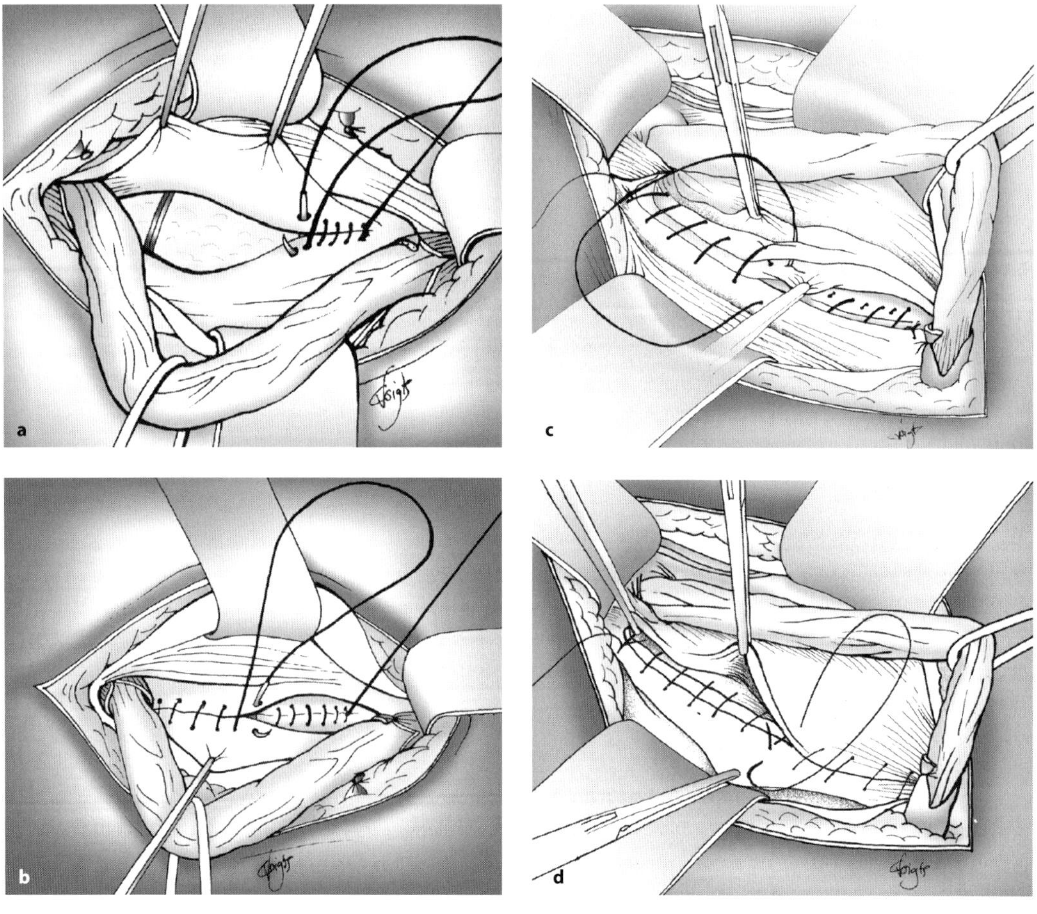

■ **Abb. 9.14a–d.** Shouldice Reparation. **a** 1. Nahtreihe, **b** 2. Nahtreihe, **c** 3. Nahtreihe, **d** 4. Nahtreihe

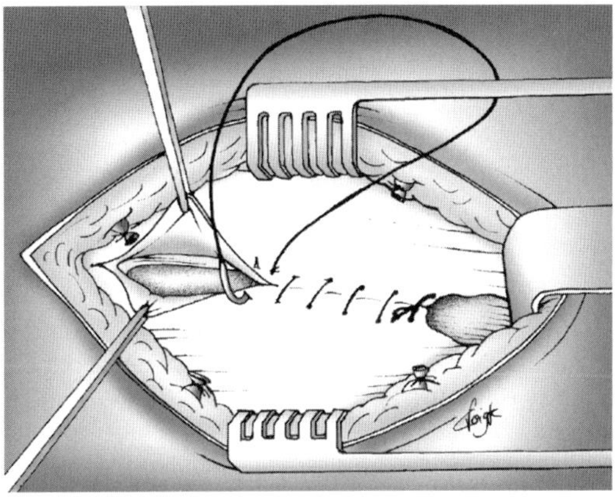

■ **Abb. 9.15.** Shouldice- Reparation: Naht der Externusaponeurose. Cave! N. ilioinguinalis

liche Reparation der Hinterwand durchgeführt. Zusätzlich wird meist noch eine Verstärkung mit einer einzelnen oder doppelten Nahtreihe zur Muskelanheftung empfohlen.

Diese 3. Nahreihe beginnt am inneren Leistenring und fixiert den M. transversus abdominis sowie den an der Unterseite gefassten M. obliquus internus fortlaufend am Leistenband (■ Abb. 9.14c).

Dies ermöglicht als 4. Nahtreihe zusätzlich die Anheftung der ventralen Anteile des M. obliquus internus am Leistenband mit einer weiteren fortlaufenden Nahtreihe. Sie beginnt am Tuberculum pubicum und endet am inneren Leistenring (■ Abb. 9.14d). Ob die Muskelanheftung hierbei besser ein- oder zweireihig oder mit Einzelknopfnähten oder fortlaufend erfolgen sollte, ist nicht geklärt. Ebenso wenig ist auch die Frage geklärt, ob die Anheftung des M. obliquus zusätzlich überhaupt notwendig ist oder nicht (Berliner 1980). Wir selbst bevorzugen eine einreihige Muskelanheftung mit fortlaufender Naht.

Nach Rückverlagerung des Samenstranges wird dann die Externusaponeurose mit fortlaufender Naht (resorbierbar, Stärke 2-0) verschlossen. Hier sollte wieder auf den N. ilioinguinalis geachtet werden (■ Abb. 9.15).

Die Wunde wird nach Subkutannaht ohne Redon-Drainage verschlossen. Als Hautnaht bevorzugen wir eine fortlaufende Ausziehnaht.

9.3 Femoralhernie (Hernia femoralis)

9.3.1 Prinzip und Historie

Bei der Hernia femoralis reicht der Verschluss der hinteren Wand des Leistenkanals nicht aus. Die Bruchpforte befindet sich im Bereich der Lacuna vasorum, also dorsal der Fascia transversalis.

Georg Lotheissen beschrieb 1898 eine Methode, die er während der Versorgung einer Rezidivleistenhernie anwendete, bei der das Leistenband aufgebraucht war (Lau 2002):

»Bei der Excision der Narbe mußte ein Theil des Poupart'schen Bandes geopfert werden, der typische Verschluss nach Bassini war daher nicht mehr möglich. Ich nähte deshalb die Muskulatur an das Periost des Schambeinastes, das sog. Ligamentum Cooperi; dies gelang überraschend leicht. Da der Effekt gut war, verwendete ich diesen Verschluß in der Folge auch zur Radikaloperation der Cruralhernien.«

Wegen des guten Ergebnisses wandte er später dieses Verfahren auch zum Verschluss von Femoralhernien an. Sein Prinzip ist die Fixation der Bauchdecke am Lig. pubicum superius (Cooper). Die Originalmethode Lotheissens bestand in der Naht einer dreifachen Schicht, bestehend aus Fascia transversalis, M. transversus abdominis und M. obliquus internus, an das Lig. Cooperi.

9.3.2 Präparationsphase

Das operative Vorgehen ist analog zum Vorgehen bei der Shouldice-Operation. Die Schnittführung im Hautbereich verläuft parallel zum Leistenband (■ Abb. 9.3). Nach Darstellen der Externusaponeurose und Anschlingen des Samenstranges, bzw. des Lig. teres uteri bei der Frau, erfolgt die Inspektion der Hinterwand des Leistenkanals und die Spaltung der Fascia transversalis. Jetzt wird die Lacuna vasorum dargestellt und die Bruchgeschwulst nach kranial luxiert (■ Abb. 9.16a). Bei sehr engem Bruchring muss man medial den Tractus ileopubicus bzw. das Lig. lacunare inzidieren, um den oft eingeklemmten Bruch reponieren zu können.

Bei kleinem Bruchsack kann dieser nach Reposition des Bruchinhalts ohne Eröffnung versorgt

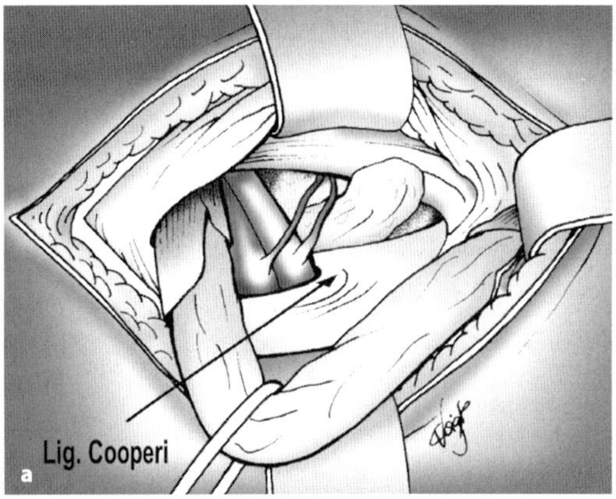

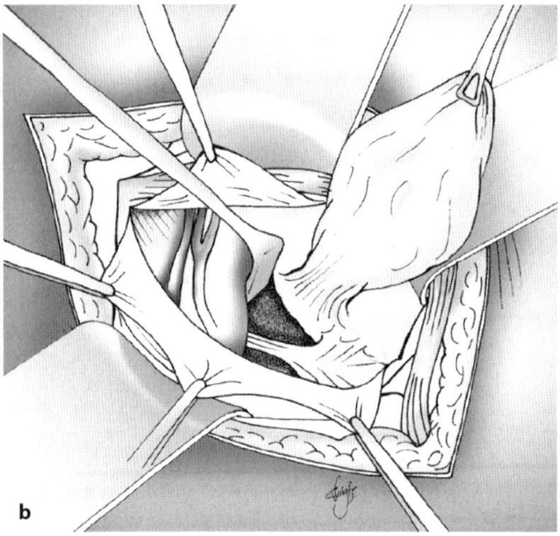

Abb. 9.16a, b. Hernia femoralis. **a** Darstellung des Lig Cooperi und Bruchsacks. **b** Darstellung des Bruchsacks

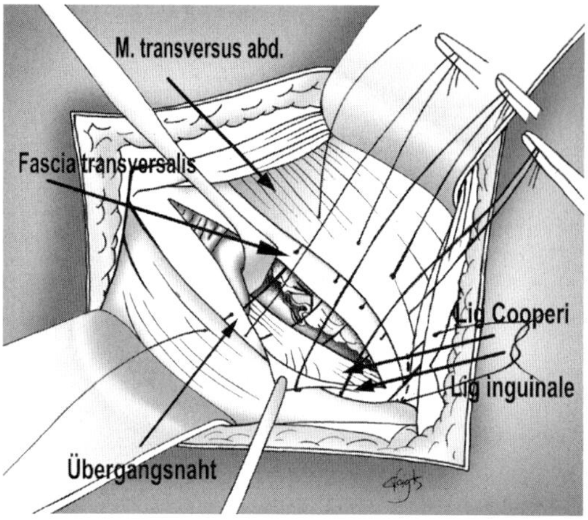

Abb. 9.17. Hernia femoralis; Reparation nach Lotheissen: Naht der Fascia transversalis und des M. transversus an das Lig. Cooperi

werden. Bei großem Bruchsack sollte er eröffnet, der Inhalt reponiert, mit Tabaksbeutelnaht versorgt und abgetrennt werden (Abb. 9.16b). Ist der Bruchsack wegen eines Narbenrings an der Basis irreponibel, wird er hier eröffnet und der Bruchinhalt nach Inspektion unter direkter Sicht reponiert. Der Bruchsack wird durch Naht verschlossen.

Anschließend muss das Lig. Cooperi sorgfältig dargestellt werden (Abb. 9.16a). Wichtig dabei ist, auf die »Corona mortis« zu achten, eine arterielle Verbindung der A. obturatoria zu den epigastrischen Gefäßen. Im Bereich des lateralen Bruchrings liegt die V. femoralis. Sie kann hier leicht verletzt werden.

9.3.3 Reparation

Die Reparation erfolgt dann von medial her. Beginnend am Lig. lacunare werden 4-5 Einzelnähte vorgelegt (Nahtmaterial: Prolene, nichtresorbierbar, Stärke 2-0). Als Nahtlager dienen kranial die Fascia transversalis und die Mm. obliquus internus und transversus, kaudal das Lig. Cooperi. Der Nahtabstand beträgt etwa 5 mm. Es muss reichlich Gewebe gefasst werden (Abb. 9.17).

Nach lateral wird die Nahtreihe bis zur V. femoralis geführt. Sie darf keinesfalls eingeengt werden (Thrombosegefahr!).

McVay empfiehlt eine sog. »Übergangsnaht« als lateralen Nahtabschluss. Sie fasst den medialen Anteil der femoralen Gefäßscheide und nutzt den Tractus iliopubicus als kaudales Nahtlager, da das Lig. Cooperi wegen zu großer Nahtspannung in diesem Bereich nicht als Fixationspunkt benutzt werden kann. Diese Naht soll auch einer paravaskulären Hernie vorbeugen. Die Nähte werden von medial nach lateral geknüpft (Abb. 9.18).

Nach McVay soll regelmäßig in der Rektusscheide eine Entlastungsinzision angelegt werden, um die Spannung von der Nahtreihe zu nehmen (Rutledge 1995). Wir selbst führen diese Entlastungsinzision nur bei Bedarf gewebeadaptiert durch.

Lateralwärts der Gefäßscheide erfolgt der Verschluss der Hinterwand des Leistenkanals analog der

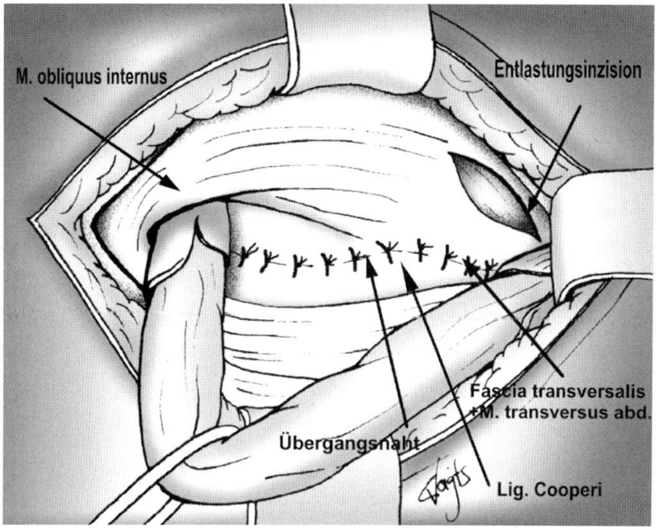

Abb. 9.18. Hernia femoralis; Situs nach Knüpfen der Nähte; Entlastungsinzision in der vorderen Rektusscheide

Shouldice-Bassini-Technik. Anschließend wird der Samenstrang (Lig. rotundum) rückverlagert und die Externusaponeurose, Subkutis und Haut, wie schon bei der Leistenhernie beschrieben, verschlossen.

Fazit

Die konventionellen Hernienreparationen nach Shouldice-Bassini und Lotheissen-McVay sind standardisierte und bewährte Techniken. Sie sind auch in Lokalanästhesie möglich. Immer noch ist die Shouldice-Reparation der »Goldstandard« bei der Leistenhernienreparation, v. a., wenn man die sehr guten Ergebnisse aus der Shouldice-Klinik betrachtet, und wird weiterhin die Messlatte für alle anderen Verfahren sein.

Literatur

Berliner SD (1980) Transversalis fascia hernioplasty. NY State J Med 80: 25–27

Gurunluoglu R (2003) Paul of Aegina: Landmark in surgical progress. World J Surg 27: 18–25

Hotz, HG (1998) Technik der offenen Hernienversorgung ohne Fremdmaterial. In: Buhr, HJ (Hrsg.) Operationskurs Hernienchirurgie. Barth, Leipzig, S 39–46

Kingsnorth A (2003) Hernias: inguinal and incisional. Lancet 362 (8): 1561–1571

Lau WY (2002) History of treatment of groin hernia. Worl J Surg 26: 748–759

Nordin P. (2003) Local, regional, or general anaesthesia in groin hernia repair. Lancet 362 (13): 853–857

O'Dwyer PJ (2003) Local or general anaethesia for open hernia repair. Annals of Surgery 237 (4): 574–579

Post S (1997) Wider die prinzipielle Operationsindikation bei der Leistenhernie. Chirurg 68:1251–1257

Rutkow IM (2003) Demographic and socioeconomic aspects of hernia repair in the United States in 2003. Surg Clin North Am 83: 1045–1051

Rutledge RH (1995) The Cooper ligament repair of groin hernias. In: Nyhus, LM. (Hrsg) Hernia. Lippincott, Philadelphia, pp 123–135

Sachs M (1997) Historical evolution of inguinal repair. World J Surgery 21: 218–223

Schumpelick V (Hrsg) (2000) Hernien. Thieme, Stuttgart

Shouldice EB (2003) The Shouldice repair for groin hernias. Surg Clin North Am 83: 1163–1187

Thomae (1989) Chirurgie der Hernie. In.: Ex libris Chirurgiae Thomae Biberach 8

Thorwald J (1960) The triumph of surgery. Pantheon, New York, p 278

Truong MS (2000) Diagnostik. In: Schumpelick V (Hrsg) Hernien. Thieme, Stuttgart, S 54–70

Varshney S (1995) Two layer repair of the transversalis fascia is sufficient for hernia repair. Ann R Coll Surg 7: 305–307

Welsh DRJ (1993) The Shouldice repair. Surg Clin North Am 73: 451–469

Konventionelle OP-Verfahren mit Mesh (Lichtenstein, Rives, Stoppa, Rutkow)

J.-P. Ritz

Sieht man sich die Entwicklung der verschiedenen Reparationsverfahren zur Hernienchirurgie innerhalb der letzten 30 Jahre an, fällt auf, dass sich hier ein immenser Wandel vollzogen hat. Während in den 70er-Jahren noch 80% aller Patienten mit einem Bassini-Verfahren und etwa 20% mit einer Shouldice-Reparation versorgt wurden, wandelte sich das Verhältnis Anfang der 80er-Jahre mit Zunahme der Shouldice-Reparationen und stetiger Abnahme der Bassini-Reparationen. Seit Mitte der 80er-Jahre kam es dann zunehmend zur Verwendung alloplastischer Materialien in der Hernienchirurgie. Eine aktuelle Übersicht zeigt, dass gegenwärtig in den Vereinigten Staaten jährlich etwa 600.000 Hernien operiert werden. Davon werden 400.000 konventionell mit einem Netz versorgt, 150.000 laparoskopisch mit Netz und nur noch etwa 20.000 konventionell. Zur Verfügung stehen dabei insgesamt 4 Operationsmethoden:
- die Onlaynetzplastik nach Lichtenstein,
- die inguinale präperitoneale Netzplastik nach Rives,
- die bilaterale präperitoneale Netzplastik nach Stoppa,
- der Mesh-Plug Repair nach Rutkow.

Heutzutage gilt die Versorgung von Leistenhernien mit Meshverfahren als ein Standardvorgehen in der Hernienchirurgie. Vor allem das Verfahren nach Lichtenstein hat dabei in den letzten 20 Jahren weltweite Verbreitung gefunden. Dies ist begründet in der technischen Einfachheit des Vorgehens und in seinen guten Langzeitergebnissen mit einer niedrigen Rezidivquote und Morbidität. Die Tatsache, dass dieses Verfahren problemlos in Lokalanästhesie durchgeführt werden kann, hat dazu geführt, dass in Nordamerika mehr als 80% der Eingriffe bei Leistenhernien als ambulante Operation nach Lichtenstein vorgenommen werden. Im vorliegenden Kapitel wird auf die technische Vorgehensweise eingegangen, wie wir sie in unserer Klinik durchführen. Zusätzlich werden die Techniken anderer konventioneller Meshverfahren beschrieben, die als Alternative für eine Hernienreparation bei ausgedehnten Inguinalhernien in Betracht gezogen werden können. Hierzu zählen die Methoden nach Rives beziehungsweise Stoppa, in denen bei ein- bzw. beidseitigen Hernien ein präperitoeal platziertes großflächiges Netz eingebracht wird.

10.1 Onlaynetzplastik nach Lichtenstein

Der amerikanische Chirurg Irving Lichtenstein gründete 1984 ein Institut zur Versorgung von Leistenhernien und konnte bereits 1987 über eine Rezidivrate von nur 0,7% bei 6.321 Patienten berichten. Dabei wird die weit überwiegende Anzahl der Patienten ambulant in Lokalanästhesie operiert.

10.1.1 Lokalanästhesie

Zur Lokalanästhesie verwenden wir ein Gemisch aus 50 ml 1%igem Lidocain und 50 ml 0,5%igem Bupivacain. Dieses Gemisch wird zusätzlich mit 10 ml 8,4%igem Natriumbikarbonat gepuffert. Bei der Herstellung dieser Lösung ist zu beachten, dass es zu einer milchigen Trübung der Flüssigkeit kommt, die jedoch unbedenklich ist und zu keiner Beeinträchtigung des Ergebnisses führt. Diese Suspension sollte bei dem in Rückenlage gelagerten Patienten nach sterilem Abwaschen und Abdecken appliziert werden. Als Punktionsort sollte die Spina iliaca anterior superior der betreffenden Seite aufgesucht werden und hier die Nadel im Längsverlauf des Lig. inguinale subkutan vorgeschoben werden und zusätzlich noch Lokalanästhetikum nach medialseitig zur Linea alba und kaudalseitig zum Oberschenkel hin appliziert werden. Durch diese großflächige Infiltration ist eine ausreichende Anästhesie für den operativen Eingriff zu erzielen. Zusätzlich ist es ggf. notwendig, nach Eröffnen der Aponeurose weitere Flüssigkeit in den Verlauf des Leistenkanals zu applizieren. Gelegentlich ist es erforderlich, das Tuberculum pubicum und die Bruchsackbasis zu infiltrierten, um Schmerzfreiheit zu erreichen.

10.1.2 OP-Technik

Der Hautschnitt erfolgt parallel zum Leistenband etwa 1–2 Querfinger kranial desselben in typischer

Weise nach Spaltung der Faszie des M. obliquus externus vom Anulus inguinalis superficialis bis zum Anulus inguinalis profundus. Nach kaudal wird die Faszie freipräpariert und so das Lig. inguinale von innen dargestellt. Nach kranial sollte ebenfalls bereits jetzt die Externusaponeurose vom M. obliquus abpräpariert werden und weit nach kranial und lateral losgelöst werden, um später faltenfrei das Netz platzieren zu können.

Als nächstes wird der Samenstrang angeschlungen und mit einem Gummizügel gesichert (◘ Abb. 10.1). Der N. iliohypogastricus und N. ilioinguinalis sollten abpräpariert und geschont werden. Anschließend erfolgt die Präparation des Bruchsackes bis zum Anulus inguinalis profundus in typischer Weise, ohne jedoch den M. cremaster zu resezieren. Nach kompletter Abpräparation des Bruchsacks vom Ductus deferens und den Vasa spermatica wird der Bruchsack eröffnet und durch eine Tabaksbeutelnaht auf Höhe des Anulus inguinalis profundus verschlossen und schließlich überstehende Bruchsackanteile abgetragen. Die Tabaksbeutelnaht sollte, besonders bei länger bestehendem kräftigen Bruchsack, zusätzlich durch eine Z-Naht übernäht werden, um Blutungen zu vermeiden. Bei großen Skrotalhernien mit ausgedehntem Bruchsack kann dieser im Leistenkanal direkt durchtrennt und der distale Anteil in situ belassen werden. Anschließend sollte die Wunde mit zwei braunolgetränkten Bauchtüchern zur Desinfektion kaudal und kranial abgedeckt werden.

Als Netz verwenden wir ein 8×15 cm großes Compositenetz mit resorbierbaren und nichtresorbierbaren Anteilen. Das Netz kann medialseitig abgerundet und so der anatomischen Gegebenheit angepasst werden. Es erfolgt dann die Fixation des Netzes durch eine fortlaufende Prolenenaht (◘ Abb. 10.2). Diese beginnt medialseitig am Pecten ossis pubis am Tuberculum pubicum und sollte hier mindestens 2 cm überlappen. Der kaudale Rand des Netzes läuft am Leistenband entlang, wobei darauf geachtet werden muss, dass noch ausreichend Strecke vorhanden ist, um später die Externusaponeurose zu verschließen. Die Naht wird 2 cm lateral des inneren Leistenringes vollendet.

Anschließend wird das Netz von lateral her inzidiert, so dass ein Drittel der Netzfläche nach kaudal und zwei Drittel nach kranial zu liegen kommen

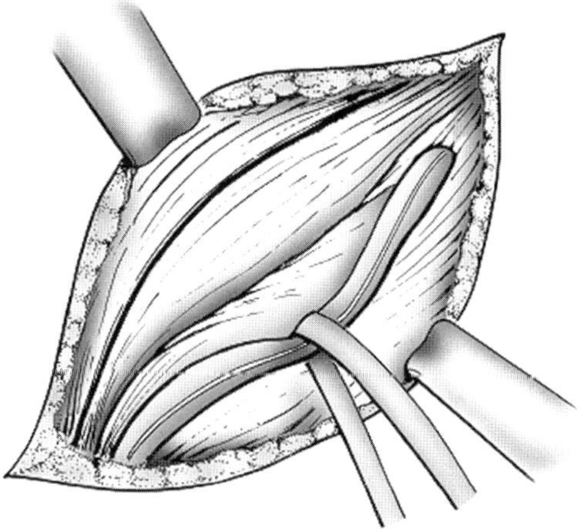

◘ Abb. 10.1. Schritt 1: Anschlingung des Samenstrangs mit einem Gummizügel

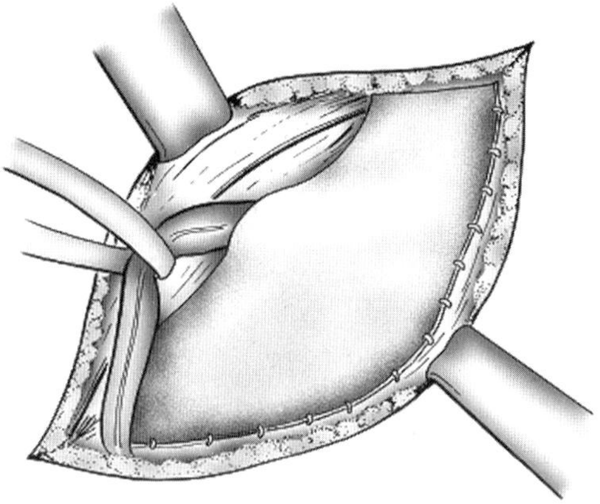

◘ Abb. 10.2. Schritt 2: Fixierung des Netzes am Lig. inguinale mit einer fortlaufenden nicht resorbierbaren Nahtreihe bis 2 cm lateral des Anulus inguinales profundus

(◘ Abb. 10.3). Die Inzision des Netzes wird bis zum Anulus inguinalis profundus fortgeführt und dann der Samenstrang in diesen neugebildeten Schlitz eingelegt. Die kraniale Lefze des Netzes wird über die kaudale geschlagen und mit 2–3 Einzelknopfnähten am Leistenband fixiert, um so einen neuen Anulus inguinalis profundus zu bilden (◘ Abb. 10.4). Hierbei ist darauf zu achten, dass der N. iliohypogastricus nicht durch eine der Nähte gefasst und verletzt wird. Der laterale Rand und der kaudale Rand des Netzes wird nun unter die Aponeurose des M. obli-

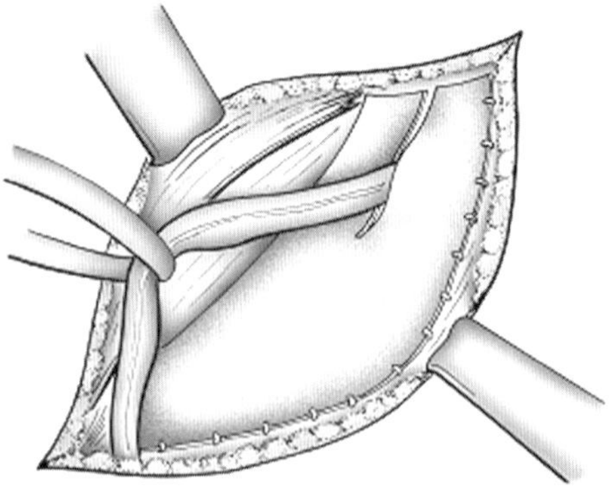

■ **Abb. 10.3.** Schritt 3: Laterale Inzision des Netzes ($^1/_3$ kaudal zu $^2/_3$ kranial) bis zum Anulus inguinalis profundus und Einlegen des Samenstranges

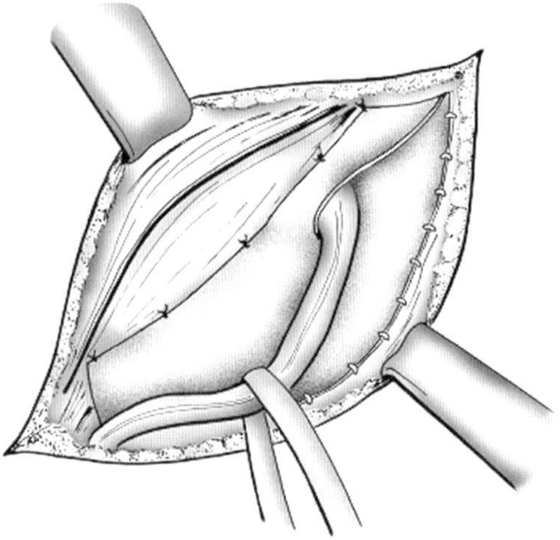

■ **Abb. 10.4.** Schritt 4: Schaffung eines neuen Anulus inguinalis profundus durch Überschlagen der Netzenden und Fixation der Enden am Lig. inguinale

quus externus geschlagen. Das Netz sollte den inneren Leistenring um 3–4 cm nach lateral überlappen. Damit ist die Reparation abgeschlossen. Es erfolgt dann die Fixierung des Netzes mit 3–4 Einzelknopfnähten am M. obliquus internus, um eine Dislokation zu verhindern.

Nach Verschluss der Externusaponeurose und ggf. Einlage einer subkutanen Redon-Drainage wird die Operation durch Subkutannaht und fortlaufende Hautnaht beendet. Eine perioperative Antibiotikaprophylaxe führen wir bei dieser Technik routinemäßig durch.

10.2 Inguinale präperitoneale Netzplastik nach Rives

Im Gegensatz zur Onlaynetzplastik nach Lichtenstein liegt das Grundprinzip der präperitonealen Netzplastik nach Rives darin, dass eine spannungsfreie Reparation einer Hernie durch Implantation alloplastischen Materials in den präperitonealen Raum erfolgt. Die Netzplatzierung entspricht dabei prinzipiell der Platzierung, wie sie bei den endoskopischen Hernienreparationsverfahren gewählt wird. Bei diesem Verfahren ist jedoch ein konventioneller inguinaler Zugang notwendig, um das Netz einzubringen. Die Vorbereitung und der Zugangsweg entsprechen zunächst dem Verfahren nach Lichtenstein. Nach Präparation und Reposition des Bruchsackes erfolgt in dieser Technik jedoch die Spaltung der Fascia transversalis in ganzer Länge. Dorsal der Fascia transversalis wird dann der präperitoneale Raum weitflächig freipräpariert. Hierbei ist auf die dort verlaufenden Vasa epigastricae sowie die in der Tiefe verlaufenden iliakalen Gefäße zu achten. Das Netz wird in den präperitonealen Raum eingebracht und so platziert, dass es die mediale und laterale inguinale Bruchpforte sowie die femorale Bruchpforte weit überdeckt. Zusätzlich sollte das Netz mit mehreren nichtresorbierbaren Einzelknopfnähten im präperitonealen Raum fixiert werden, um eine Dislokation zu vermeiden. Nach kompletter Netzplatzierung erfolgt der Verschluss der Fascia transversalis mit fortlaufender Naht und anschließend der schichtgerechte Wundverschluss.

10.3 Bilaterale präperitoneale Netzplastik nach Stoppa

Das Grundprinzip der Stoppa-Technik entspricht einer ausgedehnten Bauchwandverstärkung durch eine großflächige präperitoneale Netzimplantation. Ziel dabei ist wiederum eine Verstärkung der Fascia transversalis von dorsal durch Einbringen eines Netzes in den präperitonealen Raum, das bilateral so platziert wird, dass alle Bruchpforten überdeckt werden. Dieses Verfahren kann nur in Vollnarkose erfolgen, da eine ausgedehnte Präparation erforderlich ist. Es erfolgt über einen abdominellen Zugang mit Unterbauchmedianlaparotomie zur Längseröffnung der Linea alba. Dabei wird sorgfältig darauf geachtet, das Peritoneum nicht zu eröffnen, sondern den Peritonealsack bilateral weitflächig abzulösen. Der Bruchsack wird lediglich stumpf reponiert. Als Netz empfiehlt sich bei diesem Verfahren ein nichtresorbierbares Compositenetz einer Größe von mindestens 30×30 cm, damit die bilaterale Platzierung problemlos möglich wird. Das Netz wird so platziert, dass es zwischen beiden Spinae iliacae superiores lateral medial rechts und links sowie kranial vom Nabel und kaudal von der Symphyse begrenzt ist. Durch die große Auflagefläche ist bei diesem Verfahren eine Implantation ohne Fixation des Netzes problemlos möglich. Indikationen sind große bilaterale Hernien, die durch ein konventionelles Verfahren nicht mehr versorgbar wären.

10.4 Mesh-Plug-Repair nach Rutkow

Das Prinzip des Plug-Repair besteht in einer Verstärkung bzw. einem Verschluss der Bruchpforte durch Einbringen einer Netzplombe hinter die Fascia transversalis. Das Verfahren wird über einen inguinalen Zugang in Lokalanästhesie oder Vollnarkose durchgeführt. Nach Eröffnung des Leistenkanals und Reposition des Bruchsackes erfolgt bei dem Plug-Repair die Platzierung einer Netzplombe direkt in die Bruchpforte. Um zu verhindern, dass die Netzplombe disloziert, wird diese an der Bruchpforte mit nichtresorbierbaren Einzelknopfnähten fixiert und die Wunde darüber schichtgerecht verschlossen.

Literatur

Amid PK (2002) The Lichtenstein repair in 2002: an overview of causes of recurrence after Lichtenstein tension-free hernioplasty. Hernia 7: 13–16

Bauer JJ, Harris MT, Kreel I, Gelernt IM (1999) Twelve-year experience with expanded polytetrafluoroethylene in the repair of abdominal wall defects. Mt Sinai J Med 66: 20–25

Gholghesaei M, Langeveld HR, Veldkamp R, Bonjer HJ (2005) Costs and quality of life after endoscopic repair of inguinal hernia vs open tension-free repair: a review. Surg Endosc 14

Kingsnorth A, LeBlanc K (2003) Hernias: inguinal and incisional. Lancet. 362: 1561–1571

Kurzer M, Belsham PA, Kark AE (1998) The Lichtenstein repair. Surg Clin North Am 78: 1025–1046

Kurzer M, Belsham PA, Kark AE (2003) The Lichtenstein repair for groin hernias. Surg Clin North Am 83:1099–1117

Lichtenstein IL (1987) Herniorrhaphy. A personal experience with 6.321 cases. Am J Surg 153: 553–559

Nathan JD, Pappas TN (2003) Inguinal hernia: an old condition with new solutions. Ann Surg 238: 148–157

Richards SK, Vipond MN, Earnshaw JJ (2004) Review of the management of recurrent inguinal hernia. Hernia 8: 144–148

Rutkow IM (1998) Epidemiologic, economic, and sociologic aspects of hernia surgery in the United States in the 1990s. Surg Clin North Am 78: 941–951

Rutkow IM (2003) The PerFix plug repair for groin hernias. Surg Clin North Am 83: 1079–98

Sachs M, Damm M, Encke A (1997) Historical evolution of inguinal hernia repair. World J Surg 21: 218–223

Sanchez-Manuel FJ, Seco-Gil JL (2004) Antibiotic prophylaxis for hernia repair. Cochrane Database Syst Rev 2004, CD003769

Schmedt CG, Leibl BJ, Bittner R (2003) Endoscopic inguinal hernia repair in comparison with Shouldice and Lichtenstein repair. A systematic review of randomized trials. Dig Surg 19: 511–517

Wantz GE (1998) Giant prosthetic reinforcement of the visceral sac. The Stoppa groin hernia repair. Surg Clin North Am 78: 1075–1087

Total extraperitoneale Hernioplastik (TEP)

A.J. Kroesen

Die Operationstechnik der total extraperitonealen Hernioplastik wurde erstmalig von dem Franzosen Dulucq und später von den Amerikanern McKernan und Laws beschrieben. Sie beruht auf dem Prinzip einer spannungsfreien Hernienreparation durch Platzieren eines prothetischen Netzes zwischen Bauchdecke und dem Peritonealsack (Dulucq 1991, McKernan u. Laws 1992). Grundlage dieser endoskopischen Technik sind die exzellenten Ergebnisse hinsichtlich Komplikationsrate und Rezidivquote, die Stoppa et al. mit der von ihnen beschriebenen Reparationstechnik, bei der ein großes Kunststoffnetz in den präperitonealen Raum über einen Medianschnitt eingebracht wird, erzielten (Stoppa et al. 1975, Stoppa u. Warlaumont 1989).

Im Unterschied zum transperitonealen endoskopischen Vorgehen (TAPP-Technik) wird bei der total extraperitonealen Technik ein transabdomineller Zugang mit seinen möglichen Risiken wie Verletzung intraabdomineller Organe, Peritonitis und Adhäsionsbildung vermieden und damit einer der Hauptkritikpunkte an den endoskopischen Hernienreparationstechniken entschärft (Schumpelick u. Schippers 1994).

11.1 Voraussetzungen

11.1.1 Operationsteam

Im eigenen Vorgehen wird der Eingriff von einem Operateur mit einem Assistenten sowie einer instrumentierenden Schwester durchgeführt. Voraussetzungen für die Durchführung der Methode von Seiten des Operateurs sind Erfahrung in laparoskopischer Chirurgie mit der Fähigkeit zum bimanuellen endoskopischen Präparieren sowie die Beherrschung endoskopischer Nahttechniken. Darüber hinaus sind genaue anatomische Kenntnisse der Leistenregion aus endoskopischer Sicht sowie über den Aufbau der Bauchdecke mit ihren Hüllfaszien für die komplikationslose Durchführung der Methode notwendig (▶ Kap. 2).

11.1.2 Anatomie der Bauchdecke und ihrer Faszienstrukturen

Voraussetzung für die komplikationslose Schaffung des präperitonealen Arbeitsraumes ohne Eröffnung des Peritoneums ist die exakte präparatorische Darstellung der Faszienstrukturen der Bauchdecke, insbesondere der Rektusscheide. Die paarige Rektusscheide (Vagina musculi recti abdominis) stellt einen bindegewebigen Führungsschlauch für die Mm. recti abdomini dar und besteht aus einem vorderen (Lamina anterior) und hinteren Blatt (Lamina posterior). Sie wird in einen frontalen Abschnitt ventral des M. rectus abdominis und einen dorsalen Abschnitt dorsal des M. rectus abdominis unterteilt. Die Lamina anterior der Rektusscheide wird bis auf Höhe der Linea arcuata von der Aponeurose des M. obliquus externus abdominis und dem ventralen Blatt der Aponeurose des M. obliquus internus abdominis gebildet. Unterhalb der Linea arcuata verstärken das dorsale Blatt der Aponeurose des M. obliquus internus und die Aponeurose des M. transversus abdominis zusätzlich das vordere Blatt der Rektusscheide. Das hintere Blatt der Rektusscheide wird bis auf Höhe der Linea arcuata aus dem dorsalen Blatt der Aponeurose des M. obliquus internus abdominis, der Aponeurose des M. transversus abdominis und der Fascia transversalis gebildet. Unterhalb der Linea arcuata besteht die Lamina posterior nur noch aus der Fascia transversalis, die in ihrem kaudalen Abschnitt nur noch in der Mittellinie an der Linea alba festgewachsen ist. Beidseits lateral hiervon entfernt sich die Lamina posterior um ca. 1 cm von der Rückfläche des M. rectus abdominis, und es bildet sich das mit Fett ausgefüllte Cavum submusculare aus (Klinge u. Prescher 1997).

11.1.3 Instrumentarium

Die speziell für den dargestellten Eingriff benötigten Instrumente und Einmalmaterialien bestehen aus:
- 30°-Hopkins-Vorausblickoptik,
- 2×5 mm Stahltrokare, 1×10 mm Stahltrokar,
- Dissektionsballon,
- Blunt-Tip-Tropar,
- Kelly-Zange,
- monopolarer endoskopischer 5-mm-Schere nach Metzenbaum,

- stumpfen Fasszangen (5 mm) nach Reddick-Olsen,
- Compositemesh Polpropylene/Polyglactin (12×15 cm).

Darüber hinaus ist das Vorhandensein einer handelsüblichen Videolaparoskopieeinheit mit Monitor, Lichtquelle, Kamera und Insufflationsgerät mit entsprechend hoher Insufflationsleistung (6 l/min) Voraussetzung für die Durchführung der Operationstechnik.

11.2 Indikationen

Generell sind alle Bruchformen des Erwachsenen, wie sie von Nyhus (Nyhus 1989) klassifiziert worden sind, in der Elektivsituation mit der Methode zu versorgen. Vorausgegangene Laparoskopien über infra- oder supraumbilikale Inzisionen können den operativen Zugang erschweren, stellen aber keine Kontraindikationen dar. Im eigenen Vorgehen wird die Methode insbesondere zur Versorgung von beidseitigen und/oder Rezidivhernien bei dem beruflich und/oder sportlich aktiven Patienten bevorzugt.

11.3 Kontraindikationen

Als **absolute Kontraindikationen** für die Methode sind eine Untauglichkeit zur Allgemeinnarkose aus kardiorespiratorischen Gründen, therapierefraktäre Gerinnungsstörungen und Infektionen im Bereich der Bauchdecke anzusehen.

Hingegen **relative Kontraindikationen** stellen vorausgegangene Unterbaucheingriffe oder vorausgegangene Hernienreparationen unter Implantation eines Kunststoffnetzes dar, da hierdurch die Ablösung des Peritonealsackes von der Bauchdecke erheblich erschwert sein kann. Weitere relative Kontraindikationen sind in Abhängigkeit von der Erfahrung des Operateurs Skrotal- oder inkarzerierte sowie irreponible Hernien. Die Versorgung von Skrotalhernien kann insofern problematisch sein, da die endoskopische Reposition des großen Bruchsackes i. d. R. nicht ohne Eröffnung des Peritonealsackes möglich ist.

Inkarzerierte Hernien mit Verdacht auf Darmischämien sollten u. E. ebenfalls nicht mit dieser Technik angegangen werden, da zum einen zur Inspektion des betroffenen Darmabschnittes zwangsläufig eine Eröffnung des Peritoneums notwendig ist und andererseits eine erhöhte Infektgefahr besteht, die die Implantation von alloplastischem Material problematisch erscheinen lässt.

11.4 Operationsvorbereitung

Alle präoperativen Untersuchungen entsprechen denen der konventionellen Hernienchirurgie und dienen der Abklärung der allgemeinen Narkosefähigkeit. Die Rasur betrifft die Abdominalbehaarung im Bereich der geplanten Inzisionen, eine vollständige Entfernung der Genitalbehaarungist nicht notwendig. Die Patienten sollten unmittelbar vor Beginn der Narkoseeinleitung zur Entleerung der Harnblase angehalten werden.

Eine Antibiotikaprophylaxe erfolgt im eigenen Vorgehen nicht. Die Desinfektion des Operationsfeldes reicht vom Xiphoid bis zur Symphyse. Das Skrotum wird im eigenenVorgehen nur bei Skrotalhernien mitdesinfiziert, ansonsten steril abgedeckt.

11.4.1 Lagerung

Die Operation erfolgt in Rückenlage des Patienten in 20–30°-Trendelenburg-Position mit beidseits angelagerten Armen (◘ Abb. 11.1).

11.4.2 Anordnung des Operationsteams und der Videoeinheit

Der Videoturm wird am Fußende des Patienten zur Seite der Hernie gerichtet platziert. Der Operateur steht auf der kontralateralen Seite der zu operierenden Hernie. Der Assistent steht anfänglich dem Operateur gegenüber. Nach Platzierung der ersten beiden Trokare (◘ Kap. 11.5.2) wechselt er auf die Seite des Operateurs und steht hinter diesem. Die instrumentierende Pflegekraft steht mit ihrem Instrumententisch fußwärts des Operateurs (◘ Abb. 11.2).

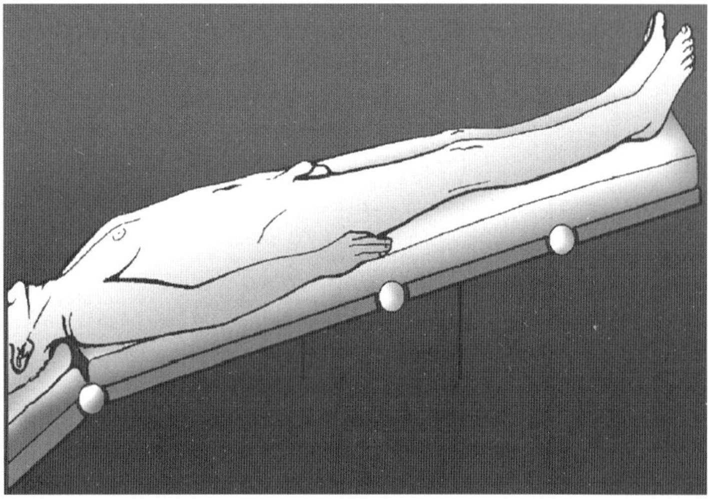

Abb. 11.1. Lagerung des Patienten in Rückenlage mit 20–30°-Trendelenburg-Positionund beidseits angelagerten Armen mit Schulterstützen

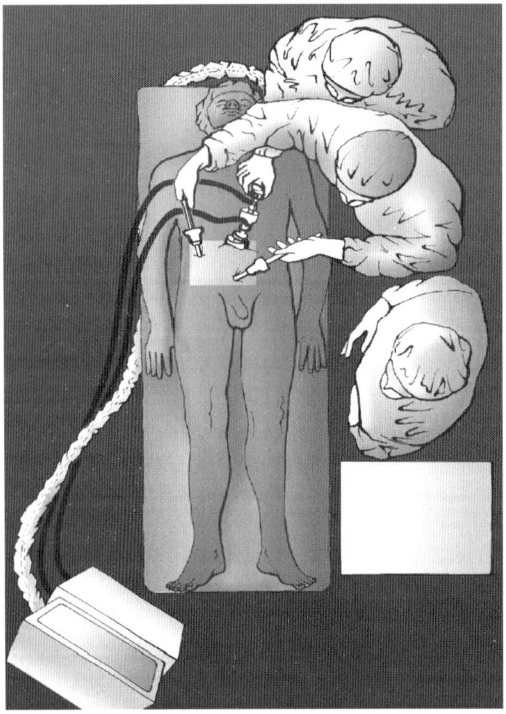

Abb. 11.2. Stellung des Operationsteams – der Videoturm steht kontralateral des Operateurs schräg am Fußende. Instrumentenschwester, Operateur und Kameramann stehen auf einer Seite kontralateral zur Hernie, der Kameramann steht hinter dem Operateur

11.5 Operationstechnik

11.5.1 Bildung des präperitonealen Arbeitsraumes

Die Operation beginnt mit der Anlage einer ca. 1 cm langen, leicht bogenförmig verlaufenden infraumbilikalen Hautinzision und der Darstellung des vorderen Blattes (Lamina anterior) der Rektusscheide auf der Seite der Hernie. Anschließend wird dieses vordere Blatt auf einer Strecke von ca. 1 cm längs eröffnet und der mediale Rand des M. rectus abdominis dargestellt. Nach Abdrängen des M. rectus abdominis nach lateral wird das hintere Blatt der Rektusscheide (Lamina posterior) dargestellt. In diesen dorsalen Abschnitt der Rektusscheide geht der Operateur mit dem Zeigefinger und disseziert den präperitonealen Raum zunächst nur stumpf in Richtung auf die Symphyse.

Als nächster Schritt wird der Ballontrokar in den dorsalen Abschnitt der Rektusscheide eingeführt und bis zur Symphyse vorgeschoben (Abb. 11.3). Nach Einbringen der 10-mm-Hopkins-Vorausblickoptik in den Trokar wird dessen Ballon unter visueller Kontrolle mit dem dazugehörigen Blasebalg aufgblasen und der präperitoneale Raum so disseziert (Abb. 11.4).

Der Dissektionsballon mit Einführhülse wird durch einen Blunt-Tip-Trokar ersetzt. Über diesen wird nach Abdichten der Einführungsstelle mit Hil-

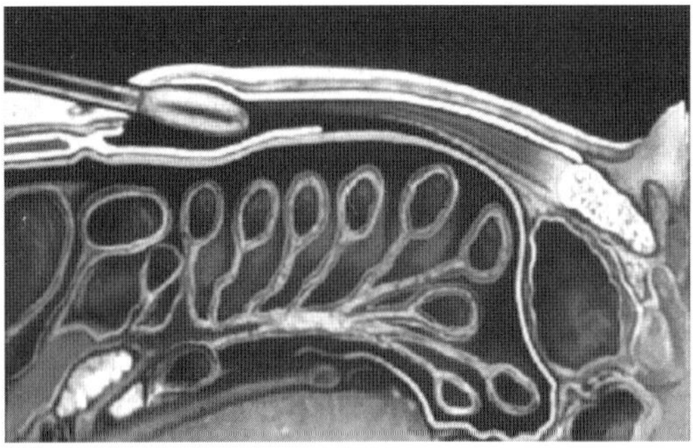

■ **Abb. 11.3.** Eingehen vor der hinteren Rektusscheide und dorsal des M. rectus abdominis und Vorschieben des Dissketionsballons

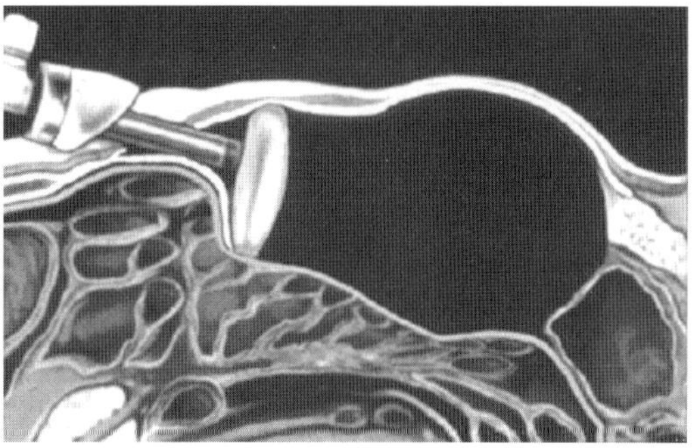

■ **Abb. 11.5.** Einbringen des Blunt-Tip-Trokars und Anlage des Pneumopräperitoneums

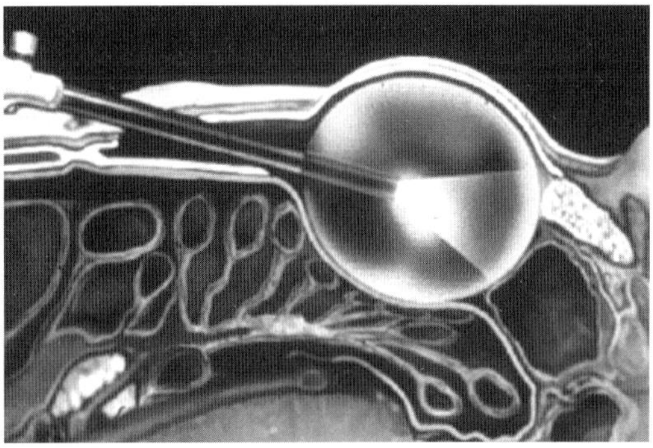

■ **Abb. 11.4.** Insufflation des Dissektionsballons im präperitonealen Raum und Schaffen des Arbeitsraums

fe der Schaumstoffmanschette des Trokars CO_2-Gas mit einer Flussrate von 6 l/min bis zu einem Druck von 12–14 mmHg in den präperitonealen Raum insuffliert (■ Abb. 11.5).

Der Einsatz des im eigenen Vorgehen wie auch von anderen (Faust et al. 1996) regelhaft verwendeten Dissektionsballons zur Schaffung eines präperitonealen Arbeitsraumes ist nicht unverzichtbar für die Durchführung der Methode. In anderen Mitteilungen wird über eine suprapubische, blinde Punktion des Spatium Retzii mit einer Verres-Nadel (Dulucq 1991), über die dann zunächst CO_2-Gas insuffliert wird, oder die stumpfe Dissektion mit der Videooptik unter gleichzeitiger Insufflation von CO_2-Gas in die hintere Rektusscheide (McKernan u. Laws 1992, Schippers u. Schumpelick 1995) berichtet. Beide Vorgehensweisen erscheinen aber u. E. im Vergleich zu der hier dargestellten Technik eher traumatisierend und verletzungsgefährdend für Blase und Peritoneum, auch wenn über solche Komplikationen nicht berichtet wird.

11.5.2 Platzierung der Arbeitstrokare

Wurde der präperitoneale Arbeitsraum in der dargestellten Weise geschaffen, wird als nächster Schritt ein 5-mm-Trokar in der Medianlinie 10 cm kranial der Symphyse unter Sichtkontrolle platziert. Zu diesem Zeitpunkt wechselt der kameraführende Assistent seine Position und stellt sich hinter den Operateur. Über den neu platzierten Trokar wird nun mit der gebogenen Präparierzange nach Kelly der Peritonealsack unter videoendoskopischer Kontrolle stumpf von der ventralen Bauchdecke weit nach lateral und dorsal bis ca. 5 cm kranial der Spina iliaca anterior superior abgelöst. Die genaue Lokalisation der Spina iliaca anterior superior wird dabei durch äußere Palpation erleichtert. Die Präparation muss mit großer Sorgfalt vorgenommen werden, um eine Verletzung des Peritonealsackes zu vermeiden.

Als nächster Schritt erfolgt unter Sichtkontrolle die Platzierung des 3. Trokars (5- oder 10-mm-Trokar) 3 mm kranial der Spina iliaca anterior superior auf der Seite der Hernie, wobei auch hierbei streng darauf geachtet werden muss, dass der Peritonealsack nicht verletzt wird. Anschließend wird der Operationstisch um 30° zur Seite des Operateurs gekippt, und über das zuletzt platzierte Trokar kann nun wahlweise die atraumatische Faßzange nach Reddick-Olsen oder die Endoschere gebogen nach

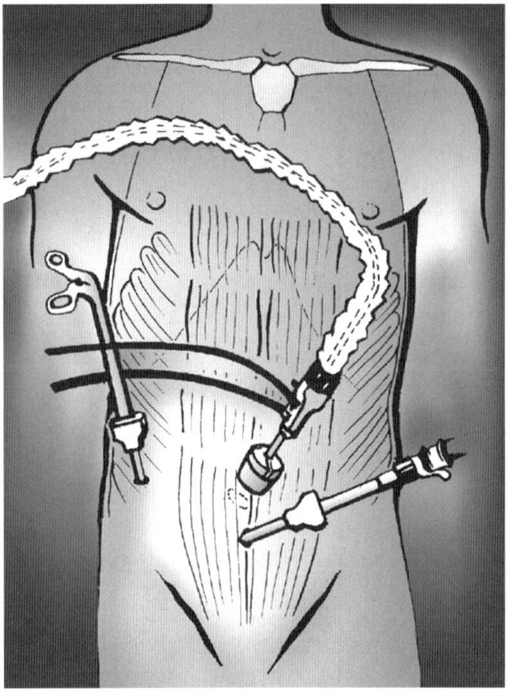

◘ **Abb. 11.6.** Platzierung der Trokare

Metzenbaum eingeführt und die weitere Präparation bimanuell durchgeführt werden (◘ Abb. 11.6).

11.5.3 Anatomische Orientierungspunkte der Leistenregion und Auslösen des Bruchsackes

Durch weiteres bimanuelles Ablösen des Peritonealsackes von der Bauchdecke müssen als nächster Schritt die anatomischen Landmarken der Leistenregion identifiziert werden. Als erste Leitstruktur kommt dabei meist das Lig. pectineale (Cooperi) zur Darstellung. Kranial und medial hiervon findet sich das epigastrische Gefäßbündel. Dieses erlaubt in aller Regel eine sichere Zuordnung der Hernie zu ihrer Bruchpforte und damit Klassifikation des vorliegenden Hernientyps. Direkte Hernien (Typ III A und Typ IV A nach Nyhus; Nyhus 1989) finden sich medial des epigastrischen Gefäßbündels, indirekte Brüche (Typ II, Typ IV B nach Nyhus) lateral hiervon. Bei ausgedehnten Hinterwanddefekten mit zusätzlicher Erweiterung des inneren Leistenringes (Typ III B nach Nyhus) kann die Zuordnung nach vollständigem Auslösen des Bruchsackes aus der Bruchpforte erfolgen. Dieser Vorgang bietet bei direkten Brüchen i. d. R. keine Schwierigkeiten. Häufig ist der Bruchsack allein schon durch die vorausgegangene Ballondissektion aus der Bruchpforte ausgelöst. Dagegen kann das Ablösen großer indirekter Bruchsäcke aus ihrer Bruchpforte durchaus problematisch sein. Gelingt es bei Vorliegen einer großen Skrotalhernie nicht, den Bruchsack aus seiner Bruchpforte auszulösen, kann dieser nach sicherer Identifizierung von Ductus deferens und Vasa testicularis auf Höhe des inneren Leistenringes durchtrennt und der distale Anteil des Bruchsackes im Leistenkanal belassen werden. Der enstandene Peritonealdefekt muss in diesem Falle allerdings mit fortlaufender oder Klammernaht verschlossen werden, um einen direkten Kontakt des einzulegenden Netzes mit dem Darm zu verhindern.

11.5.4 Extraperitonealisierung des Funiculus spermaticus

Als nächster Präparationsschritt wird der Peritonealsack vom Samenstrang und den Vasa spermatica möglichst weit nach kranial abpräpariert. Diese »Parietalisierung« der genannten Strukturen ist besonders wichtig, da diese anderenfalls einem Rezidiv als Leitschiene unterhalb des platzierten Netzes dienen könnten. Bei der Präparation sollte das direkte Fassen des Ductus deferens bzw. der Vasa spermatica mit der Präparierzange vermieden werden. Die Präparation ist dann als abgeschlossen zu betrachten, wenn der gesamte präperitoneale Raum von medial ab der Linea alba nach lateral bis auf Höhe der Spina iliaca anterior superior freipräpariert ist. Alle potenziellen Bruchpforten, wie der Anulus inguinalis profundus, die Fossa inguinalis superficialis ventral und der Canalis femoralis dorsal des Tractus ileopubicus, müssen sicher dargestellt sein. Des Weiteren müssen die epigastrischen und die iliakalen Gefäße, der Ductus deferens, die Vasa testicularis, das Lig. pectineale (Lig. Cooperi), der Tractus ileopubicus und der M. psoas major sicher identifizierbar sein (◘ Abb. 11.7).

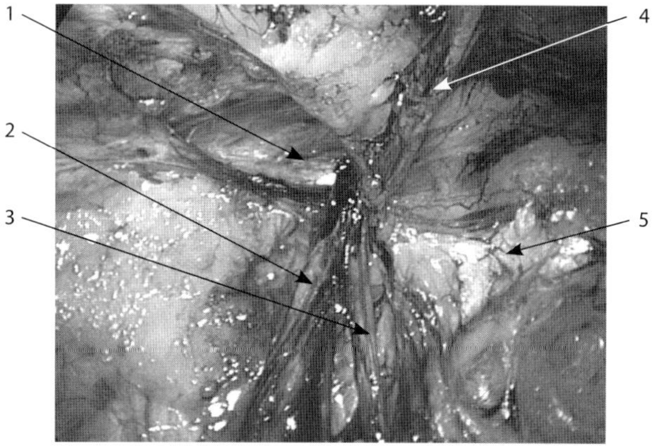

Abb. 11.7. Situs nach Abschluss der Präparation: *1* erweiterter innerer Leistenring (Bruchpforte), *2* Vasae testiculares, *3* Ductus deferens, *4* Vasa epigastrica, *5* Tractus ileopubicus

11.5.5 Netzpositionierung

Nach Abschluss der Präparation wird ein Composite-Polypropylene-Polyglactin-Netz der Größe 15×12 cm in gerollter Form und einer Fadenfixation in der Mitte des Netzes über den Optiktrokar in den präperitonealen Raum eingebracht.

Anschließend wird das Netz im präperitonealen Raum entrollt und unter Abdeckung sämtlicher potenzieller Bruchpforten platziert. Dabei ist darauf zu achten, dass das Netz die genannten Bruchpforten allseits um mindestens 2 cm überragt und möglichst glatt der Bauchdecke anliegt (Abb. 11.8). Im eigenen Vorgehen wird sowohl auf ein Einschneiden als auch auf die Fixierung des Netzes mit Klammern oder Nähten vollständig verzichtet. Die Fixierung des Netzes erfolgt im eigenen Vorgehen, wie auch dem anderer Autoren (Faust et al. 1996), allein durch den Anpressdruck des Peritonealsackes nach Ablassen des CO_2-Gases aus dem präperitonealen Raum. Andere Autoren fixieren das Netz mit Klammern (Dulucq 1991, McKernan u. Laws 1992) oder Nähten (Schippers u. Schumpelick 1995), wobei hierbei peinlichst darauf zu achten ist, dass die Klammern oder Nähte nicht dorsal des Tractus ileopubicus platziert werden, da anderenfalls die hier verlaufenden nervalen Strukturen verletzt werden können. McKernan et al. (McKernan u. Laws 1992) empfehlen zusätzlich ein Einschneiden des Netzes mit Schaffen einer Durchtrittsöffnung für Samenstrang und Vasa spermatica. Auf ein Einschneiden des Netzes wird im eigenen Vorgehen wie auch bei anderen Autoren verzichtet (Faust et al. 1996, Schippers u. Schumpelick 1995).

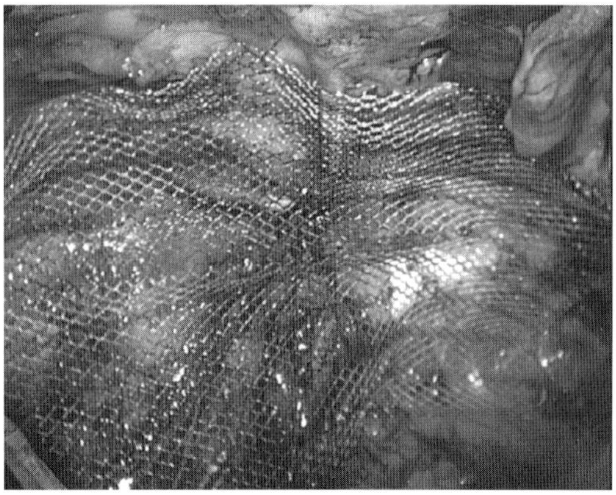

Abb. 11.8. Abschlusssitus nach Platzierung des Netzes vor Ablassen des Pneumopräperitoneums. Alle potenziellen Bruchpforten müssen um mindestens 2 cm überlappt werden

11.5.6 Versorgung beidseitiger Hernien

Zur Versorgung beidseitiger Hernien ist keine zusätzliche Platzierung weiterer Trokare notwendig. In der Regel kann über die eingebrachten Trokare auch die Gegenseite problemlos präpariert werden. Im eigenen Vorgehen wechseln Operateur und kameraführender Assistent nach Fertigstellung der Präparation der einen Seite auf die Gegenseite des Patienten, wobei der Operationstisch gleichzeitig um 30° zum Operateur gekippt wird. Zur Abdeckung der Bruchlücke verwenden wir im eigenen Vorgehen bei beidseitigen Hernien 2 Polypropylenenetze o. a. Größe. Bei der Platzierung ist darauf zu achten, dass sich beide Netze in der Mittellinie dorsal der Symphyse um mindestens 2 cm überlappen. Die Verwendung eines großen Netzes, das beide Seite vollständig abdeckt, hat sich im eigenen Vorgehen nicht bewährt, da die korrekte Platzierung eines Netzes dieser Dimension technisch sehr umständlich und zeitraubend ist.

11.5.7 Abschluss – Desufflation des präperitonealen Raums

Bei erhöhter Sanguination kann eine 20-Charr-Robinson-Drainage im präperitonealen Raum platziert werden, die über die laterale Einstichstelle eingebracht und auf Hautniveau fixiert wird. Andere Autoren verzichten auf die Einlage einer solchen Drainage generell (Dulucq 1991, McKernan u. Laws 1992). Dabei wird der Peritonealsack mit einer Haltezange nach kranial gehalten, um zu verhindern, dass dieser unter das eingelegte Netz läuft. Anschließend erfolgt der Verschluss der Trokareinstichstellen mit Faszien- und Hautnähten.

11.6 Postoperative Mobilisation

Operierte Patienten dürfen nach dem Erwachen aus der Narkose und dem Erreichen vollständiger Vigilanz das Bett verlassen und können voll mobilisiert werden. In aller Regel ist aufgrund der geringen postoperativen Schmerzsymptomatik eine ausreichende Analgesie mit peripher wirksamen Analgetika, die per os gegeben werden können, erzielbar. Die Entfernung der Robinson-Drainage erfolgt in Abhängigkeit von der sich entleerenden Sekretmenge am 1. oder 2. postoperativen Tag, die Entfernung der Wundfäden ambulant am 10. postoperativen Tag durch den betreuenden Hausarzt. Eine postoperative Schonung im Hinblick auf eine körperliche oder sportliche Belastung ist nicht notwendig.

11.7 Spezifische Methodenprobleme

Eine Eröffnung des Peritonealsackes kann sowohl bei der Präparation des Peritonealsackes als auch beim Auslösen des Bruchsackes aus dem Bruchring entstehen. Diese führt zu einem Druckausgleich zwischen dem präperitonealen Raum und der Peritonealhöhle und kann die weitere Präparation sehr erschweren bzw. unmöglich machen. In diesem Fall muss eine Verres-Kanüle in die Peritonealhöhle eingebracht werden, über die das CO_2-Gas aus dieser entweichen kann. In aller Regel ist dann eine problemlose Fortsetzung der Präparation möglich. Kleinere Defekte im Peritonealsack bedürfen keiner speziellen Versorgung, da diese schnell verkleben. Größere Defekte, bei denen der Austritt von Darm in den präperitonealen Raum droht, müssen allerdings übernäht oder geklammert werden, um einen Kontakt zwischen eingebrachtem Polypropylenenetz und Darm sicher zu verhindern.

Während des Eingriffs kann es zur Ausbildung eines mehr oder weniger stark ausgeprägten subkutanen Emphysems kommen, das sich u. U. bis zu einem Weichteilemphysem des Gesichtes ausdehnen kann. Dieses bedarf keiner spezifischen Intervention und bildet sich rasch nach Ablassen des CO2-Gases aus dem präperitonealen Raum zurück. Allerdings kann die resorbierte Gasmenge u. U. Beatmungsprobleme für den Anästhesisten zur Folge haben.

Ebenso wie bei der transperitonealen Präparationstechnik (TAPP) kann es während der Präparation zur Ausbildung eines mehr oder minder ausgeprägten Skrotalemphysems kommen. Dieses kann am Ende des Eingriffs durch einfaches Auspressen beseitigt werden.

Auch nach Versorgung von primären Leisten- und Rezidivleistenhernien mit der hier dargestellten Technik kann es ebenso wie nach der transperitonealen Präparationstechnik (TAPP) zur Ausbildung sog. seröser Pseudorezidive kommen (Stark et al. 1996). Hierbei handelt es sich um eine meist schmerzlose, kugelförmige Vorwölbung auf der operierten Seite, die sich nahezu ausnahmslos in der 1. postoperativen Woche entwickelt und klinisch wie ein Frührezidiv imponiert. Es handelt sich dabei um eine Flüssigkeitsansammlung, die sich ventral des implantierten Netzes ausbildet und im Bereich der ehemaligen Bruchpforte manifest wird. Eine sichere Differenzierung zwischen echtem Frührezidiv und dem serösen Pseudorezidiv ist in aller Regel mit Hilfe der Sonographie sicher möglich. Eine Punktion sollte aufgrund der potenziellen Infektgefahr unbedingt vermieden werden. Aufgrund der hohen spontanen Rückbildungstendenz innerhalb der ersten drei postoperativen Monate bedarf das seröse Pseudorezidiv bis auf eine Aufklärung des Patienten über die Harmlosigkeit der Komplikation keiner speziellen therapeutischen Intervention.

Literatur

Dulucq JL (1991) Traitement des hernies de l'aine par mise en place d'un patch prothetique sous-peritoneal en retroperitoneoscopie. Cah Chir 179: 15–15

Faust H, Kuthe A, Saemann T, Reichel K (1996) Die endoskopische extraperitoneale Patch-Plastik von Leisten- und Femoralhernien ohne Naht- oder Klammerfixation des Polypropylen-Patches. Langenbecks Arch Surg Suppl (Kongressbericht): 603–605

Klinge U, Prescher A, Klosterhalfen B, Schumpelick V (1997) Enstehung und Pathophysiologie der Bauchwanddefekte. Chirurg 68: 293–303

McKernan JB, Laws HL (1992) I.aparoscopic preperitoneal prosthetic repair of inguinal hernia. Surg Rounds 15: 579–610

Nyhus LM (1989) Hernia, 3. Aufl. Lippincott, Philadelphia

Schippers E, Schumpelick V (1995) Endoskopische Hernienreparation – Extraperitoneale Technik. In; Kremer K, Lierse W, Platzer W, Schreiber HW, Weller S (Hrsg) Chirurgische Operationslehre in 10 Bänden, Band 7, Teil 2. Minimalinvasive Chirurgie. Thieme, Stuttgart New York, S 298–306

Schumpelick V, Schippers E (1994) Kritische Bewertung der laparoskopischen Hernienchirurgie. Langenbecks Arch Surg Suppl. (Kongressbericht): 173–176

Stark E, Oestreich K, Wendl K, Rumstadt B (1996) Seröses Pseudorezidiv nach laparoskopischer Hernioplastik (TAPP). Min Invas Chir 5: 150–152

Stoppa RE, Petit J, Henry X (1975) Unsutured Dacron prosthesis in groin hernias. Int Surg 60: 411–412

Stoppa RE, Warlaumont CR (1989) The preperitoneal approach and prosthetic repair of groin hernia. In: Nyhus LM, Condon RE (Hrsg): Hernia, 3. Aufl. Lippincott, Philadelphia, pp 199–225

Transabdominelle präperitoneale Hernioplastik (TAPP) – Operationstechnik

J.-P. Ritz

Die Hernienchirurgie wurde durch 2 Entwicklungen in den letzten 20 Jahren nahezu revolutioniert. Hierzu zählt einerseits die Entwicklung und der Einsatz alloplastischer Materialien und andererseits die Einführung der minimalinvasiven Operationstechnik in der Hernienchirurgie. Durch die Kombination dieser Entwicklungen werden die Vorteile einer spannungsfreien Reparation mit den Vorteilen der minimalinvasiven Chirurgie kombiniert. Dadurch entsteht eine Methode, die mit einer niedrigen Rezidivquote behaftet ist und den Patienten wenig belastet, wenig Schmerzen zuführt und zu einer raschen Mobilisierung führt.

Bei der in diesem Kapitel vorgestellten Technik der transabdominellen präperitonealen Hernioplastik (TAPP) wird ein traditioneller laparoskopischer Zugang gewählt, um nach Eröffnung des präperitonealen Raumes in »Sublaytechnik« ein großflächiges Netz einzubringen, das alle potenziellen Bruchpforten überdeckt. Die Vorteile der TAPP liegen dabei in der Möglichkeit zu einer simultanen Beurteilung und Behandlung beider Inguinalregionen ohne zusätzliche Inzisionen, einer guten Übersicht über das Operationsfeld und dem räumlich unbeengten Zugang zum Operationsgebiet. Elementare Schritte dieses Zugangs sind die Reposition des Bruchsackes, die weitflächige Extraperitonealisierung der Samenstrangsgebilde, die großflächige Überdeckung aller Bruchpforten und der suffiziente Verschluss des Peritoneums über dem Netz. Durch Einhaltung dieser Schritte wird einem Rezidiv vorgebeugt und die Gefahr eines Kontaktes zwischen Netz und Darm minimiert.

12.1 OP-Vorbereitung

Ziel dieses Kapitels ist es, das Operationsprinzip der transabdominellen präperitonealen Hernioplastik, wie es an unserer Klinik angewendet wird, darzustellen. Die Indikation zu diesem Verfahren wird nach umfassender Aufklärung des Patienten bei einer uni- oder bilateralen Hernia inguinalis gesehen, sofern keine inkarzerierten Hernien oder Skrotalhernien vorliegen. Ausgedehnte abdominelle Voroperationen im Unterbauch verbieten ebenfalls den transabdominellen Zugang. Die Aufnahme des Patienten findet üblicherweise am Tag der Operation statt. Der Patient wird in unserer Klinik über ein prästationäres Patientenmanagement ambulant komplett vorbereitet. Hierzu gehört die Anamneseerhebung, die körperliche Untersuchung, die Entnahme des Routinelabors, ggf. verbunden mit Durchführung weiterer diagnostischer Maßnahmen wie EKG oder Röntgen-Thorax. Im Rahmen des prästationären Patientenmanagements wird der Patient über die verschiedenen Verfahren der Hernienreparation aufgeklärt und eine schriftliche Einverständniserklärung festgehalten sowie die anästhesiologische Vorbereitung getroffen. Der Patient kommt nüchtern zur stationären Aufnahme und sollte unmittelbar präoperativ die Blase entleeren. Eine Rasur des Abdomens erfolgt erst auf dem Operationstisch. Eine perioperative Antibiotikaprophylaxe sehen wir nicht als routinemäßig erforderlich an.

12.2 Patientenlagerung

Der Patient wird in Rückenlage auf dem Operationstisch gelagert. Zur Stabilisierung erfolgt die Anlagerung beider Arme an den Körper und das Anbringen von 2 mit Polstern abgedämpften Schulterstützen rechts und links. Zur Durchführung der Armanlagerung ist von anästhesiologischer Seite eine entsprechende Verlängerung der Infusionssysteme erforderlich. Zur Operation wird der Patient in 20°-Trendelenburg-Lagerung gelagert (► Abb. 11.1). Das Operationsteam ist so positioniert, dass der Operateur kontralateral zur Seite der Hernie steht und der 1. Assistent (Kameraassistent) direkt hinter dem Operateur platziert ist. Die Schwester steht mit ihrem Instrumentationstisch fußwärts des Operateurs. Am Fußende des Patienten befindet sich der Videoturm, der Anästhesist befindet sich am Kopfende (► Abb. 11.2).

12.3 Instrumentarium

Als Grundinstrumentarium verwenden wir für eine TAPP eine 10 mm durchmessende 30°-Vorausblickoptik. Zusätzlich verwenden wir zwei 5-mm-Stahltrokare mit Klappenventilen. Alternativ kann ebenfalls ein 5-mm- und ein 10-mm-Stahltrokar eingesetzt werden. Für die Anlage des Pneumoperitoneums ist eine Veress-Kanüle erforderlich, falls kein offener Zugang über eine Minilaparotomie gewählt wird. Als Präparationsinstrumente verwenden wir eine atraumatische Fasszange sowie eine gebogene Endoschere und eine gebogene Präparierzange. An Einmalmaterialien kommt ein Abdichtungstrokar (Blunt-Tip) zum Einsatz. Zusätzlich verwenden wir ein Compositenetz der Größe 15×15 cm, das intraoperativ auf 12×15 cm zurechtgeschnitten wird. Zusätzlich ist es empfehlenswert, für die Fixierung des Netzes bzw. den Reverschluss des Peritoneums über dem Netz einen Endotacker mit 5 mm Durchmesser einzusetzen.

12.4 Operatives Vorgehen

Nach sterilem Abwaschen und Abdecken erfolgt eine semizirkuläre Hautinzision am unteren Rand des Nabels. Hierüber wird entweder über die Veress-Kanüle oder offen nach Einbringen eines Blunt-Tip-Trokars ein Pneumoperitoneum mit Insufflation von CO_2-Gas (15 mmHg) angelegt. Anschließend wird über den hier eingebrachten Trokar die 30°-Winkeloptik nach intraabdominell platziert und zunächst eine diagnostische Laparoskopie und Befunderhebung durchgeführt. Im Rahmen dieser Befunderhebung ist es von Bedeutung, sich die anatomischen Landmarken darzustellen und beide Leistenregionen zu inspizieren. Dadurch kann die Lage, Größe und Klassifikation des Bruches vorgenommen werden. Zur Erleichterung der Inspektion und Präparation sollte der Patient in Kopftieflage gelagert und zusätzlich zur kontralateralen Seite der Hernie gedreht werden.

Unter Sichtkontrolle erfolgt dann das Einbringen von 2 weiteren Arbeitstrokaren (5 mm Durchmesser) rechts und links pararektal auf Nabelhöhe. Mit Hilfe der hierüber eingebrachten Präparationsinstrumente erfolgt eine große bogenförmige Inzision des Peritoneums. Diese beginnt lateralseitig etwas kranial der Spina iliaca anterior superior und zieht sich nach ventromedial verlaufend bis zur Plica umbilicalis medialis. Anschließend erfolgt die Dissektion des Peritoneums und damit die Darstellung des präperitonealen Raumes. Hierbei ist es wichtig, den präperitonealen Raum weit nach lateral und medial zu dissezieren und die Fascia transversalis großzügig freizupräparieren, um später eine große Auflagefläche für das Mesh zu haben. Danach wendet man sich der Mobilisation des Bruchsacks zu. Dieser muss weit bis auf Höhe der Linea arcuata abpräpariert werden. Die epigastrischen Gefäße dienen stets als Orientierungshilfe zum Nachweis der direkten bzw. indirekten Leistenhernie. Der Peritonealsack wird lateralseitig von den Vasa spermatica und dem Ductus deferens abpräpariert. Dies ist wichtig, um Rezidive zu vermeiden. Die nach dorsolateral ziehenden Vasa spermatica und der nach medial ziehende Ductus deferens müssen weitflächig extraperitonealisiert werden. Bei grossen medialen Bruchpforten ist es sinnvoll, die Fascia transversalis zu reponieren und mit einem Metalltacker am Cooper-Ligament zu fixieren. Dies verhindert die Ausbildung eines Seroms in der medialen Bruchpforte, das vom Patienten unter Umständen als Pseudorezidiv wahrgenommen wird. Anschließend erfolgt das Anpassen des zuvor auf die Größe 12×15 cm zurechtgeschnittenen Netzes. Dieses wird in unserer Klinik zusammengerollt und mit einer Vicrylnaht mittig temporär fixiert. Über den Kameratrokar kann dieses Netz dann nach intraabdominell eingeschoben und im präperitonealen Raum platziert werden. Hier wird die Fixationsnaht gelöst und das Netz so ausgerollt, dass sämtliche potenziellen Bruchpforten überdeckt werden. Wesentlich ist eine großzügige Überdeckung der Bruchpforten allseitig um ca. 3 cm. Ein Einschneiden des Netzes oder die Platzierung hinter den Samenstranggebilden ist nicht erforderlich. Das Netz kann ebenfalls mit dem Spiraltacker fixiert werden, wobei darauf zu achten ist, dass keine Clips unterhalb des Tractus ileopubicus im Bereich des Triangle of doom (Schicksalsdreieck) oder im Triangle of pain (Schmerzdreieck) gesetzt werden (▶ Abb. 12.1), um Gefäß- und Nervenläsionen zu vermeiden. Der anschließende Reverschluss der peritonealen Ränder sollte so erfolgen, dass kein direkter Kontakt des Intestinums zum präperitonealen Netz auftritt. Dies kann mit Hilfe des Spiraltackers oder durch Einzelknopfnähte bzw. eine fortlaufende Naht geschehen. Zuletzt werden die Trokare unter Sicht entfernt, um eventuelle Nachblutungen zu vermeiden. Nach Ab-

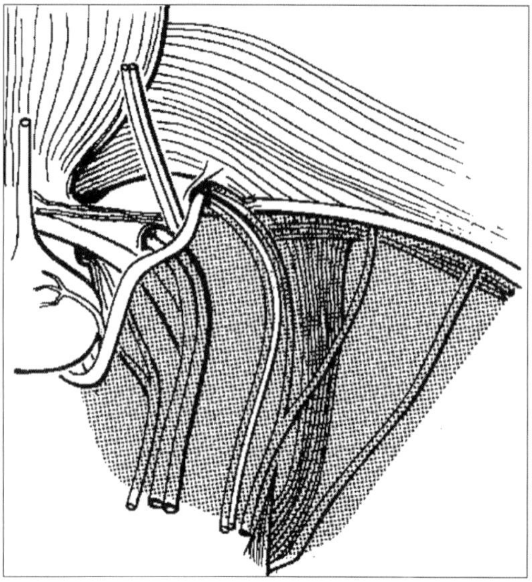

Abb. 12.1. Schematische Darstellung der Anatomie im Triangle of doom und im Triangle of pain (schraffierter Bereich)

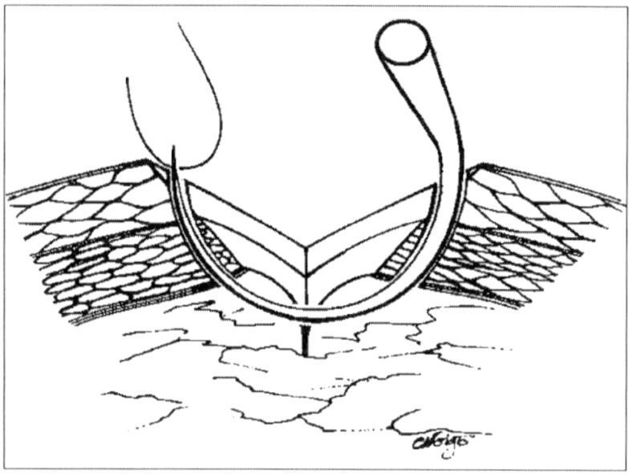

Abb. 12.2. Verschluss der umbilikalen Faszienlücke der Lamina anterior der Rektusscheide mit Hilfe eines geschliffenen Deschamps-Hakens

lassen des Pneumoperitoneums erfolgt der Verschluss der umbilikalen Trokareinstichstelle durch durchgreifende Fasziennähte (► Abb. 12.2).

12.5 Tipps und Tricks zur Vermeidung von Komplikationen

Ein wesentlicher Vorteil der transperitonealen Hernioplastik liegt darin, dass bei bereits multipel konventionell voroperierten Patienten in einem Operationsgebiet präpariert wird, das bislang nicht verändert ist und somit auch nicht narbig durchbaut ist. Zusätzlich kann durch die diagnostische Laparoskopie ein direkter Blick auf beide Leistenregionen gewonnen werden, um so eine bilaterale Hernie direkt zu diagnostizieren. Wesentlich ist jedoch, dass durch die Anlage des Pneumoperitoneums ein ursprünglich extraperitonealer Zugang in einen intraperitonealen Eingriff verwandelt wird, weshalb der Anlage des Pneumoperitoneums eine umfassende Sorgfalt gewidmet werden sollte. Bei Einführen der Veress-Nadel müssen die entsprechenden Sicherheitstests unbedingt beachtet werden. Vor allem am voroperierten Abdomen sollte jedoch ein blindes Einstechen der Veress-Kanüle vermieden werden. Hier empfiehlt sich die Eröffnung des Abdomens über eine Minilaparotomie und die Austastung des eröffneten Abdomens mit dem Finger und anschließendem Einbringen eines Abdichtungstrokars. Bei der Fixierung des Netzes ist darauf zu achten, dass die kritischen Zonen im Bereich der vorbezeichneten Schicksalsdreiecke medialseitig und lateralseitig beachtet werden. Unterhalb des Tractus iliopubicus sollten keinesfalls Clips gesetzt werden, da sonst die Gefahr von Nervenirritationen oder schlimmstenfalls sogar von Verletzungen größerer Gefäße nicht ausgeschlossen werden kann. Postoperative Hämatome und Serome treten bei der endoskopischen Hernioplastik selten auf. Skrotalhernien mit ausgedehnten Bruchsackanteilen sind für die endoskopische Hernioplastik nur mit großer Erfahrung durchzuführen und sehr zeitaufwendig und komplikationsträchtig. Die Abtragung des Bruchsacks entlang des Samenstrangs kann zu diffusen Blutungen mit Hämatombildung führen. Hier hilft häufig das Belassen des distalen Anteils des Bruchsacks, indem man das abpräparierte Peritoneum am Bruchsackhals von den Samenstranggebilden ablöst und damit nur eine kleine Wundfläche hinterlässt. Wichtig ist jedoch, dass Koagulationen nur unter Sicht und punktförmig erfolgen, um die Verletzung von Nerven, Gefäßen und Samenstranggebilden zu vermeiden. Sollte es intraoperativ zu Blutungen aus dem Bereich der epigastrischen Gefäße kommen, sollten diese unter Clipligaturen durchtrennt werden. Ein postoperativ auftretendes Pneumoskrotum ist häufig Folge größerer Präparationen bei großen Hernien und Bruchsäcken und sollte direkt postoperativ dekomprimiert werden. Das Auftreten von Rezidiven kann weitgehend vermieden werden, indem man die potenziellen Bruchpforten medialseitig im Hesselbach-Dreieck, lateralseitig an der Henle-Schlinge und im Bereich des Lig. Cooperi ausgiebig freipräpariert und durch ein mindestens 12×15 cm großes Netz abdeckt. Wichtig ist, dass der Bruchsack und der Peritonealsack weit nach dorsokranial abpräpariert werden, damit das Peritoneum nicht unter das Netz rutscht und somit sich ein Rezidiv den Weg bahnen kann.

12.6 Postoperativer Verlauf

Patienten nach endoskopischer transabdomineller Hernioplastik können bereits am OP-Tag mobilisiert werden. Eine körperliche Schonung ist in unserer Klinik ab dem 1. postoperativen Tag nicht mehr erforderlich. Die Patienten werden 6 h nach der Operation kostaufgebaut und anschließend ab dem 1. postoperativen Tag normal ernährt. Eine Thromboseprophylaxe ist bis zur vollständigen Mobilisation erforderlich. Eine Schmerzmedikation ist zumeist nur als Bedarfsmedikation für die ersten Tage notwendig. Im weiteren Verlauf ist nach Abschluss der Wundheilung eine körperliche Schonung nicht erforderlich, da durch die Abdeckung der Bruchpforten mit Hilfe des eingebrachten Netzes eine primäre Stabilität existiert und der Patient somit körperlich und sportlich voll belastbar ist.

Ergebnisse der Inguinalhernien-reparation – Wissen oder Glauben?

H.G. Hotz

In den vergangenen Jahren hat sich im Methodenspektrum der Inguinalhernienreparation ein Wandel vollzogen. Zahlen der Qualitätssicherung Nordrhein zeigen beispielsweise, dass noch 1993 der Großteil der Inguinalhernien nach Bassini oder Shouldice operiert wurde (Lammers et al. 2001; ◻ Abb. 13.1). Bereits 1999 hatte sich das Spektrum jedoch deutlich in Richtung der Reparationsverfahren mit Kunststoffnetz (Lichtenstein, TAPP/TEP) verschoben. Hier stellt sich die Frage, inwieweit diese offensichtliche Neuorientierung einer wissenschaftlichen Überprüfung der erzielten Ergebnisse standhält.

Das nachfolgende Kapitel untersucht anhand der heute verfügbaren wissenschaftlichen Daten, ob die bei Einführung der neuen Reparationsverfahren postulierten Vorteile (»Glauben«) mit den tatsächlich erzielten Ergebnissen (»Wissen«) übereinstimmen. Verglichen werden hierbei insbesondere die Resultate der endoskopischen Verfahren mit denen der offenen Operationstechniken. Weiterhin wird die konventionelle Reparation mit Naht den Netztechniken gegenübergestellt.

13.1 »Glauben« in der Inguinalhernienchirurgie

Die perioperativen Ergebnisse in der Hernienchirurgie schließen die Operationsdauer, die auftretenden Komplikationen sowie die Dauer der Rekonvaleszenz mit ein. Das Hauptkriterium, an dem sich eine Reparationstechnik messen lassen muss, ist die Rezidivrate. Schließlich muss in Zeiten wachsender sozioökonomischer Zwänge auch der Kostenfaktor berücksichtigt werden.

Bezüglich der Operationsdauer war initial zumindest in der Phase der sog. »Learning curve« zu erwarten, dass endoskopische Verfahren mehr Zeit als offene Techniken in Anspruch nehmen würden. Andererseits versprach man sich durch die Einführung von technisch weniger anspruchsvollen Verfahren mit Netz (z. B. Lichtenstein) einen Zeitvorteil gegenüber aufwändigen Nahtrekonstruktionen (z. B. Shouldice).

Naturgemäß können bei Einführung einer neuen Technik noch keine Komplikationsraten angegeben werden. Ethisch sind neue Techniken allerdings nur dann zu vertreten, wenn man davon ausgehen kann, dass Häufigkeit und Schwere der zu erwartenden Komplikationen zumindest nicht größer als bei den etablierten Verfahren sind.

Einen wesentlichen Gewinn sollten neue Reparationsverfahren bezüglich der Dauer der Rekonvaleszenz bringen: Endoskopische Verfahren würden gegenüber offenen Techniken den Patienten allgemein weniger belasten und Netztechniken im Vergleich zu Nahtverfahren zu einer schnelleren Wiedererlangung der körperlichen Leistungsfähigkeit führen.

Als Hauptgrund für die Verwendung von Kunststoffnetzen wurde eine niedrigere Rezidivrate gegenüber den Nahttechniken postuliert. Inwieweit die Technik der Netzreparation (endoskopisch vs.

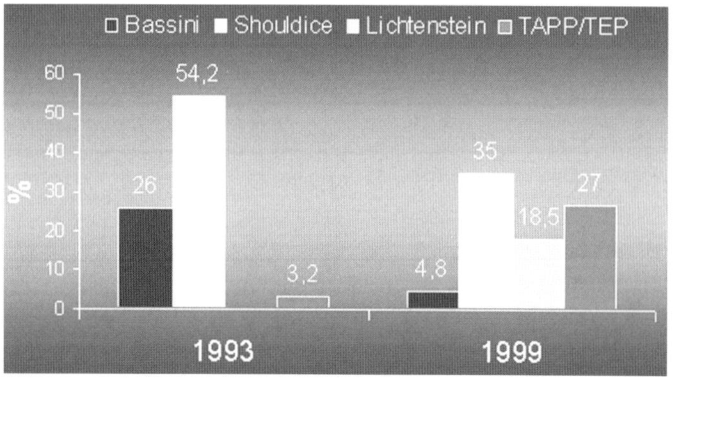

◻ **Abb. 13.1.** Zahlen der Qualitätssicherung Nordrhein bezüglich der Häufigkeit der angewandten Verfahren in der Inguinalhernienchirurgie. (Aus Lammers et al. 2001)

offen) hier auch eine Rolle spielt, musste zunächst noch offen bleiben.

Schließlich sollte auch der Faktor Kosten durch neue Techniken positiv beeinflusst werden. Hier wurden durch die schnellere Rekonvaleszenz und Belastungsfähigkeit Vorteile für endoskopische bzw. Netzverfahren postuliert. Andererseits war von vornherein klar, dass die reinen Materialkosten bei endoskopischen Verfahren höher als bei den offenen Techniken liegen würden.

13.2 »Wissen« in der Inguinalhernienchirurgie

Für eine valide Bewertung der Ergebnisse in der Hernienchirurgie müssen eine Reihe von Voraussetzungen erfüllt sein. So ist eine ausreichend große Fallzahl von Patienten zu fordern, welche mit einer einheitlichen chirurgischen Technik versorgt wurden. Bezüglich der Rezidivraten muss ein ausreichendes Follow-up mit einer Nachuntersuchungszeit von mindestens 1 Jahr gewährleistet sein. Schließlich sollten sich die Nachuntersuchungen nicht auf schriftliche oder telefonische Nachbefragungen stützen, sondern eine klinische und ggf. auch sonographische Nachuntersuchung beinhalten.

Es ist das große Verdienst der EU Hernia Trialists Collaboration, durch eine systematische Auswertung der verfügbaren prospektiv randomisierten Studien einen Vergleich der Ergebnisse der verschiedenen Reparationsverfahren in der Inguinalhernienchirurgie ermöglicht zu haben. Diese Gruppe veröffentlichte im Jahr 2000 2 Metaanalysen, die zum einen Netztechniken mit Nahttechniken vergleichen (EU Hernia Trialists Collaboration 2000a), zum anderen endoskopische Verfahren mit offenen Reparationsmethoden (EU Hernia Trialists Collaboration 2000b).

13.2.1 Perioperative Ergebnisse

Für den Vergleich von Netz- versus Naht-Techniken konnten 15 Studien aus den Jahren 1997–1999 ausgewertet werden. In diese Studien wurden 4005 Patienten eingeschleust, wobei die Fallzahl in den einzelnen Studien zwischen 64 und 672 variierte. Das

Tabelle 13.1. Perioperative Ergebnisse (offene Naht- vs. offene Netzverfahren) aus der Metaanalyse der EU Hernia Trialists Collaboration (2000a)

	Studien	Naht	Netz
OP-Dauer kürzer	9	3	6
Komplikationen geringer	15	=	=
Schmerzen geringer	6	1	5
Stationärer Aufenthalt kürzer	6	1	5
Körperliche Aktivität früher	10	3	7

Follow-up der Patienten betrug bis zu 60 Monate. Insgesamt zeigte die Auswertung bezüglich der Operationsdauer, der postoperativen Schmerzen, der Dauer des stationären Aufenthalts und der Wiederaufnahme der körperlichen Aktivität Vorteile für das Netzverfahren (Tab. 13.1). Bezüglich der Komplikationen waren Netz- und Nahtverfahren gleichwertig.

Für den Vergleich von endoskopischen mit offenen Reparationsverfahren wurden 38 Arbeiten aus den Jahren 1994–1999 ausgewertet. 6804 Patienten (20–1051) gingen in diese Studien ein, mit einem Follow-up bis zu 36 Monaten. Die endoskopischen Techniken waren hier in Bezug auf postoperative Schmerzen, Dauer des stationären Aufenthalts und Wiederaufnahme der körperlichen Aktvität den offenen Verfahren überlegen (Tab. 13.2). Die Operationsdauer war allerdings in allen Studien beim offenen Vorgehen im Vergleich zur endoskopischen Technik kürzer. Bezüglich der Komplikationen ergaben sich insgesamt statistisch keine Unterschiede, wobei die Analyse von Untergruppen (Tab. 13.3) einzelne Fälle von schwerwiegenden intraoperativen Komplikationen wie Organ- oder Gefäßverletzungen bei endoskopischen Verfahren (TAPP) zeigte.

13.2.2 Rezidivraten

Wie irreführend die Betrachtung von Einzelstudien sein kann, wenn es um Rezidivraten bei Hernien-

Tabelle 13.2. Perioperative Ergebnisse (offene vs. endoskopische Verfahren) aus der Metaanalyse der »EU Hernia Trialists Collaboration« (2000b)

	Studien	Offen	Endoskopisch
OP-Dauer kürzer	28	28	0
Komplikationen geringer	34	=	=
Schmerzen geringer	16	4	12
Stationärer Aufenthalt kürzer	18	6	12
Körperliche Aktivität früher	26	2	24

Tabelle 13.3. Untergruppenanalyse (offene Techniken vs. TAPP) der Komplikationen aus der Metaanalyse der EU Hernia Trialists Collaboration (2000b)

	Offen [n]	TAPP [n]
Intra-OP-Komplikationen		
Blasenverletzung	0	4
Magenverletzung	0	1
Dünndarmverletzung	1	0
Verletzung der Vasa epigastrica	0	2
Verletzung der A. iliaca	0	1
Post-OP-Komplikationen		
Dünndarmileus	2	0
Blutung/Hämatom	3	5
Gesamt/1000 Patienten	**1,1%**	**4,7%**

operationen geht, illustriert Tab. 13.4. Hier werden für die total extraperitoneale endoskopische Hernioplastik (TEP) deutlich unterschiedliche Rezidivraten angegeben; wenig überraschend steigen die Zahlen mit zunehmender Beobachtungsdauer. Betrachtet man in der Studie von Champault et al. (1998) die Zahlen für die TEP isoliert, so fällt eine mit 7,4% hohe Rezidivrate auf. Die genaue Analyse dieser Studie zeigt allerdings, dass der Autor das TEP-Verfahren mit der Shouldice-Technik verglichen hat und für letztere eine Rezidivrate von 12,5% angibt – somit schneidet die endoskopische Netztechnik letztlich doch besser als die konventionelle Nahttechnik ab. Verglichen mit Zahlen aus der spezialisierten Shouldice-Klinik (Iles 1965) wären die genannten Rezidivraten für beide Verfahren allerdings inakzeptabel hoch. Dieses Beispiel zeigt, dass einzelne Studien keine allgemein gültigen Schlussfolgerungen über Rezidivraten der einzelnen Verfahren zulassen.

Erneut konnte hier eine Metaanalyse der EU Hernia Trialists Collaboration (2002) für mehr Klarheit sorgen. Es wurden insgesamt 42 prospektiv-randomisierte Studien aus den Jahren 1994–2000 ausgewertet, welche zum einen endoskopische und offene Netzverfahren mit Nahttechniken verglichen, zum anderen endoskopische Netzverfahren den offenen Netztechniken gegenüberstellten. Eine hohe Gesamtpatientenzahl (6901) setzte sich hierbei aus Einzelkollektiven mit einer Größe von 38–994 Patienten zusammen. Neben Primärhernien wurden in etwa der Hälfte der Studien auch Rezidivhernien untersucht.

Tabelle 13.4. Ergebnisse verschiedener Studien bezüglich der Komplikationsrate des TEP-Verfahrens. (Aus Schumpelick 2000)

Autor	Jahr	Zeitraum [Jahre]	Patienten [n]	Rezidive [%]
McKernan	1994	–	250	0
Phillips	1995	1	578	0
Ferzli	1998	1,5	512	1,7
Khoury	1998	3	169	2,5
Champault	1998	5	142	7,4

Tabelle 13.5. Rezidivraten (Naht- vs. Netzverfahren) aus der Metaanalyse der EU Hernia Trialists Collaboration (2002)

	Studien	Netz [n/n]	Naht [n/n]
Flat Mesh vs. Naht	15	16/1.883	95/1.952
Plug/Mesh vs. Naht	2	7/150	14/141
PP Mesh vs. Naht	1	13/199	4/207
TAPP vs. Naht	17	32/1.453	49/1.124
TEP vs. Naht	7	32/1.453	49/1.124
Total	**42**	**88/4.426 (2%)**	**187/3.795 (5%*)**

* $p<0{,}01$

Tabelle 13.6. Rezidivraten (endoskopische Verfahren vs. offene Netztechniken) aus der Metaanalyse der EU Hernia Trialists Collaboration (2002)

	Studien	Endoskopisch [n/n]	Netz offen [n/n]
TAPP vs. Netz offen	14	22/1007	21/1014
TEP vs. Netz offen	7	14/636	7/598
Total	**21**	**36/1643 (2,2%)**	**28/1612 (1,7%)**

Tabelle 13.5 zeigt die Rezidivraten der Netzverfahren im Vergleich mit den Nahttechniken. Insgesamt erbrachte die Metaanalyse einen signifkanten Vorteil für die Netzverfahren (2 versus 5%). Auch das kumulative Rezidivrisiko war für die Netzverfahren niedriger: Während deren Zahlen im Verlauf von 4 Jahren konstant niedrig blieben, stieg die Rate für die Nahttechniken im Zeitverlauf an (Abb. 13.2).

Die Auswertung der Rezidivraten beim Vergleich der endoskopischen Netzverfahren mit den offenen Netztechniken, ergab keine signifikanten Unterschiede. In beiden Gruppen war die Rezidivrate mit 2,2 bzw. 1,7% niedrig (Tab. 13.6).

13.2.3 Kosten

Sozioökonomische Aspekte der Hernienchirurgie wurden bereits in ► Kap. 1 ausführlich dargestellt. An dieser Stelle soll deshalb nur noch einmal kurz auf die Ergebnisse von prospektiv randomisierten

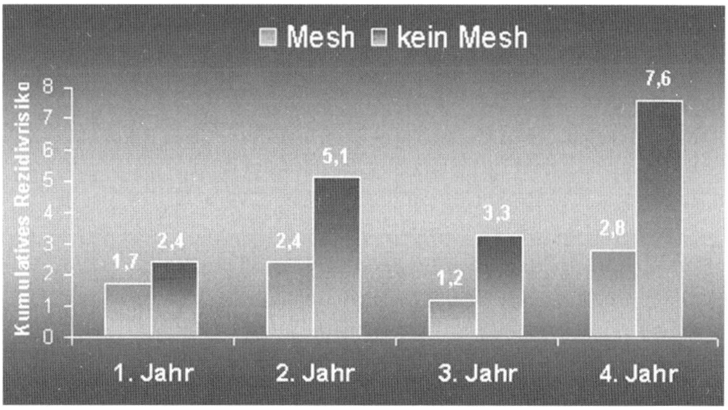

Abb. 13.2. Kumulatives Rezidivrisiko (%) für Netz- und Nahtverfahren (n = 3772). (Aus: EU Hernia Trialists Collaboration 2002)

Studien eingegangen werden, welche die direkten OP-Kosten von offenen und endoskopischen Operationsverfahren vergleichen. So gab Heikkinen 1997 die OP-Kosten für die Lichtenstein-Prozedur mit (umgerechnet) 830 € an (Heikkinen et al. 1997), während für eine TAPP 1.320 € zu Buche schlugen. Ähnliche Relationen berichtete Wellwood 1998: 284 € für einen Lichtenstein, 781 € für eine TAPP (Wellwood et al. 1998). Schließlich analysierte Ferzli 1998 die Kosten von Lichtenstein und TEP (Ferzli et al. 1998); auch hier war die endoskopische Technik mit 487 € deutlich teurer als die offene Prozedur (241 €).

Fazit

Die Metaanalysen prospektiv randomisierter Studien haben gezeigt, dass die neuen Verfahren in der Chirurgie der Inguinalhernien insgesamt vergleichbare Komplikationsraten wie die konventionellen Techniken aufweisen. Bezüglich der Operationsdauer bleibt der offene Zugang dem endoskopischen überlegen, wobei sich offene Netztechniken schneller als offene Nahttechniken ausführen lassen. Bezüglich der Rekonvaleszenz des Patientin sind die Netztechniken den Nahttechniken überlegen, wobei das endoskopische Einbringen des Netzes im Vergleich zur offenen Implantation weitere Vorteile bringt.

Hinsichtlich der Rezidivrate haben sich die Verfahren mit Netz den Nahtverfahren als überlegen erwiesen. Hierbei scheint es keine Rolle zu spielen, ob das Netz offen oder endoskopisch implantiert wird. Die Materialkosten sind allerdings bei endoskopischem Vorgehen höher als unter Verwendung des offenen Zugangsweges.

Zusammengefasst lässt sich konstatieren, dass nach heutigem Wissenstand die Implantation von Kunststoffnetzen das Verfahren der Wahl in der Inguinalhernienreparation darstellt. Den höheren direkten Operationskosten der endoskopischen Verfahren stehen hierbei möglicherweise geringere sozioökonomische Gesamtkosten durch die schnellere Rekonvaleszenz nach endoskopischen Eingriffen gegenüber.

Literatur

Champault G, Barrat C, Catheline JM, Rizk N (1998) Inguinal hernia. 4-year follow-up of 2 comparative prospective randomized studies of Shouldice and Stoppa operations with pre-peritoneal totally endoscopic approach (461 patients). Ann Chir 52: 132–136

EU Hernia Trialists Collaboration (2000a) Mesh compared with non-mesh methods of open groin hernia repair: systemic review of randomized controlled trials. Br J Surg; 87: 854–859

EU Hernia Trialists Collaboration (2000b) Laparoscopic compared with open methods of groin hernia repair: systemic review of randomized controlled trials. Br J Surg 87: 860–867

EU Hernia Trialists Collaboration (2002) Repair of groin hernia with synthetic mesh. Meta-analysis of randomized controlled trials. Ann Surg 235 (3): 322–332

Ferzli G, Sayad P, Huie F, Hallak A, Usal H (1998) Endoscopic extraperitoneal herniorrhaphy. A 5-year experience. Surg Endosc 12 (11): 1311–1313

Heikkinen T, Haukipuro K, Leppala J, Hulkko A (1997) Total costs of laparoscopic and Lichtenstein inguinal hernia repairs: a randomized prospective study. Surg Laparoscop Endosc 7 (1): 1–5

Iles JDH (1965) Specialisation in elective herniorrhaphy. Lancet 1: 751

Lammers BJ, Meyer HJ, Huber HG, Gross-Wege W, Roher HD (2001) Developments in inguinal hernia based on newly introduced intervention techniques in the North Rhine district. Chirurg 72 (4): 448–452

Schumpelick V (2000) Hernien, 4. Aufl. Thieme, Stuttgart

Wellwood J, Sculpher MJ, Stoker Det al. (1998) Randomised controlled trial of laparoscopic versus open mesh repair for inguinal hernia: outcome and cost. BMJ 317 (7151): 631

Konventionelle und spannungsfreie Techniken der Narbenhernienversorgung

M. Kruschewski

Die Inzidenz von Narbenhernien nach Laparotomie wird in Abhängigkeit vom Zugang mit 3–15% angegeben, wobei die mediane Laparotomie mit 10–15% das höchste Risiko in sich birgt (Amid et al. 1994a, Amid et al 1994c, Eisner u. Harder 1997, Schumpelick et al. 1996, Zimmermann et al. 1991). Die zahlreichen Verfahren operativer Techniken sowie die unakzeptabel hohen Rezidivraten von 10–50% (Amid et al. 1994a, Amid et al 1994b, Hesselink et al. 1993, Zimmermann et al. 1991) zeigen deutlich, dass trotz moderner chirurgischer Techniken und Nahtmaterialien sowie modernem prä- und postoperativen Management die chirurgische Versorgung von Bauchwandbrüchen ein ernst zu nehmendes chirurgisches und soziökonomisches Problem darstellt, für dessen Lösung derzeit kein allgemein akzeptierter Standard existiert. Prospektiv randomisierte Studien stehen aus, so dass letztlich nur Expertenmeinungen existieren, einem Evidenzgrad IV entsprechend.

Dieser Beitrag soll daher eine Übersicht über die zur Verfügung stehenden Techniken geben und das eigene Vorgehen aufzeigen. Die Ergebnisse dieser Verfahren werden in einem eigenen Kapitel behandelt (► Kap. 15).

Zusammenfassung. Zur Versorgung von Narbenhernien gibt es keine prospektiv randomisierten Studien, so dass die gegenwärtigen Konzepte letztlich auf Expertenmeinungen, entsprechend einem Evidenzgrad IV, beruhen. In diesem Artikel werden daher unser Versorgungsalgorithmus sowie die von uns angewendeten Techniken detailliert dargestellt. Kleine Hernien mit einem Durchmesser von weniger als 4 cm werden mittels Stoß-auf-Stoß-Naht unter Verwendung von PDS®-Nahtmaterial versorgt. In allen übrigen Fällen, insbesondere bei Rezidiven und Gitternetzbrüchen, wird ein Polypropylene-Netz implantiert. Die Methode der retromuskulären Sublay-Technik wird detailliert beschrieben.

14.1 Nahttechniken

Prinzipiell lässt sich zwischen direkten Nahttechniken und Meshtechniken, also Verfahren, die ein Kunststoffnetz zur Hernienreparatur erfordern, unterscheiden. Bei den direkten Nahtverfahren haben sich im Wesentlichen 2 Methoden durchgesetzt. Einmal die Stoß-auf-Stoß-Naht, zum anderen die Fasziendopplung nach Mayo-Dick, wobei es durch die Nahttechnik zu einem Überlappen der Faszienränder kommt (◘ Abb. 14.1). Bei der Verwendung von Kunststoffnetzen ist entscheidend, wo diese platziert werden. Hier gibt es 3 prinzipielle Möglichkeiten. Das Netz kann auf die Faszie genäht werden

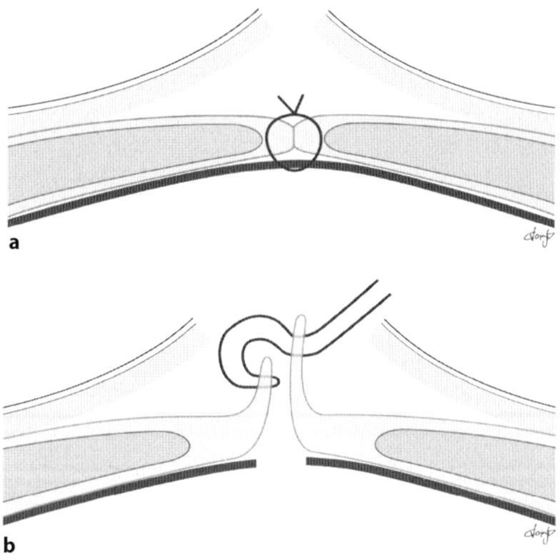

◘ Abb. 14.1a, b. Direkte Nahtverfahren zur Narbenhernienversorgung. **a** Stoß-auf-Stoß-Naht. **b** Fasziendopplung nach Mayo-Dick

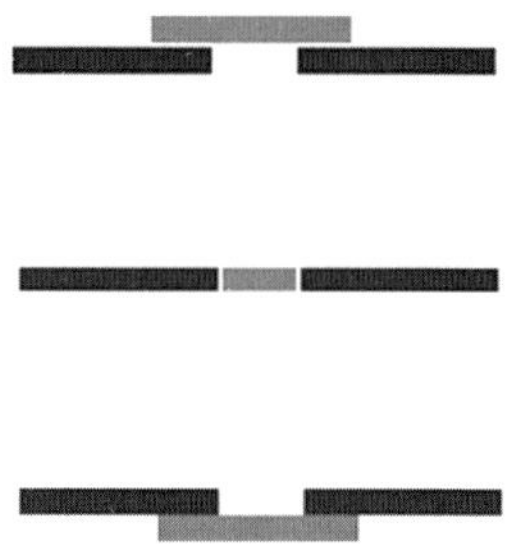

◘ Abb. 14.2. Schematische Darstellung der 3 Möglichkeiten, das Kunststoffnetz (*hell*) in Bezug zu den Faszienrändern (*dunkel*) zu positionieren. Von oben nach unten: Onlay-, Inlay-, Sublaytechnik

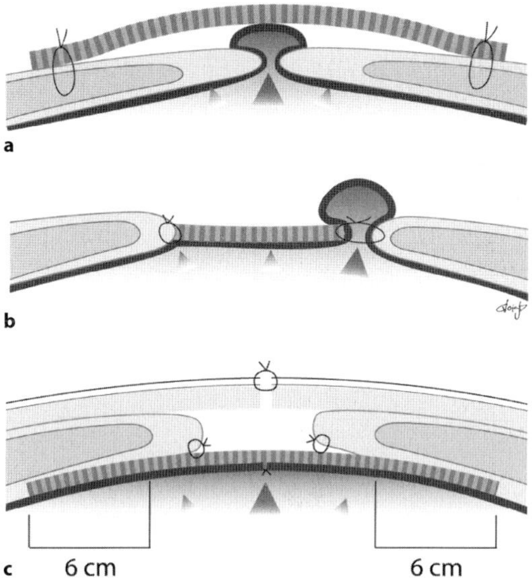

◘ Abb. 14.3a–c. Mögliche Folgen, bedingt durch den intraabdominellen Druck (*Pfeile*). **a** Rezidiv bei Onlaytechnik. **b** Rezidiv im Bereich der Insertion des Netzes bei Inlaytechnik. **c** Sublaytechnik: Hier wird das Netz durch den intraabdominellen Druck retromuskulär angepresst – die Gefahr eines Rezidivs ist geringer. Beachte: Das Netz muss jeweils 6 cm weit retromuskulär platziert werden

(Onlaytechnik), es kann zwischen die Faszienblätter positioniert werden (Inlaytechnik) und es kann schließlich unter der Faszie platziert werden (Sublaytechnik) (◘ Abb. 14.2). Da sowohl bei der Onlay- als auch bei der Inlaytechnik Schwachstellen bestehen, die zu Rezidiven führen können (◘ Abb. 14.3), bevorzugen wir die Sublaytechnik, bei der diese Gefahr deutlich geringer ist (Schumpelick et al. 2002). Als wesentlicher Vorteil ist hierbei die Fixierung der Prothese durch den intraabdominellen Druck anzusehen, so dass sich im Langzeitverlauf Rezidivraten von unter 10% realisieren lassen (Schumpelick et al. 2002). Das Mesh lässt sich auch über einen laparoskopischen Zugang retromuskulär intraperitoneal positionieren (Berger et al. 2002). Hierbei erfolgt nach Adhäsiolyse das Einbringen z. B. eines PTFE-Patches, der die Bruchpforte mehrere Zentimeter breit überlappt. Dieser Patch liegt allerdings intraabdominell, da das Peritoneum nicht eröffnet wird. Somit besteht ein direkter Kontakt mit dem Intestinum. Die Fixierung des Patches erfolgt mittels nicht resorbierbarer Nähte, die von intraabdominell nach außen gestochen werden. Der Knoten wir subkutan platziert.

14.2 Indikationen

Die Indikation zur Versorgung einer Narbenhernie halten wir in Abhängigkeit von Alter, Allgemeinzustand und Grundleiden des Patienten für prinzipiell gegeben. Dabei versorgen wir isolierte primäre Narbenhernien mit einem Durchmesser bis zu 4 cm mittels Stoß-auf-Stoß-Naht, sofern dies spannungsfrei möglich ist. Als Nahtmaterial verwenden wir PDS der Stärke 1. Bei Hernien mit einem Durchmesser von mehr als 4 cm sowie insbesondere bei Rezidivbrüchen oder Gitternetzbrüchen implantieren wir hingegen ein Polypropylenemesh (z. B. Surgipro, Prolene, Vipro I) in retromuskulärer Sublaytechnik.

14.3 Retromuskuläre Sublaytechnik

Vor Beginn der Operation wird eine Antibiotikaprophylaxe mit einem Cephalosporin (z. B. Spizef) durchgeführt (Flament et al. 2002). Die Operation beginnt mit der Exzision der alten Narbe. Anschließend erfolgen die Präparation des Bruchsacks und die Eröffnung des Abdomens. Dabei sollte der Bruchsack sparsam reseziert werden, damit genügend Peritoneum zum späteren Verschluss des Abdomens übrig bleibt. Eine Adhäsiolyse ist nur soweit erforderlich, dass die folgenden OP-Schritte problemlos durchgeführt werden können. Verletzungen des Darms sind wegen der damit verbundenen obligaten Kontamination unbedingt zu vermeiden, auch wenn die akzidentelle Dünndarmeröffnung nicht mehr in jedem Fall als absolute Kontraindikation für eine Meshreparation angesehen wird (Schumpelick et al. 2002). Das Intestinum wird im Weiteren durch Abdeckung mit einem feuchten Bauchtuch geschützt. Das Prinzip der retromuskulären Netzplastik, das von Jean Rives eingeführt wurde (Flament et al. 2002), ist die Positionierung des Netzes hinter der Muskulatur, d. h. es wird zwischen dem M. rectus abdominis und dem hinteren Blatt der Rektusscheide platziert. Dazu ist als nächster Schritt die Eröffnung des hinteren Blattes der Rektusscheide nahe

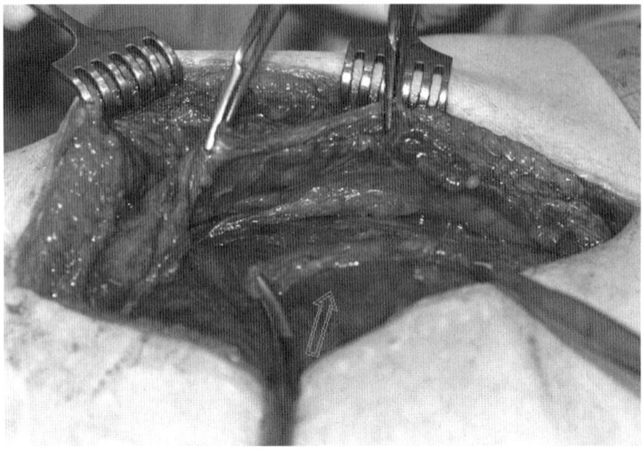

Abb. 14.4. Mobilisation der hinteren Rektusscheide (*Pfeil*) zur retromuskulären Platzierung des Netzes und zum Verschluss des Abdomens. Vorderes Blatt der Rektusscheide (oben im Bild mit Klemmen armiert)

der Linea alba erforderlich. Die Faszie wird größtenteils stumpf abpräpariert und der dorsale Anteil des Muskels dargestellt (Abb. 14.4).

Muss die Rektusscheide bei lateralen Hernien verlassen werden, wird auf jeden Fall die retromuskuläre Position beibehalten. Das Netz kann problemlos zwischen die einzelnen Muskelschichten eingebracht werden. Dabei ist auf die Schonung der lateral einstrahlenden Gefäß-Nerven-Bündel zu achten. Die Präparation ist so weit fortzuführen, bis eine laterale Überlappung des Faszienverschlusses durch das Netz von mindestens 5–6 cm gewährleistet werden kann (Abb. 14.3c). Zur sicheren Vermeidung eines Rezidives ist diese Überlappung in jedem Fall auch nach kranial und kaudal einzuhalten. Dazu erfolgen parallel zur Linea alba verlaufende beidseitige Inzisionen des hinteren Rektusscheidenblattes, wobei sich der hinter der intakt bleibenden Linea alba fettgefüllte präperitoneale Raum darstellt. Unterhalb der Linea arcuata erfolgt die Präparation präperitoneal analog zur Stoppa-Reparation (Schumpelick et al. 2002). Nach ausreichender Präparation des Meshlagers erfolgt der Verschluss des Peritoneums mit einer fortlaufenden resorbierbaren Naht. Ein direkter Kontakt zwischen Netz und Intestinum sollte unbedingt vermieden werden, da es hier zu sehr unangenehmen Verwachsungen kommen kann, die bei einer etwaigen Relaparotomie erhebliche Probleme bereiten können (Abb. 14.5).

In den Fällen, in denen ein Verschluss trotz Einbeziehung des Bruchsacks nicht vollständig möglich ist, kann der Defekt mit einem Patch aus resorbierbarem Material (z. B. Vicryl-Netz) gedeckt werden, um so den direkten Kontakt zwischen Kunststoffnetz und Darm zu vermeiden (Abb. 14.6). Eine weitere Möglichkeit zum Schutz der Viszeralorgane stellt die Verwendung des Omentum majus dar. Schließlich erfolgt die retromuskuläre Implantation des zurechtgeschnittenen Polypropylenemeshes, welches mit Prolenenähten der Stärke 2/0 in Einzelknopfnahttechnik am Rand fixiert wird (Abb. 14.7). Eine Fixierung ist erforderlich, da die durch den intraabdominellen Druck bewirkte Stabilität zunächst

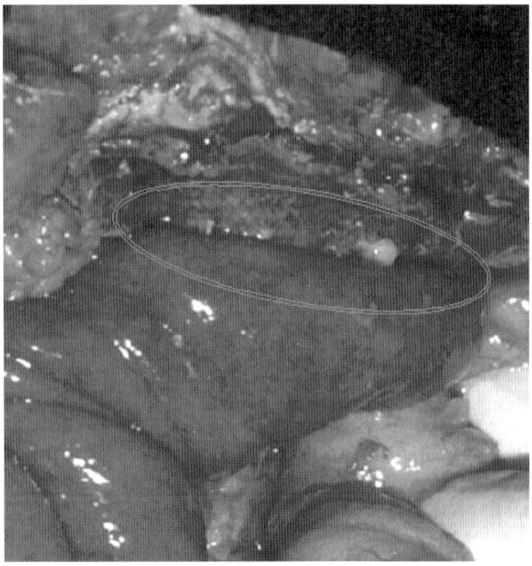

Abb. 14.5. Breitflächige Adhäsion zwischen Mesh und Dünndarm (► Markierung)

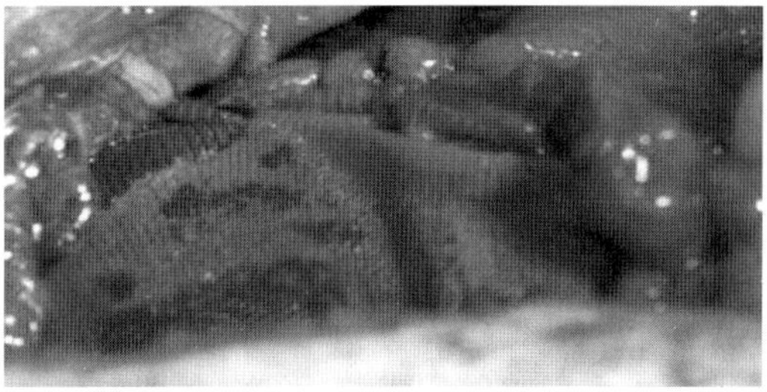

Abb. 14.6. Defektdeckung des Peritoneums mittels Vicryl-Netz

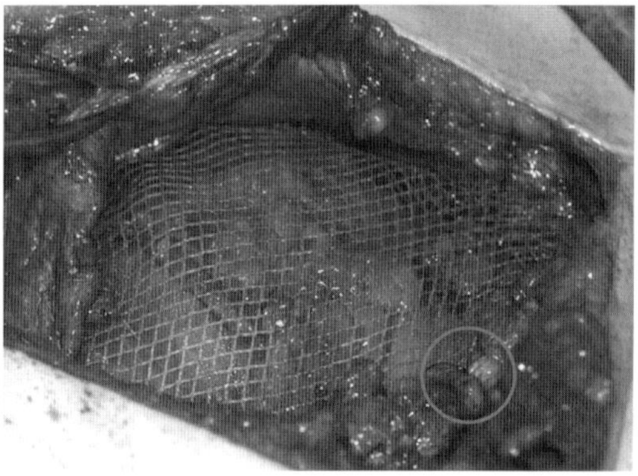

Abb. 14.7. Retromuskulär platziertes Polypropylenemesh in situ. Fixierung mit Prolenenähten der Stärke 2/0 in Einzelknopfnahttechnik (*Kreis*)

nicht ausreichend ist, um die Prothese während der ersten postoperativen Wochen an der korrekten Stelle festzuhalten. Das vordere Faszienblatt verschließen wir nicht, auf paramediane Entlastungsinzisionen des vorderen Rektusscheidenblattes zum Faszienverschluss wird verzichtet. Abschließend erfolgt die Einlage von 14-Charr-Redon-Drainagen, die an der Netzoberfläche platziert werden.

Literatur

Amid PK, Shulman AG, Lichtenstein IL (1994a) A simple stapling technique for prosthetic repair of massive incisional hernias. Am Surg 60: 934-938

Amid PK, Shulman AG, Lichtenstein IL (1994b) Use of Marlex mesh in the repair of recurrent incisional hernia. Br J Surg 81: 1827-1831

Amid PK, Shulman AG, Lichtenstein IL, Hakakha M (1994c) Biomaterials for abdominal wall hernia surgery and principles of their application. Langenbecks Arch Chir 379: 168-171

Berger D, Bientzle M, Müller A (2002) Laparoskopische Narbenhernienreparation. Chirurg 73: 905–908

Eisner L, Harder F (1997) Narbenhernien. Chirurg 68: 304-308

Flament JB, Palot JP, Lubrano D, Levy-Chazal N, Concé JP, Marcus C (2002) Retromuskuläre Netzplastik: Erfahrungen aus Frankreich. Chirurg 73: 1053-1058

Hesselink VJ, Luijendijk RW, de Wilt JH, Heide R, Jeekel J (1993) An evaluation of risk factors in incisional hernia recurrence. Surg Gynecol Obstet 176: 228-232

Schumpelick V, Conze J, Klinge U (1996) Die praeperitoneale Netzplastik in der Reparation der Narbenhernie. Chirurg 67: 1028-1032

Schumpelick V, Junge K, Rosch R, Klinge U, Stumpf M (2002) Retromuskuläre Netzplastik in Deutschland. Chirurg 73: 888–894

Zimmermann G, Müller G, Haid A (1991) Chirurgische Therapie der Narbenhernien. Chirurg 62: 656-659

Ergebnisse der chirurgischen Therapie von Narbenhernien

N. Slavova

Die operative Versorgung von Narbenhernien muss ein optimales Ergebnis erreichen. Das Auftreten eines Rezidivs ist als konsequenzenreiches Therapieversagen kritisch zu beurteilen. Das Patientenkollektiv ist i. d. R. durch vorherige Operationen, Tumorerkrankungen und allgemeine Risikofaktoren vorbelastet. Eine durch die chirurgische Technik bedingte Komorbidität ist daher unzulässig.

Das Ziel:
- kein erneutes Rezidiv,
- niedrige perioperative Komorbidität,
- keine Spätmorbidität,
- dauerhafte Stabilisierung der Bauchwand.

Die Variablen:
- Herniengröße,
- Lokalisation an der Bauchwand,
- Alter des Defekts,
- Anzahl der Rezidive,
- Risikofaktor »Patient«.

Die Herniengröße bestimmt u. a. die Wahl der chirurgischen Technik (◻ Tab. 15.1). Die Lokalisation an der Bauchwand, das Ausmaß der Eventration, das Alter des bestehenden Fasziendefekts und die Anzahl der vorausgegangenen Rezidive sind Prognosefaktoren für den perioperativen Verlauf sowie für Komplikationen. Der Risikofaktor »Patient« beeinflusst die Ergebnisse der Therapie signifikant.

Fazit: Die Therapiewahl orientiert sich individuell an dem einzelnen Patienten.

15.1 Hintergrund

15.1.1 Aktuelle Studienlage

Die Narbenhernienchirurgie unterliegt einer dynamischen Wandlung im Sinne der Weiterentwicklung operativer Techniken und des Einsatzes alloplastischer Materialien.

Ein direkter Vegleich durch Randomisierung ist aufgrund der heterogenen Eigenschaften von Narbenhernien (Größe, Lokalisation, Alter etc.) unzulässig. Die Ausführung des Operationsverfahrens variiert im Detail in Abhängigkeit von der Erfahrung des Operateurs und der operativen Schule. Eine Großzahl der Daten wurde retrospektiv erhoben. Präzise Aussagen hinsichtlich der Wahl und Ergebnisqualität der Therapie lassen sich anhand der vorhandenen Studien nicht treffen. Daher besteht weiterhin Klärungsbedarf bzgl. eines optimalen Therapiekonzepts.

◻ Tabelle 15.1. Die Techniken zur Narbenhernienreparation im Überblick

Techniken		Komorbidität	Rezidiv (Mittelwert) [%]	Anwendung
Reparation konventionell	Faszienadaptation Stoß-auf-Stoß	Niedrig	34	Keine
	Fasziendopplung Mayo		40	Narbenhernien <3 cm
Netzimplantation konventionell	Onlay	Mäßig	8	Unübersichtliche Anatomie
	Inlay		8	Keine
	Sublay		PP: 4 ePTFE: 7	Alle Narbenhernien >3 cm
Netzimplantation laparoskopisch	Sublay IPOM	Hoch	3	?

15.1.2 Therapieergebnisse

Die Narbenhernie ist eine Spätkomplikation in der Viszeralchirurgie. Bedeutende Leistungskriterien sind die Rezidivrate der unterschiedlichen Hernioplastiken, erhoben in einer ausreichenden Nachbeobachtungszeit, und die perioperativen Minor- und Majorkomplikationen. Die Minorkomplikationen umfassen mäßige, vorübergehende Störungen der Rekonvaleszenz, wie z. B. Hämatome, Serome, Wundheilungsstörungen, konservativ beherrschbare Wundinfektionen oder chronische Schmerzen. Majorkomplikationen sind schwerwiegendere Folgen einer Hernioplastik mit weiterem Therapiebedarf. Hierzu zählen beispielsweise Blutungen, Ileusleiden, Darmläsionen, Fisteln oder Netzexplantationen infolge schwerer Infektionen.

15.1.3 Einflussfaktoren

Die Ergebnisse sind stark von patientenbezogenen Faktoren abhängig. Nebendiagnosen wie Adipositas, Diabetes mellitus, Nikotinabusus oder Erkrankungen, die mit chronischer Erhöhung des intraabdominellen Drucks einhergehen, haben eine direkte, z. T. signifikante Wirkung auf die Wundheilung und somit auf das Endergebnis.

Die Eigenschaften der verwendeten Biomaterialien und die Kenntnis über deren spezifische Charakteristika sind als Einflussfaktoren zu beachten.

15.2 Konventionelle Reparation

15.2.1 Faszienadaptation – Stoß-auf-Stoß

Diese Nahttechnik wurde bis in die 90er-Jahre für Narbenhernienreparationen angewendet. In mehreren Studien wurde eine hohe Rezidivrate von 25–46% angegeben, die Anlass für eine kritische Diskussion gab. Als mögliche Ursachen dieser mangelhaften Ergebnisse wurden der postoperative Wundinfekt und die Adipositas in Betracht gezogen (Manninen et al. 1991). Einen Zusammenhang mit der Größe des Defekts wurde erstmalig von Manninen (Manninen et al. 1991) beschrieben, der bei Hernien >4 cm eine Rezidivrate von 41%, bei solchen <4 cm von 25% zeigen konnte. Die Anzahl der vorausgegangenen Rezidive wurde von Read (Read u. Yoder 1989) als Einflussfaktor auf die Rezidivrate erkannt. In seiner Studie rezidivierten 42% der sekundären und nur 25% der primären Hernioplastiken.

Die Stoß-auf-Stoß-Technik ist vom perioperativen Aspekt komplikationsarm.

Fazit: Keine Bedeutung für die Therapie der Narbenhernie.

15.2.2 Fasziendopplung – Mayo

Die Fasziendopplung nach Mayo wurde als vertikale Version auch für die Narbenhernienreparation vielfach angewendet (Paul et al. 1997). Die klinischen Ergebnisse sind vergleichbar mit der Stoß-auf-Stoß-Technik und zeichnen sich durch eine hohe Rezidivquote aus ◘ Tab. 15.2). In anderen Studien wurden Rezidivraten bis zu 54% beschrieben (Paul et al. 1997).

◘ Tabelle 15.2. Ergebnisse der Stoß-auf-Stoß- und Mayo-Technik im direkten Vergleich

Studie (Median)	Patientenzahl [n]		Rezidivrate [%]		Follow-up [Jahre]
	Stoß-auf-Stoß	Mayo	Stoß-auf-Stoß	Mayo	
Manninen et al. 1991	114	57	36	32	0–12
Amgwerd et al. 1992	55	120	25,4	25,8	0–9
Schumpelick et al. 1996	70	27	38,5	44,4	(5,4)
Trupka et al. 1997	33	90	24	34	(3,6)

Hauptursache für diese schlechten Ergebnisse ist die große Spannung, der die adaptierten Faszienränder ausgesetzt sind. Sie steigt mit der Zunahme der Herniengröße und wird von der Fasziendopplung verstärkt (Schumpelick u. Kingsnorth 1999).

Das Verfahren wird in 3–20% der Fälle von Minorkomplikationen begleitet. Wundinfekte treten mit einer Häufigkeit von 2% auf und sind konservativ beherrschbar (Korenkov et al. 2002, Langer et al. 2003, Luijendijk et al. 1997). Schwerwiegende Komplikationen infolge dieser Reparation werden nicht beschrieben, weshalb sie besonders für multimorbide Risikopatienten geeignet ist. Die Mayo-Technik ist allerdings nur für kleine Narbenhernien (<3 cm) adäquat und sollte nach Möglichkeit in horizontaler Richtung und mit fortlaufender Naht ausgeführt werden (Korenkov et al. 2001).

Fazit: Anwendung bei Narberhernien <3 cm.

15.3 Netzimplantation

15.3.1 Prothetik

Der Gebrauch von »Prothesen« in der Hernienchirurgie kann bis Bassisi zurückverfolgt werden. Die Ergebnisse in der Versorgung von Narbenhernien wurden aber erst durch den Einsatz von Biomaterialien deutlich verbessert (Schumpelick et al. 1997). Die Rezidivrate konnte bis 12% im Durchschnitt gesenkt werden (◘ Tab. 15.3).

Die Minorkomplikationen unterscheiden sich weder in der Häufigkeit (2–18%) noch in der Form von jenen bei Techniken ohne Netzimplantation. Im Vergleich zu den »einfachen« Reparationstechniken wurden nach Netzimplantation begleitende Majorkomplikationen beschrieben, die die Diskussion um die genaue Indikation für eine Netzeinlage mit anregten. Die Daten von Luijendijk (Luijendijk et al. 2000) zeigten einen Anstieg der Wundinfektionen von 2 auf 4% bei Patienten nach Netzimplantation, die zunächst konservativ therapiert wurden. Des Weiteren wurden ein persistierender Ileus infolge einer Darmadhäsion am Netz und eine Darmfistel durch Arrosion bei einem Patienten (n=84) beschrieben. Langer zeigte eine signifikant höhere Gesamtkomplikationsrate von 32% nach Netz im Vergleich zu Mayo mit 17% (p=0,001) und beschrieb in 9% der Fälle revisionspflichtige Komplikationen (Nachblutung, Darmverschluss, Darmperforation; Langer et al. 2003).

Fazit: Netzimplantation bedingt eine niedrigere Rezidivrate, aber eine höhere Komorbidität.

15.3.2 Konventionelle Netzimplantation

Onlay. Bei dieser Technik der Netzimplantation wird die Prothese überlappend auf der vorderen Rektusscheide fixiert. Die Rezidivrate in der Literatur liegt zwischen 5,5 und 14,8% (◘ Tab. 15.4). Als Grund für die Rezidive werden zu kleine Prothesen, eine ungenügende Randüberlappung und eine biomechanisch ungeeignete Position des Netzes in Bezug auf den intraabdominellen Druck diskutiert (Schumpelick et al. 1997).

Die Minorkomplikationsrate wird mit 4-26% angegeben. Lokale Infektionen zeigen sich mit einer Häufigkeit von 8–10%, führen aber nur in 1,9% der Fälle zu einer Netzexplantation (Hollinsky et al. 2003, Korenkov et al. 2001, Molloy et al. 1991).

◘ Tabelle 15.3. Ergebnisse nach »einfacher« Reparation und Netzimplantation im Vergleich

Studie	Patientenzahl [n]		Rezidivrate [%]		Follow-up [Monate]
	Ohne Netz	Mit Netz	Ohne Netz	Mit Netz	
Liakakos et al. 1994	53	49	25	8	90
Schumpelick et al. 1996	190	82	30	7	64
Koller et al. 1997	70	26	63	13	24
Luijendijk et al. 2000	97	84	46	23*	26
Korenkov et al. 2002	33	39	12	7	13,5

Tabelle 15.4. Literaturübersicht über die Ergebnisse der »Onlaytechnik«

Studie	Patientenzahl [n]	Rezidivrate [%]	Follow-up [Jahre]
Molloy et al. 1991	50	8	3,8
Vestweber et al. 1997	31	6	3
Chevrel 1998	398	5,5	10
Leber et al. 1998	118	14,8	6,7
Lammers et al. 2003	74	4	2,7
Hollinsky et al. 2003	107	8,4	4,2
		Mittelwert: 8%	

Tabelle 15.5. Ergebnisse der Sublaytechnik mit PP-Netz

Studie	Patientenzahl [n]	Rezidivrate [%]	Follow-up [Jahre]
Schumpelick et al. 1996	82	7	5,3
Sugarman et al. 1996	98	4	0–9
McLanahan et al. 1997	106	3,5	–
Martin-Duce et al. 1999	152	1	6
Ladurner et al. 2001	57	2	0–3
Rosen u. Gyasi 2003	68	7	6
		Mittelwert: 3%	

Nach Expertenmeinung ist diese Technik für Patienten mit dünner Subkutis nicht geeignet, da es häufiger zu postoperativen Schmerzen kommt (Korenkov et al. 2001).

Die Durchführung der Gewebepräparation bei der Onlaymethode ist technisch einfach und besonders bei schwierigen anatomischen Verhältnissen – große Bruchpforte mit ausgedehnter Eventration und weit zurückgewichener Faszia dorsalis – als Verfahren der Wahl zu empfehlen (Hollinsky et al. 2003, Korenkov et al. 2001, Schumpelick u. Kingsnorth 1999). Um ein Rezidiv zu vermeiden, sollte die Prothese die vordere Rektusscheide um 5–8 cm spannungsfrei überlappen (Korenkov et al. 2001, Schumpelick u. Kingsnorth 1999).

Fazit: Technisch unkompliziert, adäquat bei Randüberlappung vo 5–8 cm.

Inlay. Das Inlayverfahren ist eine Technik der Netzimplantation, die sich bereits in den frühen klinischen Studien mit einer insuffizienten Stabilisierung der Bauchwand und einer hoher Rezidivrate (bis zu 50%) nach längeren Nachbeobachtungszeiten als nicht verlässlich zeigte (Amgwerd et al. 1992, Read u. Yoder 1989, Schumpelick u. Kingsnorth 1999).

Fazit: Keine Bedeutung für die Therapie der Narbenhernie.

Sublay. Bei der Sublaytechnik wird das Kunststoffnetz retromuskulär eingebracht und auf dem hinteren Blatt der Rektusscheide fixiert. In dieser Position wird die mechanische Stabilisierung der Bauchwand zusätzlich durch den intraabdominellen Druck gesteigert. Das Verfahren fordert eine ausgedehnte Präparation und ist von der Durchführbarkeit her anspruchsvoll (Korenkov et al. 2001, Langer et al. 2003, Schumpelick u. Kingsnorth 1999). Es werden vermehrte Wundheilungsstörungen beschrieben (Rosen u. Gyasi 2003).

Die Rezidivrate liegt zwischen 1 und 16% (Tab. 15. 5 und 15.6). Ein direkter Vergleich mit der Onlaytechnik in einer prospektiv randomisierten Studie steht aus. Somit kann keine evidenzbasierte Aussage getroffen werden.

Die Komorbidität dieser Technik ist gegenüber dem Onlayverfahren nur ungenügend untersucht worden. In Einzelfällen (2–6%) wurde die Netzposi-

Tabelle 15.6. Ergebnisse der Sublaytechnik mit ePTFE-Netz

Studie	Patientenzahl [n]	Rezidivrate [%]	Follow-up [Jahre]
Cappeletti et al. 1997	60	4	3
Gillion et al. 1997	60	5	3
Arnaud et al. 1998	250	3,2	–
Marchal 1999	128	16	–
Lammers et al. 2001	118	7,6	3,5
		Mittelwert: 7%	

Tabelle 15.7. Ergebnisse der laparoskopischen Netzimplantation

Studie	Patientenzahl [n]	Rezidivrate [%]	Komplikationen		Follow-up [Monate]
			Minor	Major	
Toy et al. 1998	144	4	10%	Ileus 2%	7
Kyzer et al. 1999	53	2	Infektion 2%	Darmläsion 2%	17
Heniford et al. 2000	407	3	1,8%	Darmläsion 2%	23
Chowbey et al. 2000	202	1	18%	?	34
Szymanski 2000	44	5	0%	0%	7
Carbajo et al. 2003	270	4	7%	Darmläsion 2%	44
		Mittelwert: 3%			

tion und die hierfür erforderliche, ausgiebige Präparation mit dem Auftreten von Darmarrosionen und Darmverletzungen in Zusammenhang gebracht (Kingsnorth u. LeBlanc 2003, Langer et al. 2003, Luijendijk et al. 2000). Um schwerwiegende Langzeitkomplikationen zu vermeiden, sollte eine exakte und spannungsfreie Netzpositionierung sowie die Auswahl geeigneter Biomaterialien eingehalten werden (Leber et al. 1998).

Fazit: Anwendung bei Narbenhernien >3 cm, technisch anspruchsvoll.

15.3.3 Laparoskopische Netzimplantationen

Intraperitoneales Onlay. Die laparoskopische Netzimplantation wird in der Chirurgie von Narbenhernien noch eingeschränkt praktiziert. Das technische Vorgehen bei der Netzfixation ist umstritten (Berger et al. 2002). Die maximale Nachbeobachtungszeit liegt bei 3,5 Jahren (Carbajo et al. 2003) und ist für eine präzise Evaluation der Rezidiv- und Komplikationsrate nicht ausreichend.

Die ersten Studien zeigen mit einer Rezidivrate von 1–5% ein gutes Ergebnis (Tab. 15.7).

Die begleitenden Komplikationen werden kontrovers dargestellt. Szymanski (2000) berichtete über eine Gesamtkomplikationsrate von 0% bei einem Kollektiv von 44 Patienten. Berger (Berger et al. 2002) beschrieb in 2,2% der Fälle revisionspflichtige Komplikationen. Andere Studien zeigten das Auftreten von Darmläsionen mit einer Häufigkeit von 1–2% (Carbajo et al. 2003, Heniford et al. 2000, Kyzer et al. 1999). Die Datenlage erlaubt derzeit keine Bewertung der laparoskopischen Technik der Netzimplantation.

Fazit: Derzeit noch kein Fazit möglich.

Literatur

Amgwerd M, Decurtins M, Largiader F (1992) Hernia of the surgical scar – predisposition or inadequate suture technique? Helv Chir Acta Aug 59 (2): 345–348

Arnaud JP, Tuech JJ, Pessaux P, Hadchity Y (1999) Surgical treatment of postoperative incisional hernias by intraperitoneal insertion of dacron mesh and an aponeurotic graft: a report on 250 cases. Arch Surg 134 (11): 1260–1262

Bauer JJ, Salky BA, Gelernt IM, Kreel I (1987) Repair of large abdominal wall defects with expanded polytetrafluoroethylene (PTFE). Ann Surg 206 (6): 765–769

BenhidjebT, Bärlehner E, Anders S (2003) Laparoskopische Narbenhernien-Reparation – Muss das Netz für die intraperitoneale Onlay-Mesh-Technik besondere Eigenschaften haben? Chir Gastroenterol 19 (Suppl 2): 16–22

Berger D, Bientzle M, Müller A (2002) Laparoskopische Narbenhernienreparation. Chirurg 73: 905–908

Cappeletti M, Attolini G, Cangioni G, Mascherini G, Taddeucci S, Gervino L (1997) The use of mesh in abdominal wall defects. Minerva Chir 52: 1169–1176

Carbajo MA, Martp del Olmo JC, Blanco JI, Toledano M, de la Cuesta C, Ferreras C, Vaquero C (2002) Laparoscopic approach to incisional hernia. Surg Endosc 2003 17 (1): 118–22 (Epub Oct 29)

Chowbey PK, Sharma A, Mann V, Baijal M, Vashistha A (2000) Laparoscopic ventral hernia repair. J Laparoendosc Adv Surg Tech A, Apr 10 (2): 79–84

Deysine M (1992) Hernia repair with expanded polytetrafluoroethylene. Am J Surg 163 (4): 422–424

Dumanian GA, Denham W (2003) Comparison of repair techniques for major incisional hernias. Am J Surg 185: 61–65

George CD, Ellis H (1986) The results of incisional hernia repair: a twelve year review. Ann R Coll Surg Engl 68: 185–187

Gillion JF, Begin GF, Marecos C, Fourtanier G (1997) Expanded polytetrafluoroethylene patches used in the intraperitoneal or extraperitoneal position for repair of incisional hernias of the anterolateral abdominal wall. Am J Surg 174 (1). 16–19

Hamy A, Pessaux P, Arnaud J-P (2003) Surgical treatment of large incisional hernias by an intraperitoneal darcon mesh and an aponeurotic graft. J Am Coll Surg 196: 531–534

Heniford BT, Park A, Ramshaw BJ, Voeller G (2000) Laparoscopic ventral and incisional hernia repair in 407 patients. J AM Coll Surg 190: 645

Hesselink VJ, Luijendijk RW, de Wilt JH, Heide R, Jeekel J (1993) An evaluation of risk factors in incisional hernia recurrence. Surg Gynecol Obstet 176: 228–234

Hollinsky C, Sandberg S, Glaser KS (2003) Die Onlay-Technik in der Hernienchirurgie der Narbenhernie. Chir Gastroenterol 19 (Suppl 2): 35–38

Kingsnorth A, LeBlanc K (2003) Hernias: inguinal and incisional. Lancet 362: 1561–1567

Koller R, Miholic J, Jakl RJ (1997) Repair of incisional hernias with expanded polytetrafluoroethylene. Eur J Surg 163 (4): 261–266

Korenkov M, Paul A, Sauerland S (2001) Classification and surgical treatment of incisional hernia. Results of an experts meeting. Langenbeck Arch Surg 386: 65–73

Korenkov M, Sauerland S, Troidl H (2002) Randomized clinical trial of suture repair, polypropylene mesh or autodermal hernioplasty for incisional hernia. Br J Surg 89: 50–56

Kyzer S, Alis M, Aloni Y, Charuzi I (1999) Laparoscopic repair of postoperation ventral hernia. Early postoperation results. Surg Endosc 13 (9): 928–931

Ladurner R, Trupka A, Schmidbauer S, Hallfeldt K (2001) The use of an underlay polypropylene mesh in complicated incisional hernias: sucessful French surgical technique. Minerva Chir 56 (1): 111–117

Lammers BJ, Meyer HJ, Huber HG, Gross-Weege W, Roher HD (2001) Developments in inguinal hernia based on newly introduced intervention techniques in the North Rhine district. Chirurg 72 (4): 448–452 (German)

Lammers BJ, Voos S, Goretzki PE (2003) Ergebnisse der konventionellen »Mesh«-augmentierten Narbenhernien-Chirurgie – intraperitoneale Onlay-Mesh-,Onlay- und Sublay-Techniken. Chir Gastroenterol 19 (Suppl 2): 24–28

Langer C, Liersch T, Becker H (2003) 25 Jahre Erfahrung in der Narbenhernienchirurgie. Chirurg 74: 638–645

Leber GE, Grab JL, Reed WP (1998) Long-term complications associated with prosthetic reapir of incisional hernias. Arch Surg 133: 378–382

Liakakos T, Karanikas I, Panagiotidis H, Dendrinos S (1994) Use of marlex mesh in the repair of reccurent incisional hernia. Br J Surg 81: 248–249

Luijendijk R,Lemmen M, Wereldsma J (1997) Incisional hernia recurrence following »vest-over-pants« or vertical Mayo repair of primary hernias of the midline. World J Surg 21: 62–66

Luijendijk R, Hop W, van der Tol M (2000) A comparison of suture rapair with mesh repair for incisional hernia. N Engl J Med 343 (6): 392–398

Manninen MJ, Lavonius M, Perhonemi VJ (1991) Results of incisional hernia repair. A retrospektive study of 172 unselected hernioplasties. Eur J Surg 157: 29–31

Martin-Duce A, Noguerales F, Lozano O, Villeta R, Martin J, Muguerza J, Diez M (1999) Treatment of lateral incisional hernias. Eur J Surg 165 (12): 1187–1188

McLanahan D, King LT, Weems C, Novotney M, Gibson K (1997) Retrorectus prosthetic mesh repair of midline abdominal hernia. Am J Surg 173 (5): 445–449

Molloy RG, Moran KT, Waldron RP, Brady MP, Kirwan WO (1991) Massive incisional hernia: abdominal wall replacement with Marlex mesh. Br J Surg 78 (2): 242–244

Paul A, Korenkov M, Peters S, Fisher S, Holthausen U, Köhler L, Eypasch E (1997) Die Mayo-Dopplung zur Behandlung des Narbenbruchs der Bauchdecken nach konventioneller Laparotomie. Zentralbl Chir 122: 862–870

Paul A, Korenkov M, Peters S, Kohler L, Fischer S, Troidl H (1998) Unacceptable results of the Mayo procedure for repair of abdominal incisional hernias. Eur J Surg 164: 361–367

Read RC (2004) Milestones in the history of hernia surgery: Prosthetic reapir. Hernia 8: 8–14

Read RC, Yoder G (1989) Recent trends in the management og incisional herniation. Arch Surg 124: 485–488

Rosen H, Gyasi A (2003) Retromuskuläre Kunststoffnetz-Implantation von Narbenhernien. Chir Gastroenterol 19 (Suppl 2): 39–45

Schumpeli V, Kingsnorth G (1999) Incisional hernia of the abdominal wall, 1. ed. Springer, Berlin Heidelberg New York

Schumpelick V, Conze J, Klinge U (1996) Die präperitonelae Netzplastik in der Reparation der Narbenhernie. Chirurg 67: 1028–1035

Schumpelick V, Arlt G, Klinge U (1997) Versorgung von Nabelhernie und Narbenhernie. Dt Ärztebl 94: A-3471–3476 [Heft 51–52]

Schumpelick V, Junge K, Stumpf M (2002) Retromuskuläre Netzplastik in Deutschland. Chirurg 73: 888–894

Sugerman HJ, Kellum JM jr, Reines HD, DeMaria EJ, Newsome HH, Lowry JW (1996) Greater risk of incisional hernia with morbidly obese than steroid-dependent patients and low recurrence with prefascial polypropylene mesh. Am J Surg 171 (1): 80–84

Toy FK, Bailey RW, Carey S et al. (1998) Prospective, multicenter study of laparoscopic ventral hernioplasty. Preliminary results. Surg Endosc 12 (7): 955–959

Trupka AW, Schweiberer L, Hallfeldt K, Waldner H (1997) Management of large abdominal wall hernias with foreign implant materials (Gore-Tex patch). Zentralbl Chir 122 (10): 879–884 (German)

Trupka AW, Hallfeldt KK, Schmidbauer S, Schweiberer L (1998) Management of complicated incisional hernias with underlay-technique implanted polypropylene mesh. An effective technique in French hernia surgery Chirurg Jul 69 (7): 766–772 (German)

Vestweber KH, Lepique F, Haaf F, Horatz M, Rink A (1997) Netzplastiken bei Bauchwand-Rezidivhernien – Ergebnisse. Zentralbl Chir 37: 443–449

Vrijland W, Jeekel J (2003) Prosthetic mesh repair should be used for any defect in the abdominal wall. Curr Med Res Opin 19 (1): 1–3

Techniken und Ergebnisse zur Versorgung von Anus-praeter-Hernien

A.J. Kroesen

Parastomale Hernien sind ein häufig anzutreffendes Problem der Stomachirurgie. Nach dem britischen Kolorektalchirurgen Goligher findet sich bei nahezu jedem intestinalen Stoma ein gewisser Grad von Herniation, so dass eine Komplikation als nahezu unvermeidbar betrachtet werden muss (Goligher 1980).

Kolostomahernien kommen mit einer Frequenz von 4,8–11,6% vor. Ileostomahernien sind in einer Frequenz von 3–8,1% deutlich geringer. In der Arbeit von Marshall et al. (1975) wird die Frequenz für Ileumconduitparastomalhernien mit 4,5% angegeben. Die Operationsfrequenz hingegen schwankt für die intestinalen Stomata zwischen 3 und 37,5%. Im Vergleich zum Ileumconduit fällt hier auf, dass parastomale Ileumconduithernien mit einer Operationsfrequenz von 88,9% angegeben werden. Dies ist darauf zurückzuführen, dass die Urindiversionen einer optimalen Funktion bedürfen und somit in fast allen Fällen vorkommende Hernien korrigiert werden müssen.

Die Ursachen einer Anus-praeter-Hernie sind mannigfaltig. Als häufigste Ursache ist eine falsche Stomaposition anzusehen. So sollte die Anlage des Intestinalstomas generell transrektal erfolgen. Die zweite Ursache besteht in operativ-technischen Fehlern. Ursachen von Seiten des Patienten sind eine ausgeprägte Adipositas, bzw. bei Karzinompatienten kommt zusätzlich eine Malnutrition zum Tragen. Postoperative lokal septische Prozesse im Bereich des Stomas stellen eine weitere Ursache für eine Anus-praeter-Hernie dar.

Die ideale Therapie der meisten medizinischen Probleme ist die Prophylaxe. Durch die Beachtung einiger operativ-technischer Grundregeln kann so eine Anus-praeter-Hernie vermieden werden. In erster Linie sollten Stomahernien durch eine transrektale Stomaanlage vermieden werden.

Die Hernienfrequenz analysierten Sjödahl et al. (1988) retrospektiv an 130 Patienten mit transrektal und pararektal angelegten Stomata. Für transrektal angelegte Stomata bestand hier eine Hernienrate von 2,8%. Bei pararektal angelegten Stoma war die Hernienrate 21,7% (signifikanter Unterschied $p<0,05$).

Des Weiteren sollte die Größe der Durchtrittsstelle des Darmes richtig gewählt werden. Die Faszieninzision sollte maximal für 2 Querfinger durchgängig sein. D. h. die Faszieninzisionslänge sollte 2 cm nicht überschreiten. Hierbei wird zur Faszieninzision ein kreuzförmiger Schnitt gewählt. Eine weitere Möglichkeit zur Vermeidung von Hernien besteht in einer extraperitonealen Tunnelierung des Darmes vor Durchtritt durch die Bauchdecke, welches sich jedoch nicht in größerem Maße durchgesetzt hat.

16.1 Therapie

Die Operationsfrequenz von Anus-praeter-Hernien beträgt 10–20%. Die niedrige Zahl von operationsbedürftigen Hernien legt nahe, dass die Therapie der Wahl primär in einer konservativen Therapie besteht. Besteht keine eindeutige Indikation zur Operation, so sollte eine Anus-praeter-Hernie primär in erster Linie konservativ behandelt werden. Dies geschieht durch ein maßgeschneidertes Bruchband, welches, wie in ◘ Abb. 16.1 demonstriert, um das Stoma herum zu liegen kommt. Durch Verwendung eines solchen maßgeschneiderten Bruchbandes lässt sich die gefürchtete Komplikation der Inkarzeration wirkungsvoll verhindern.

Die Indikation für eine operative Revision einer Anus-praeter-Hernie ist bei den folgenden Punkten gegeben:

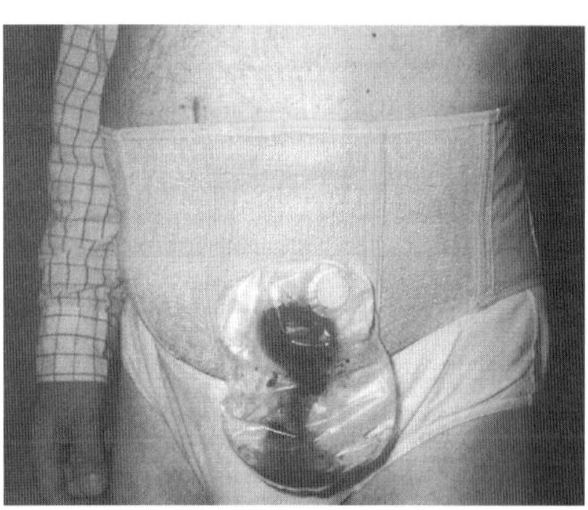

◘ **Abb. 16.1.** Konservative Versorgung einer parastomalen Hernie durch ein Mieder

- Hernia per magna,
- drohende Inkarzeration oder Inkarzeration,
- Auftreten von rezidivierenden Subileuszuständen,
- schwerwiegende Stomaversorgungsprobleme,
- eine der Hernie assoziierte Stenose oder ein Prolaps,
- Evakuationsprobleme,
- eine Revision aus kosmetischen Gründen.

Zur chirurgischen Therapie von Anus-praeter-Hernien stehen prinzipiell 4 Verfahren zur Verfügung. Diese bestehen in der primären Fasziennaht, der Fasziennaht mit Einlage eines Kunststoffnetzes, der Fasziennaht mit Einlage einer Kunststoffprothese und der Stomaverlagerung.

Fasziennaht. Beim Hernienverschluss durch primäre Fasziennaht (▪ Abb. 16.2) sollte der Zugang nicht direkt am Stoma, sondern deutlich außerhalb des Darmdurchtritts gewählt werden. Nach sorgsamer Präparation der Faszienränder, erfolgt der Verschluss entweder durch Stoß-auf-Stoß-Naht oder im Sinne einer Fasziendoppelung nach Mayo. Gerade bei großen parastomalen Hernien kann sich das Problem ergeben, dass es durch die permanente Überdehnung der Haut zu größeren Hautfalten kommt. Hier muss u. U. ergänzend zum Faszienverschluss Haut mitreseziert werden.

Hernienverschluss durch Netzeinlage. Auch beim Hernienverschluss durch Netzeinlage (▪ Abb. 16.3) ist darauf zu achten, dass der Hautschnitt deutlich außerhalb des Stomas erfolgt. Nach eindeutiger Darstellung der Faszienränder erfolgt die Netzeinlage. Fakultativ stehen hier die sog. »Onlay-« bzw. »Sublaytechnik« zur Verfügung. Wir favorisieren die sog. Sublaytechnik, bei der das Netz präperitoneal und subfaszial eingenäht wird. Die Sublaytechnik hat durch die zusätzliche Fixation des Netzes durch den intraabdominellen Druck einen zusätzlich stabilisierenden Effekt.

Stomaprothese. Von der Arbeitsgruppe um de Ruiter und Bijnen wurde 1992 (de Ruiter u. Bijnen 1992) eine zusätzliche Variante des Stomahernienverschlusses publiziert. Diese besteht in der Implantation einer Kunststoffprothese. Diese Prothese besteht aus einem nichtresorbierbaren Kunststoffnetz. Im Bereich des Stomadurchtritts ist auf dieses Netz ein Kunststoffring aufgebracht, der eine zusätzliche Fixationsmöglichkeit der Faszie bietet.

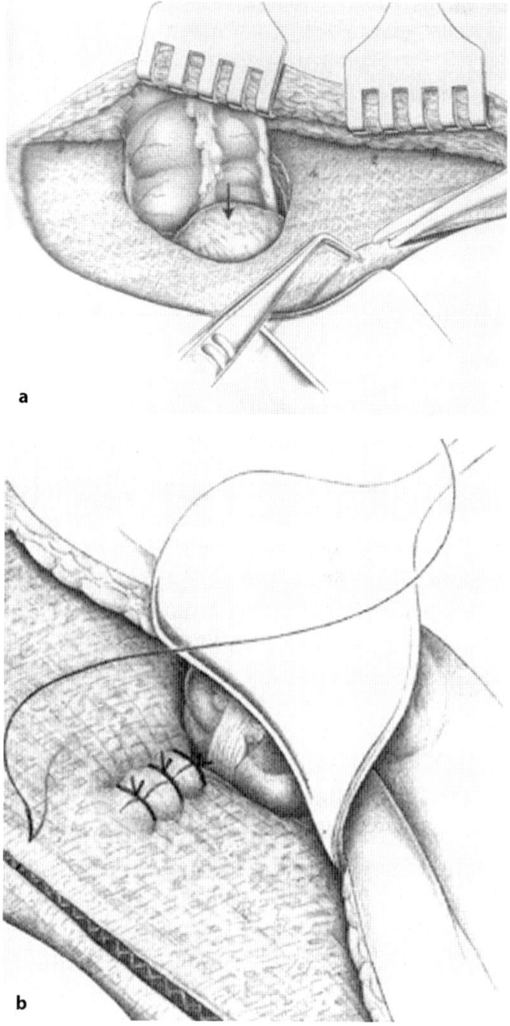

▪ **Abb. 16.2a, b.** Verschluss einer parastomalen Hernie durch direkte Naht. **a** Inzision deutlich außerhalb des Stomas. **b** Verschluss durch Fasziendopplung

Stomaverlagerung. Es erfolgt zunächst eine Medianlaparotomie. Das ehemalige Stoma, das in der Regel pararektal angelegt ist, wird zunächst aus seinem Durchtritt durch die Bauchdecke herausgelöst. Der Verschluss der Faszie erfolgt durch eine der o. a. Techniken (primäre Fasziennaht, Kunststoffnetzein-

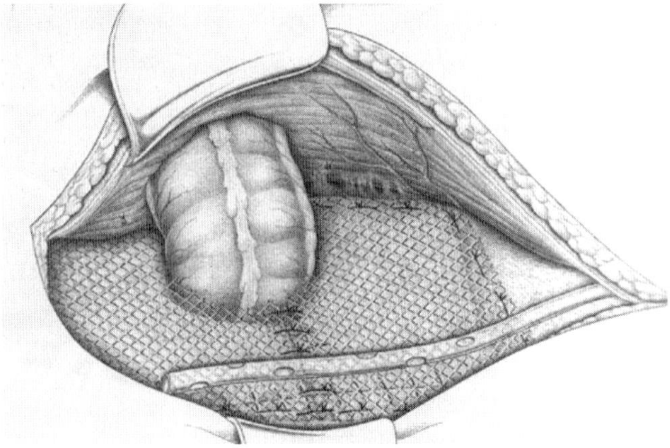

Abb. 16.3. Verschluss einer parastomalen Hernie durch Netzeinlage – epifasziale Positionierung des Netzes

lage). Dann wird ein neuer Stomasitz gewählt, der idealerweise transrektal liegen sollte und entweder ipsilateral oder kontralateral des ehemaligen Stomasitzes zu liegen kommt (Abb. 16.4).

Obwohl es in der Literatur eine Reihe von Publikationen zur Beschreibung und Evaluation der chirurgischen Methoden zum Hernienverschluss gibt, beträgt die Gesamtzahl der in diesen Veröffentlichungen publizierten Patienten lediglich 170 Fälle. Nur eine Arbeit analysiert in einer retrospektiven Studie vergleichend die Ergebnisse der primären Fasziennaht, der Stomaverlagerung und der Einlage eines Kunststoffnetzes. Diese im Jahre 1994 von Rubin et al. (1994) publizierte Arbeit vergleicht 36 Patienten mit primärer Fasziennaht, 25 Patienten mit Stomaverlagerung und 7 Patienten mit Einlage eines Kunststoffnetzes. Bei der primären Fasziennaht und der Stomaverlagerung war die Inzidenz von Kolostoma- und Ileostomahernien vergleichbar. Bis auf die Gruppe der Kunststoffhernien bestand eine vergleichbare Rate von parastomalen Infektionen. Hinsichtlich des parastomalen Hernienrezidivs ergeben sich jedoch frappierende Unterschiede. Für die primäre Fasziennaht bestand in dieser Arbeit eine Rezidivrate von 81% gegenüber 24% für eine Stomaverlagerung und 43% für ein Kunststoffnetz. Jedoch wies die Gruppe der durch eine Stomaverlagerung therapierten Patienten zusätzlich eine 20%ige Frequenz von Narbenhernien im Bereich der Laparotomiewunde auf. Ca. 25% dieser Rezidive aller 3 Gruppen wurden reoperiert.

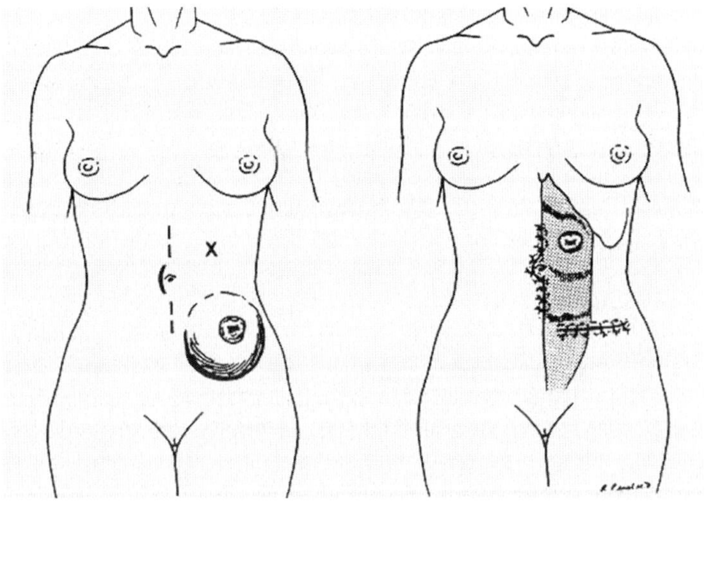

Abb. 16.4. Verschluss einer parastomalen Hernie durch Stomaverlagerung. **a** Extrastomale Inzision. **b** Zunächst Verschluss des ursprünglichen Sitzes und schließlich Verlagerung nach lateral oder kranial

In der Arbeit von Rubin et al. (1994) weist der Hernienverschluss durch Kunststoffnetzeinlage eine der Stomaverlagerung vergleichbare Rezidivquote auf. Die Tatsache eines immer kontaminierten Intestostomas in Kombination mit Kunststoffeinlage impliziert jedoch auch eine erhöhte Infektrate. Analysiert man jedoch die publizierten Arbeiten zum Stomahernienverschluss durch Netzimplantation, so zeigt sich, dass in den 4 aufgeführten Arbeiten eine Wundinfektrate von 17,6% besteht, dass jedoch in keiner der publizierten Arbeiten aufgrund eines Wundinfektes eine Netzexplantation erfolgte. Außer Acht gelassen wird jedoch in diesen Arbeiten die Dauer des Wundinfektes. In 11,7% der aufgeführten Arbeiten kam es zu einem Hernienrezidiv.

Fazit

Es werden lediglich 10-20% aller Anus-praeter-Hernien operiert. Die Rezidivrate liegt für die Therapie durch Stomaverlagerung am niedrigsten.

Das Therapiekonzept zur Therapie von Anus-praeter-Hernien kann auf 4 Punkte reduziert werden. Primär sollte versucht werden, Anus-praeter-Hernien durch eine transrektale Stomaanlage zu verhindern. In Anbetracht der hohen Rezidivquote ist die Operationsindikationsstellung zurückhaltend zu treffen. Wird die Indikation zur Operation gestellt, besteht die Therapie der Wahl in einer Stomaverlagerung. Weist ein Patient erhebliche intraabdominelle Adhäsionen auf oder besteht eine Rezidivhernie, ist die Therapie der Wahl ein Hernienverschluss durch Netzeinlage.

Literatur

Alexandre JH, Bouillot JL(1993) Paracolostomal hernia: Repair with use of a Dacron Prosthesis. World J Surg 17: 680–682

Burgess P, Matthew VV, Devlin HB (1984) A review of terminal colostomy complications following abdominaerineal resection for carcinoma. Br J Surg 71: 1004

Burns FJ (1970) Complications of colostomy. Dis Col Rectum 13: 448

Byers JM, Steinberg JB, Postier RG (1992) Repair of parastomal hernia using polypropylene mesh. Arch Surg 127: 1246–1247

Goligher JC (1980) Surgery of the anus, rectum and colon, 4th ed. Bailliée Tindall, London, pp 602–603

Horgan K, Hughes LE (1986) Para-ileostomy Hernia: Failure of a local repai technique. Br J Surg 73: 439

Kronborg O, Kramhöhft J, Backer O, Sprechler M (1974) Late complications following operatons for cancer of the rectum and anus. Dis Col Rectum 17: 750–753

Marks CG, Ritchie JK (1975) The complications if syncrenous combined excision for adenocarcinoma of the rectum at St. Marks Hospital. Br J Surg 62: 901–903

Marshall FF, Leadbetter WF, Dretler SP (1975) Ileal condiut paastomal hernias. J Urol 114: 40–42

Ortiz H, Sara MJ, Armendariz P, Miguel M de, Marti J, Chocarro C (1994) Does the frequency of paracolostomy hernias depend on the position of the colostomy in the abdominal wall? In J Coloect Dis 9: 65–67

Rubin MS, Schoetz DJ, Matthews JB (1994) Parastomal hernia. Is Relocation prios suoerior to fascial repair. Arcg Surg 129: 413–419

Ruiter P de, Bijnen AB (1992) Successfull repair of paracolostomy hernia with a newly developed prostetic device. Int J Colorect Dis 7: 132–134

Sjödahl R, Anderbere B, Bolin T (1988) Parstomal hernia in relation to the abdominal stoma. Br J Surg 75: 339–341

Stephenson BM, Phillips RKS (1995) Parastomal hernia: local resiting and mesh repair. Br J Surg 82: 1395–1396

Weaver RM, Alexander-Williams J, Keighley RB (1988) Indications of reoperation for ileostomy complications in inflammatory bowel disease. Int J Colorect Dis 3: 38–42

Vorgehen bei »Problembrüchen« (Skrotalhernien, irreponible/ inkarzerierte Hernien, Riesenhernien)

U. Pohlen, M. Kruschewski

Kontrollierte Studien über Operationsmethoden und Rezidivraten gibt es bezüglich der »Problemhernien« nicht. Für die Versorgung von »Problemhernien« gelten grundsätzlich dieselben Reparationsprinzipien wie für die unkomplizierten Hernien gleicher Lokalisation, wobei die Versorgung mit Kunststoffnetz der konventionellen Methode vorgezogen werden sollte, da sich damit die Rezidivrate halbiert. Endoskopische Verfahren sind besonderen Einzelfällen vorbehalten und kein Standard.

In den vorangehenden Kapiteln sind die Techniken und die Ergebnisse sowohl der konventionellen als auch der endoskopischen Reparationsverfahren ausführlich dargestellt worden. Im Folgenden sollen besondere Formen des Bruchleidens besprochen werden, deren Versorgung i. A. aufwändiger ist und im Einzelfall Probleme bereiten kann; dies sind die Skrotalhernie, die inkarzerierten und irreponiblen und Riesenhernien.

17.1 Skrotalhernien

Eine Skrotalhernie entsteht, wenn der Bruchsack bei entsprechender Ausdehnung in den Hodensack eindringt. In der Regel nimmt diese ihren Ausgang von einer indirekten Leistenhernie, nur bei sehr großen Hernien ist auch eine direkte Leistenhernie oder eine Femoralhernie als Ursprung möglich. Obwohl Skrotalhernien im Krankengut der Leistenhernien einen Anteil von bis zu 5% bilden, werden sie i. A. in der Literatur unter diesen subsumiert. Ergebnisse in Form von kontrollierten Studien liegen für die operative Versorgung von Skrotalhernien nicht vor, so dass man sich letztlich an den Ergebnissen der Leistenhernienchirurgie orientieren muss. Dabei ist allerdings fraglich, ob die Shouldice-Technik generell der Goldstandard zur Reparation der Skrotalhernie sein kann. Bei den meist adipösen respektive alten Patienten findet sich häufig eine ausgedünnte Fascia transversalis sowie ein erweiterter innerer Leistenring, entsprechend Typ IIIb nach der Nyhus-Klassifikation. Da sich in dieser Situation eine spannungsfreie stabile Reparation der Hinterwand selten realisieren lässt, erscheint die generelle Anwendung der Shouldice-Technik problematisch. Wir sehen die Indikation für die Versorgung nach Shouldice daher nur bei den wenigen Fällen mit stabiler Hinterwand, entsprechend Typ II der Nyhus-Klassifikation. Für den Regelfall, Typ IIIb, bevorzugen wir die Reparation nach Lichtenstein. Insbesondere für den kardiopulmonalen Risikopatienten ist dies technisch einfache, gut in Lokalanästhesie durchzuführende Verfahren sehr geeignet. Allerdings kann bei ausgedehnten Defekten die Größe des Lichtenstein-Patches grenzwertig sein, in diesem Fall bietet sich die unilaterale präperitoneale Netzplastik nach Wantz an. Bei großen beidseitigen Skrotalhernien empfiehlt sich das Vorgehen nach Stoppa. Unabhängig vom Operationsverfahren sollte bei größeren Skrotalhernien der distale Bruchsack in situ belassen werden, um ausgedehnte Skrotalhämatome und Zirkulationsstörungen des Hodens zu vermeiden. Die Möglichkeiten des Einsatzes endoskopischer Verfahren bei der Versorgung von Skrotalhernien werden in ► Kap. 11 aufgeführt.

17.2 Inkarzerierte Hernien

Die Inkarzeration (Brucheinklemmung) ist die häufigste und zugleich gefährlichste Komplikation des Bruchleidens. Pathophysiologisch kommt es durch Kongestion oder Strangulation im Bruchring zu einer Durchblutungsstörung des Bruchinhalts. Als Folge der Einklemmung entwickelt sich ein Umgebungsödem mit Zunahme der Inkarzeration und fortschreitender Gefäßkongestion. Aus der einfachen Inkarzeration wird durch Obstruktion der Gefäße eine Strangulation. Ohne therapeutische Maßnahmen führt dieser Circulus vitiosus zur Nekrose des eingeklemmten Organanteils, wobei Darmnekrosen mit konsekutiver Peritonitis am gefürchtetsten sind.

Klinisch stehen bei der Inkarzeration lokalisierte starke Schmerzen bei tastbarer Bruchgeschwulst im Vordergrund. Weiter können lokale Begleitreaktionen sowie Ileussymptomatik auftreten. Von der Brucheinklemmung sind Kinder unter 2 Jahren, meist in den ersten Lebensmonaten, und ältere Menschen besonders betroffen. Annährend 5% der Leistenhernien inkarzerieren, so dass sie unter den Inkarzerationen absolut gesehen überwiegen, wobei die rechte Seite deutlich häufiger betroffen ist (Hjaltason 1981, Kulah et al. 2001).

Das Geschlechtsverhältnis beträgt 5:1 zu Lasten des Mannes. Inkarzerierte Schenkelhernien treten überwiegend bei Frauen ohne Bevorzugung einer Körperseite auf (Rogers 1959). Die Schenkelhernie ist eine unscheinbare und häufig übersehene Bruchmanifestation, die zehnmal häufiger einklemmt als die Leistenhernie; etwa 20% der Femoralhernien sind zum Zeitpunkt der Diagnosestellung bereits inkarzeriert (Brittenden et al. 1991, Condon u. Nyhus 1978). Die Folge ist eine hohe Gesamtletalitätsrate von 8% (Seidel et al. 1972). Insbesondere beim Ileus der alten Frau spielt die inkarzerierte Femoralhernie eine wichtige, häufig verkannte ursächliche Rolle. In einer großen Studie von Rogers aus dem Jahre 1959 wurde beinahe jede fünfte inkarzerierte Femoralhernie erst bei der explorativen Laparotomie diagnostiziert (Rogers 1959), knapp 50 Jahre später ist die Situation unverändert (Hair et al. 2001). Fenyö fand bei etwa 10% der alten Patienten mit akutem Abdomen ursächlich eine inkarzerierte Hernie (Fenyö 1974). In Unkenntnis der Hernie bringt eine Röntgenübersicht des Abdomens keinen diagnostischen Gewinn (Hjaltason 1981). Sowohl bei Leistenhernien- als auch bei Schenkelhernieninkarzeration ist der häufigste Bruchinhalt der Dünndarm (Hjaltason 1981). In knapp 10% liegt zum Zeitpunkt der Operation bereits eine Darmgangrän vor (Kaufman u. O'Brien 1970). Die Letalität bei eingeklemmtem Bruch liegt ohne Darmresektion zwischen 4% und 9%, mit Darmresektion zwischen 20% und 37% (Fenyö 1974); weiter ist sie abhängig vom Lebensalter, der Komorbidität, der Dauer der Inkarzeration sowie vom Hernientyp (Alvarez et al. 2004, Andrews 1981).

Da die Inkarzeration lebensbedrohlich ist, verlangt sie nach sofortiger Therapie. Bei akutem Abdomen mit Peritonismus ist selbstverständlich die umgehende Laparotomie erforderlich. Ob anderenfalls in Analgosedierung ein manueller Repositonsversuch (Taxis) unternommen werden sollte, wird in der Literatur kontrovers diskutiert, einige Autoren lehnen die Taxis generell ab (Nowotny u. Schenk 1978). Wir halten die Taxis unter Umständen für gerechtfertigt, auf keinen Fall darf sie erzwungen werden. Das Manöver sollte einmalig vom erfahrenen Chirurgen durchgeführt werden, der die Operationsindikation stellt und die Operation durchführt. Kontraindikationen der Reposition sind neben Ileus und Peritonitis eine entzündlich veränderte Bruchgeschwulst sowie eine Inkarzerationsdauer >5 h.

Dennoch ist auch die Taxis eine invasive Maßnahme, die mit einer Komplikationsrate behaftet ist, beispielhaft sei hier an die »Reposition en bloc« erinnert. Wesentlich häufiger kommt allerdings die Reposition nekrotischer Darmanteile vor. Zusätzlich birgt jede Reposition das Risiko der Ruptur des vorgeschädigten Darmes durch zu forcierte manuelle Taxis. Die Angaben über den Erfolg der Taxis schwanken zwischen 25% und 66% (Bekoe 1973, Hjaltason 1981), wobei die Chance bei der Leistenhernie wesentlich größer ist als bei der Femoralhernie (Hjaltason 1981), daher sollten inkarzerierte Femoralhernien stets primär operativ angegangen werden. Das Risiko einer fehlerhaften Reposition scheint gering zu sein, die Letalität liegt bei 0–1% (Bekoe 1973); es ist allerdings von einer gewissen Dunkelziffer auszugehen, so dass die tatsächliche Rate dementsprechend höher liegen dürfte. Bei zweifelhaftem Repositionserfolg sollte eine sonographische Kontrolle erfolgen; in jedem Fall werden die Patienten stationär aufgenommen und beobachtet. Betont werden muss, dass es sichere Kriterien, die es erlauben, zwischen vitalem und avitalem Bruchinhalt zu differenzieren, nicht gibt (Andrews 1981, Bekoe 1973), daher hat im Zweifel unverzüglich die operative Revision zu erfolgen. Für den primären Versuch der Taxis spricht die höhere Rezidivrate des Notfalleingriffs (Condon u. Nyhus 1978).

Nach erfolgreicher Reposition wird frühelektiv, d. h. innerhalb der nächsten 3 Tage nach Abklingen des Ödems, operiert, da ein hohes Risiko für eine erneute Inkarzeration besteht. Beim Elektiveingriff bestimmt der Hernientyp die Operationsmethode, neben konventionellen Verfahren kommen selbstverständlich auch endoskopische Techniken zur Anwendung.

In der Notfallsituation, bei manifester Inkarzeration, ist der einfachsten und sichersten Form der Reparation der Vorzug zu geben. Die Präparation inkarzerierter Leisten- und Schenkelhernien erfolgt i. d. R. über einen inguinalen Zugang, dabei darf die Bruchpforte nicht zu früh erweitert werden, um den

Bruchsackinhalt nicht ohne vorherige Inspektion zurückgleiten zu lassen. Generell ist bei fraglichen Befunden die Resektion ratsam. Ist diese durch den vorgegebenen Zugang nicht sicher durchzuführen, so ist eine mediane Unterbauchlaparotomie anzuschließen. Von der Schnitterweiterung, im Sinne einer Herniolaparotomie, rät Schumpelick ab, da sie die Stabilität der Hernienreparation gefährden soll (Schumpelick 2000). Die Versorgung der Bruchlücken folgt den allgemeinen Prinzipien der nicht inkarzerierten Hernien entsprechend den vorliegenden anatomischen Verhältnissen, allerdings sollte die Verwendung alloplastischen Materials wegen der in der Notfallsituation per se erhöhten Infektionsgefahr kritisch abgewogen werden. In neueren Veröffentlichungen wird der Einsatz von Kunststoffnetzen auch in der Notfallsituation empfohlen (Mauch et al. 2000, Wysocki et al. 2002). Anscheinend kann auch in einer potenziellen Infektsiuation mit guten Ergebnissen Kunststoff verwendet werden. Eine einheitliche Empfehlung liegt jedoch nicht vor, und auch unsere Klinik scheut sich, dieses zu propagieren. Des Weiteren kann in versierten Zentren im Notfall auch ein endoskopisches Verfahren gewählt werden. Jedenfalls ist es möglich und wurde von Ferzli et al. auch erfolgreich angewandt (Ferzli et al. 2004). In vielen Kliniken gilt aber weiterhin, dass endoskopische Verfahren im Notfall kontraindiziert sind (Feussner u. Siewert 1996).

Wird primär laparotomiert und erst intraoperativ die inkarzerierte Hernie diagnostiziert, so stellt sich die Frage nach dem Bruchpfortenverschluss. Die Infektionsgefahr bei der eleganten präperitonealen Versorgung mit einem Mesh erscheint uns zu groß, um sie generell zu empfehlen, dennoch kann sie im Einzelfall durchgeführt werden. In der Regel wird ein zusätzlicher inguinaler Zugang erforderlich sein.

17.3 Irreponible Hernien und Riesenhernien

Die nicht inkarzerierte irreponible Hernie besteht i. d. R. über viele Jahre, ist schmerzfrei und schon seit längerer Zeit nicht mehr reponiert worden. Durch Verwachsungen des Bruchinhalts mit dem Bruchsack ist es zu einer sog. Hernia accreta gekommen; weitere Ursachen für Irreponibilität sind Gleit- und Riesenhernien (»verlorenes Heimatrecht«). Entscheidend für das operative Vorgehen ist die vollständige Lösung des Bruchsacks von der Fascia transversalis bzw. dem Bruchring, so dass der Inhalt komplett reponiert werden kann. Das Reparationsverfahren ist letztlich abhängig vom Hernientyp und den lokalen Gegebenheiten, so dass die in diesem Buch aufgeführten Methoden mit ihren jeweiligen Indikationen zur Anwendung kommen. Im Einzelfall ist auch bei den irreponiblen Hernien ein laparoskopisches Vorgehen möglich. Bei Riesenhernien wurde über Erfolge durch Bauchdeckendehnung mittels intermittierenden Pneumoperitoneums berichtet (Fergestad et al. 2003). Hierdurch kann unter Umständen ohne Darmresektion bzw. mit weniger Darmresektion ausgekommen werden. Der Darm gewinnt somit sein Heimatrecht zurück.

Literatur

Alvarez JA, Baldonedo RF, Bear IG, Soli JA, Alvarez P, Jorge JL (2004) Incarcerated groin hernias in adults: presentation and outcome. Hernia 8: 121–126 (Epub 2003 Nov 19)

Andrews NJ (1981) Presentation and outcome of strangulated external hernia in a district general hospital. Br J Surg 68: 329–332

Bekoe S (1973) Prospective analysis of the management of incarcerated and strangulated inguinal hernias. Am J Surg 126: 665–668

Brittenden J, Heys SD, Eremin O (1991) Femoral hernia: mortality and morbidity following elective and emergency surgery. J R Coll Surg Edinb 36: 86–88

Condon RE, Nyhus LM (1978) Complications of groin hernia. In: Nyhus LM, Condon RE (eds) Hernia. Lippincott, Philadelphia, pp 253–65

Fenyö G (1974) Diagnostic problems of acute abdominal diseases in the aged. Acta Chir Scand 140: 396–405

Feussner H, Siewert JR (1996) Leistenhernienoperation: Noch oder doch offen? Dtsch med Wschr 121: 815–818

Fergestad J, Noonan KJ, Mack E (2003) An innovative approach for repair of complex inguinal and abdominal wall hernias. J Am Coll Surg 197: 1050–1052

Ferzli G, Shapiro, K, Chaudry G, Patel S (2004) Laparoscopic extraperitoneal approach to acutely incarcerated inguinal hernia. Surg Endosc 18: 228–231 (Epub 2003 Nov 26)

Hair A, Paterson C, O'Dwyer PJ (2001) Diagnosis of a femoral hernia in the elective setting. J R Coll Surg Edinb 46: 117–118

Hjaltason E (1981) Incarcerated Hernia. Acta Chir Scand 147: 263–267

Kauffman HM, O'Brien DP (1970) Selective reduction of incarcerated inguinal hernia. Am J Surg 119: 660–673

Kulah B, Duzgun AP, Moran M, Kulacoglu IH, Ozmen MM, Coskun (2001) Emergency hernia repairs in elderly patients. Am J Surg 182 (5): 455–459

Mauch J, Helbling C, Schlumpf R (2000) Incarcerated and strangulated hernias – surgical approach and management. Swiss Surg 6: 28–31

Nowotny K, Schenk E (1978) Problematik und Prognose der Hernia incarcerata im Alter. Zentrbl Chir 103: 9–19

Rogers FA (1959) Strangulated femoral hernia: A review of 170 cases. Ann Surg 149: 9–20

Schumpelick V (2000) Bruchkrankheit/Inkarzeration. In: Schumpelick V (Hrsg) Hernien, 4. Aufl. Thieme, Stuttgart

Seidel W, Spelsberg F, Niedring O, Zenker R (1972) Die Indikation zur operativen Versorgung von Leisten- und Schenkelhernien. Dtsch med Wschr 97: 963–967

Wysocki A, Pozniczek M, Krzywon J, Strzalka (2002) Lichtenstein repair for incarcerated groin hernias. Eur J Surg 168: 452–454

Perioperatives Vorgehen

Mobilisation, Belastung, Thromboseprophylaxe, Arbeitsunfähigkeit

H. Rieger

18.1 Postoperative Mobilisation

Das postoperative Management nach Hernienoperationen, welches Zeitpunkt und Umfang der Mobilisation, der körperlichen Belastung, die Notwendigkeit einer Thromboseprophylaxe und nicht zuletzt die Einschätzung einer Arbeitsunfähigkeitsdauer umfasst, ist weder in internationalen noch nationalen Standards dargestellt. Die Literatur zeigt jedoch im internationalen Vergleich wesentliche Differenzen bezüglich der genannten Faktoren auf.

Vor dem Hintergrund der Kostenentwicklung im öffentlichen Gesundheitssystem ist eine Prüfung der einzelnen Faktoren auf Subjektivität und möglicherweise historisch bedingte Vorgehensweisen zur Steigerung der Effektivität notwendig.

Nach der chirurgischen Hernienversorgung stellen sich für Operateur und Stationspersonal, den Hausarzt und für den Patienten selbst bezüglich des postoperativen Verhaltens folgende Fragen:

- Wann und wie darf die Mobilisation begonnen werden und in welchem Ausmaß soll die körperliche Belastung erfolgen?
- Ist eine Thromboseprophylaxe notwendig?
- Über welchen Zeitraum soll sich die Arbeitsunfähigkeit nach der Hernienoperation erstrecken?

In den gängigen Lehrbüchern der Chirurgie sind Antworten auf die oben genannten Fragen meist nicht zu finden, bzw. werden die Details hinsichtlich der oben genannten Fragestellungen mit mehr oder minder großen Unschärfen behandelt. Ganz wesentlich sind 2 unterschiedliche Komplexe mit diesen Fragestellungen verknüpft:

1. die Vermeidung perioperativer Komplikationen und Vermeidung eines Rezidivs,
2. der Kostenfaktor, zunehmend auch vor einem volkswirtschaftlichen Hintergrund.

Unter dem zunehmen Kostendruck im Gesundheitswesen scheint es unerlässlich, zur Ausschaltung subjektiver und teils historisch bedingter Vorgehensweisen, gleichermaßen sichere wie kostengünstige Standards zu definieren.

In der Leistenhernienversorgung, v. a. bei konventionellen Operationsverfahren, scheint die Handhabung der postoperativen Mobilisation, der Belastungsfähigkeit und der Dauer einer Arbeitsunfähigkeit überwiegend der subjektiven Einschätzung des Operateurs, des Stations- oder Hausarztes zu unterliegen. Weiterhin scheinen zunehmend auch finanzielle Aspekte eine Rolle zu spielen, insbesondere im Hinblick auf die Krankenhausverweildauer.

In der Literatur ist ein allgemein gültiger Standard nicht herauszufiltern, es zeigen sich jedoch im internationalen Vergleich über die letzten Jahre teils eklatante Differenzen, beispielsweise in der Länge des Krankenhausaufenthaltes. Es kann daher angenommen werden, dass weder auf nationaler noch internationaler Ebene evidenzbasierte Richtlinien zum perioperativen Management in der Hernienversorgung existieren.

Im Folgenden soll, vorwiegend auf die Leistenhernie bezogen, anhand der Literatur ein Überblick über die derzeit vorliegenden Daten zu den oben genannten Themenkomplexen gegeben und hieraus ableitbare Vorschläge zur evidenzbasierten und kostenbewussten postoperativen Patientenführung erarbeitet werden.

Welchen Stellenwert hat die Mobilisation für den operierten Patienten? Prinzipiell steht der Vermeidung immobilisationsbedingter Komplikationen die Sorge um das Auftreten des (Leisten-)Hernienrezidivs durch zu frühe körperliche Belastung gegenüber. Zumindest in diesem Punkt besteht ein internationaler Konsens: Die postoperative Immobilisation des Patienten vermeidet weder das Rezidiv noch die Komplikationen. Hintergrund dieser Erkenntnis ist die bereits 1947 publizierte Studie von Blodgett u. Beattie, die diese Parameter nach dem 1. und dem 7. postoperativen Tag überprüfte. Hierbei zeigte sich im Gruppenvergleich zwischen postoperativ frühzeitig mobilisierten Patienten und immobilisierten Patienten kein Unterschied bezüglich der Rezidivhäufigkeit und Rate an Komplikationen nach konventioneller Hernienversorgung (■ Tab. 18.1).

Nach wie vor steht der Sorge um das Auftreten gefürchteter immobilisationsbedingter Komplikationen (Thrombose, Lungenembolie und Pneumonie) das Risiko postoperativer Komplikationen (Hä-

Tabelle 18.1. Rezidiv der Leistenhernie unter Mobilisation (Blodgett u. Beattie 1947)

	n	1. Tag	7. Tag
Indirekte Hernie	245	4,3%	3,8%
Direkte Hernie	85	11,1%	12,1%

Tabelle 18.2. Komplikationen nach Hernienoperation in Abhängigkeit vom Entlassungszeitpunkt (Adler et al. 1978)

Komplikation	Entlassung nach	
	2 Tagen (n=56)	6–7 Tagen (n=59)
Wundinfektion	2	2
Bronchopneumonie	2	2
Hämatom	1	–
Skrotalödem	1	–

matom, Serom, sekundäre Wundheilung) gegenüber. Adler et al. (1978; Tab. 18.2) konnten jedoch bereits 1978 darstellen, dass sich die Rate der oben genannten postoperativen Komplikationen im Gruppenvergleich zwischen nach 2 Tagen und nach 1 Woche entlassenen Patienten nicht signifikant unterschied.

Es besteht daher seit Jahrzehnten ein internationaler Konsens, dass die sofortige postoperative Mobilisation nicht nur möglich, sondern zur Vermeidung immobilisationsbedingter Risiken auch geboten ist. Letztlich ist daher diese Erkenntnis neben der praktischen Durchführbarkeit auch ein Grund für die zunehmende Rate an ambulanten Eingriffen.

18.2 Thromboseprophylaxe

Eine perioperative Prophylaxe zur Vermeidung thrombembolischer Ereignisse ist in den westlichen Industrieländern und Nordamerika seit längerem Standard in der Chirurgie.

Bezüglich der Prophylaxemodalitäten, d. h. der Indikation, der Dauer und der zu verwendenden Substanzen, zeigen sich jedoch in der Literatur recht uneinheitliche Empfehlungen. Die Annahme, dass sich einheitliche Vorgehensweisen zu einem allgemeinen, internationalen Standard in der Wahl der Pharmaka und physikalischer Hilfsmittel verdichtet hätten, widerlegt eine Umfrage an britischen Allgemeinchirurgen (Williams et al. 2002) zur generellen Wahl der Pharmaka aus dem Jahre 2002(Tab. 18.3).

Tabelle 18.3. Mittel zur Thromboseprophylaxe: Umfrage an britischen Allgemeinchirurgen (Williams et al. 2002

Prophylaxe	Anwendung
Kompressionsstrümpfe	79%
Unfraktioniertes Heparin	58%
Niedermolekulares Heparin	30%
Kombinationsheparine	12%
Aspirin	4%
Dextran	2%
Warfarin	2%

Neben dem überwiegenden Gebrauch von Kompressionsstrümpfen zeigt sich hier eine große Bandbreite antithrombotischer Substanzen mit teils sehr varianter Halbwertszeit. Insbesondere die Verwendung von Acetylsalicylsäure und Vitamin-K-Antagonisten erscheint bezüglich ihres Nebenwirkungsspektrums und der langen Halbwertszeit als problematisch.

Die Effektivität einer Thromboseprophylaxe, insbesondere in der Elektivchirurgie, ist hinlänglich bekannt, eine Analyse der Raten des Auftretens von tiefen Beinvenenthrombosen (TBVT) zeigt beispielhaft die Arbeit von Amarigi et al. aus dem Jahre 2002 im Vergleich der Verwendung von Kompressionsstrümpfen mit oder ohne Applikation von Heparin zum Fehlen einer Thromboseprophylaxe. Hierbei zeigt sich insbesondere die wesentliche Reduktion von TBVT in der Kombination von Kompressionsstrümpfen (MTS) mit Heparin (Tab. 18.4).

Die wesentliche Frage besteht jedoch in der Indikation zur Thromboseprophylaxe bezüglich des Patientenkollektivs und der Prophylaxedauer. Einheitliche Empfehlungen bezüglich der zu verwendenden Mittel und der Dauer speziell für die Hernienchirurgie sind der Literatur nicht zu entnehmen. Es ist bekannt, dass neben den Thromboserisiken, die durch den Eingriff und die damit einhergehende

Tabelle 18.4. Auftreten von tiefen Beinvenethrombosen (TBVT) unter Thromboseprophylaxe mit Kompressionsstrümpfen (MTS) und/oder Heparin (Amarigri et al. 2002)

	TBVT-Ereignisse	
	MTS-Gruppe	Kontrollgruppe
MTS vs. Nichtbehandlung (n=9 RCT)	13%	27%
MTS + Heparin vs. Nichtbehandlung (n=7 RCT)	2%	15%

Immobilität bedingt sind, auch individuelle Risiken zu berücksichtigen sind. Eine Hilfestellung zur Identifizierung des prophylaxebedürftigen Patientenkollektivs ergibt eine präoperative Risikoanalyse. Hierbei erfolgt die Gegenüberstellung der operationsbedingten Risiken, d. h. den sog. »expositionellen Risiken«, mit den »dispositionellen Risiken«, die beispielsweise durch Komorbiditäten oder Lebensalter bedingt sind. Eine derartige Risikoanalyse hat bereits in den Leitlinien der Deutschen Gesellschaft für Chirurgie 2003 zur Ermittlung eines »individuellen Thromboserisikos« Berücksichtigung gefunden. Ziel ist hierbei die Ableitung beispielhafter Risikogruppen zur Durchführung einer sog. »risikoadaptierten« Thromboseprophylaxe (Abb. 18.1).

Unter Beachtung dispositioneller Risikofaktoren kann somit eine individualisierte Indikationsstellung zur Prophylaxe ermöglicht werden. Da sich die Verwendung von Kompressionsstrümpfen in Kombination mit Heparin (zur Risikoreduktion des Auftretens einer heparinassoziierten Thrombozytopenie werden niedermolekulare Heparine in subkutaner Applikation generell bevorzugt verwendet) als effektiv erwiesen hat (▶ oben), ist die Frage der zu verwendenden Mittel zur Prophylaxe beantwortet, jedoch ist deren notwendige Dauer bislang nicht ausreichend definiert. In der Literatur sind diesbezüglich keine Anhaltspunkte zu finden. Die Leitlinie der Deutschen Gesellschaft für Chirurgie enthebt sich in diesem Punkt ebenfalls einer generellen Empfehlung. Lediglich bei Fortbestehen relevanter Risikofaktoren wird eine poststationäre Thromboseprophylaxe empfohlen. Vor dem Hintergrund steigender Zahlen ambulant durchgeführter Operationen, insbesondere in der Hernienchirurgie, entfällt naturgemäß eine stationär durchgeführte Prophylaxe, hierbei ist zwar der haftungsrechtliche Aspekt als problematisch erkannt worden, eine ausdrückliche Empfehlung zum Procedere ist jedoch nicht erwähnt.

Analog zum dargestellten Schema ist die Durchführung einer Thromboseprophylaxe bei Patienten mit normalem Risikoprofil, d. h. ohne Vorliegen dispositioneller Risikofaktoren, aufgrund der üblicherweise raschen Rekonvaleszenz nach Hernienoperationen nicht indiziert (III).

Wir empfehlen jedoch bei Vorliegen dispositioneller Risiken eine Fortführung der Prophylaxe im ambulanten Verlauf bis zur vollständigen Rekonvaleszenz, d. h. bis zur vollständiger Wiederaufnahme der körperlichen Aktivität, sofern nicht aus anderen Gründen eine Antikoagulation indiziert ist. Der hausärztlichen oder poliklinischen Anbindung des Patienten kommt daher im postoperativen Verlauf diesbezüglich eine ausserordentlich wichtige Rolle zu.

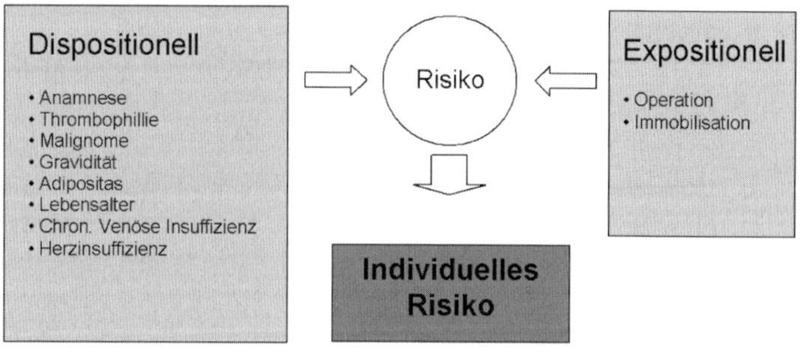

Abb. 18.1. Risiken thrombembolischer Ereignisse. (Nach Leitlinie DCGH 2003)

18.3 Postoperative Belastung

Wie stark soll sich der Patient nach der Hernienoperation belasten und wann soll er hiermit beginnen? Und was ist genau mit »körperlicher Belastung« gemeint? Ist es zwar gängige Praxis und erklärtes Ziel endoskopischer Verfahren mit Verwendung alloplastischen Materials (TEP/TAPP), sofortige Vollbelastung (Sport, Heben schwerer Lasten) zu ermöglichen, scheinen insbesondere bei konventionellen Operationsverfahren unterschiedliche Ansichten über das erlaubte Ausmaß der körperlichen Belastung zu bestehen. Wird von einigen Autoren eine körperliche Schonung nach Hernienreparation gefordert (dies zumeist bezogen auf ein zulässiges Tragegewicht zwischen 5 und 15 kg), sind jedoch auch andere, teils sehr unterschiedlich präzise Empfehlungen in der Literatur zur finden. So empfehlen Callesen et al. (1999) nach Lichtenstein- und Shouldice-Operationen eine »dreiwöchige Schonung bezüglich schwerer körperlicher Arbeit und Sport«, jedoch nur eine »eintägige Schonung für die Alltagsbelastung«. Juul et al. empfehlen für TAPP und Shouldice gleichermaßen die Aufnahme jeglicher Aktivität »sobald als möglich und als angenehm« empfunden (Juul u. Christensen 1999). Schumpelick et al. empfehlen hingegen die »schrittweise Steigerung des Bewegungsausmaßes bis hin zur Rückkehr zur normalen Aktivität« (Schumpelick et al. 2004).

Grund für das Aussprechen derartiger Empfehlungen ist naturgemäß die Vermeidung eines Hernienrezidivs aufgrund zu frühzeitiger oder zu starker Belastung der frischen Operationswunde, v. a. nach konventioneller Hernienversorgung. Eine evidenzbasierte Begründung der unterschiedlichen Handhabungen ist in der Literatur nicht zu finden, so dass davon ausgegangen werden kann, dass es sich hierbei vielmehr um traditionelle, subjektive Einschätzungen handelt. Um eine Objektivierung der Belastungsfähigkeit einer frischen Hernienreparation bemühten sich Junge et al. (2003) mit einer Ex-vivo-Untersuchung an der Leiche. Es zeigte sich hierbei die Druckbelastbarkeit einer nach Shouldice verstärkten Faszie als weitaus stabiler als die physiologischen Verhältnisse im Leistenkanal, so dass vor diesem Hintergrund beispielsweise die Empfehlung, für 3 Monate das Heben von Lasten von mehr als 10 kg zu vermeiden, zumindest als diskutabel erscheint.

Fazit: In Ermangelung valider Daten ist eine generelle Empfehlung sicherlich nicht zu begünden, so dass eine Subjektivität in der Handhabung der Patientenführung in diesem Punkt zu akzeptieren ist.

Durchsucht man die, größtenteils englischsprachige, Literatur zu Studien bzw. Empfehlungen bezüglich des Zeitpunkts und des Ausmaßes der körperlichen Belastung nach Hernienoperationen, finden sich 2 Hauptbegriffe im Zentrum dieser Betrachtungen. Der »return to usual activity«, d. h. die Wiederaufnahme der alltäglichen, körperlichen Belastung, und die Zeitspanne bis zur Wiederaufnahme der Arbeit, dem »return to work«, sind diese Parameter, die Vor- oder Nachteile der unterschiedlichen Operationsverfahren herausstellen sollen. Sicherlich sind diese Faktoren für den Patienten von besonderem Interesse und auch volkswirtschaftlich nicht irrelevant. Die Aussage dieser Parameter ist jedoch im Vergleich unterschiedlicher Studien limitiert, da die Definition dieser Begriffe oftmals wenig präzise beschrieben wird und sie darüber hinaus häufig synonym verwendet werden. Insbesondere die Kriterien der Leistungserfassung bezüglich der Alltagsbelastung erscheinen nicht immer scharf erfasst, so dass ein Vergleich einzelner Studien nicht möglich ist. In der Regel werden Aktivitäten wie z. B. »Einkaufen, Hausarbeiten, Autofahren«, aber auch »Kleidung anlegen und Treppensteigen«, »Wiederaufnahme von Hobbies oder sozialen Aktivitäten« unter dem Begriff der»usual activities« erfasst. Hierbei handelt es sich um eine große Bandbreite teils sehr unterschiedlich belastender Aktivitäten, die v. a. bei Unternehmungen wie »Einkaufen«, »Hausarbeit« oder »sozialen Aktivitäten« individuell großen Spielraum in der Bewertung zulassen. Besser geeignet erscheint die Erfassung der Tage bis zur Wiederaufnahme der Arbeit. Sicherlich ist aber auch dieser Parameter, bedingt durch die große Bandbreite der körperlichen Belastung bei der Arbeit in unterschiedlichen Berufen (z. B. Fabrikarbeiter versus Büroangestellter), in der Aussage stark eingeschränkt.

Von welchen Faktoren ist aber nun die Geschwindigkeit der Rekonvalezenz, die an den oben genannten Parametern gemessen wird, abhängig?

In erster Linie steht hierbei die Operationsmethode im Mittelpunkt des Interesses, da neben Komplikations- und Rezidivraten auch die Patientenzu-

Tabelle 18.5. Vergleich endoskopischer mit konventionellen OP-Verfahren bezüglich der Aufnahme der Alltagsaktivität in Tagen

Studie	Methode		
	Laparoskopisch	Konventionell	
		mit Netz	ohne Netz
Johannson et al. 1999	18,4	24,2	26,4
Juul u. Christensen 1999	13	–	18
Beets et al. 1999	21	29	–
Wellwood et al. 1998	7	8,5	–

friedenheit ein wesentlicher Faktor in der Wahl des Operationsverfahrens darstellen dürfte. Hierbei zeigt sich in einer Vielzahl aktueller Studien ein Vorteil der endoskopischen Verfahren um mehrere Tage (Tab. 18.5). Neben einer geringeren Invasivität dieser Methoden könnten eine Reihe von Ursachen und deren Interaktionen für dieses Phänomen verantwortlich sein. Geringerer Wundschmerz, aber auch der psychologische Effekt der äußerlich geringgradigen Verletzung in Kombination mit der Erwartung einer vollen körperlichen Belastbarkeit und fehlender ärztlicher Anordnung zur körperlicher Schonung wären ein denkbarer Aspekt.

Eine Untersuchung der Ursachen für eine durch den Patienten verzögerte Wiederaufnahme der Alltagsaktivitäten durch Callesen et al.(1999) identifizierte dementsprechend als Hauptfaktoren die Furcht vor einem Rezidiv, Schmerzen und die hausärztliche Empfehlung. Hierbei wird deutlich, dass sorgfältige Aufklärung des Patienten bezüglich der realistischen Rezidivgefahr, der zu erwartenden Wundschmerzen und eine Nachbetreuung mit ausreichender Schmerztherapie über Poliklinik oder Hausarzt wesentlichen Einfluss auf die Rekonvaleszenzgeschwindigkeit und Patientenzufriedenheit haben kann. Die Möglichkeit, dass diese Faktoren möglicherweise sogar den Effekt des Operationsverfahren (endoskopisch oder konventionell) überwiegen könnten, wäre diskutabel.

18.4 Arbeitsunfähigkeit

Der Frage nach der Dauer der nach Hernienoperationen zu erwartenden Arbeitsunfähigkeit (AU) kommt auch vor dem Hintergrund des Kostendrucks im Gesundheitswesen eine wesentliche Bedeutung zu. Nicht nur der Patient, sondern auch Umfeld, Arbeitgeber und nicht zuletzt die Krankenkassen sind hierbei an einer verlässlichen Aussage interessiert. Welche Faktoren sind nun an der Dauer der Arbeitsunfähigkeit beteiligt?

Neben dem Ausmaß des »Operationsstresses«, welcher interindividuell in der Hernienchirurgie als schwankungsarm betrachtet werden darf, dürfte vorwiegend die Operationsmethode hierbei im Fokus des Interesses stehen. Durch die Zunahme endoskopischer Operationstechniken unter Verwendung alloplastischer Materialien hat sich im Laufe der letzten Jahrzehnte ein wesentlicher Wandel in der Hernienchirurgie ergeben, der mit einer Reduktion der Arbeitsunfähigkeitsdauer einhergegangen ist. Tabelle 18.6 und Tab. 18.7 zeigen diesbezüglich eine Übersicht über internationale, aktuelle Studien mit Darstellung einer teils erheblich früheren Wiederaufnahme der Arbeit (»return to work«) bei Patienten mit endoskopischer Hernienversorgung im Vergleich zu konventionell operierten Patienten. Ob dieses dem Operationsverfahren allein geschuldet ist oder auch durch die bereits oben erwähnten zusätzlichen Faktoren beinflusst wird, ist nicht aus Studien und Metaanalysen zu eruieren.

»Auf den zweiten Blick« haben jedoch auch weitere Faktoren einen maßgeblichen Anteil an der postoperativen Entwicklung bis zum Zeitpunkt der Wiederaufnahme der Arbeit. Diese bestehen im Wesentlichen in der individuellen Motivation des Patienten und im internationalen Vergleich auch in den unterschiedlichen Strukturen von Gesundheitswesen und Krankenversicherungssystemen. Bezüg-

◘ Tabelle 18.6. Vergleich endoskopischer mit konventionellen OP-Verfahren bezüglich der Arbeitsunfähigkeitsdauer in Tagen

Studie	Methode		
	Laparoskopisch	Konventionell	
		mit Netz	ohne Netz
Randle et al. 2002	10,3	12,6	–
Flemming et al. 2001	14	–	30
Johannson et al. 1999	14,7	17,7	17,9
Beets et al. 1999	13	23	–
Wellwood et al. 1998	17	21	–

◘ Tabelle 18.7. Metaanalyse 27 randomisierter Studien (4.688 Patienten) endoskopischer mit konventionellen OP-Verfahren bezüglich der Arbeitsunfähigkeitsdauer in Tagen. (Randle et al 2002)

	Laparoskopisch	Konventionell
Frühe Studien bis 1999	14,0	21,1 (Mit Netz 16,4, ohne Netz 27,3)
Neuste Studien ab 1999	10,3	12,6

lich der Patientenmotivation können Faktoren wie z. B. Alter, Art der Beschäftigung, Einkommen und sozialer Status, Zugehörigkeit zu unterschiedlichen ethnischen Gruppen mit unterschiedlicher Krankheitswahrnehmung u.v.m als beeinflussend postuliert werden. Bekannt ist beispielsweise die seit Jahrzehnten wesentlich unterschiedliche Arbeitsunfähigkeitsdauer im Vergleich Selbstständiger und Angestellter.

Im nationalen Vergleich der Krankenhausverweildauer, die als indirekter Parameter der Arbeitsunfähigkeitsdauer gelten kann, der Jahre 1980 und 2002 (◘ Abb. 18.2) zeigt sich eine Differenz von 8 Tagen. Diese Entwicklung ist neben der flächenhaften Einführung endokopischer Operationsverfahren möglicherweise auch bedingt durch eine zunehmend kritische und kostenbewusste Einstellung der Krankenversicherungen, aber auch durch gesamtpolitische und soziale Veränderungen in der Bundesrepublik seit der Wiedervereinigung mit Veränderungen der Einstellung der Arbeitnehmer vor dem Hintergrund wachsender Arbeitslosigkeit.

Im internationalen Vergleich zeigten Schmed et al. (2002) einen eklatanten Unterschied in der Arbeitsunfähigkeitsdauer zwischen den USA und Nicht-USA-Staaten. Betrug diese 2001 im Mittel 11.9 Tage nach Hernienoperation in den USA, zeigte sich diese bei 18,9 Tagen in den Nicht-USA-Ländern. Die Ursache dieser Differenz könnte in einer – bedingt durch lockerere Kündigungsgesetze und einen hohen Anteil privat- oder betriebsversicherter Patienten – speziellen Einstellung der US-amerika-

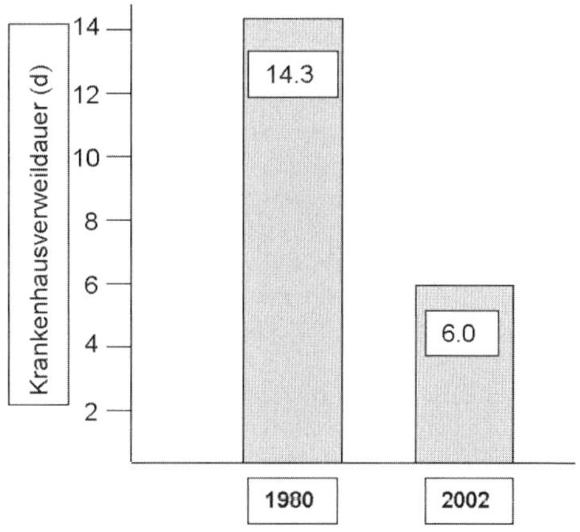

◘ Abb. 18.2. Krankenhausverweildauer nach Hernienoperationen in der BRD im Vergleich. (Nach Hermanek u. Lack 2003)

nischer Arbeitnehmer zu Fehlzeiten begründet sein. Neben Operationsmethode und Krankenversicherungssystem ist offenbar die Patientenmotivation ein entscheidender Faktor bezüglich der Länge der Arbeitsunfähigkeit. Eine pauschale Empfehlung bezüglich der Dauer der Arbeitsunfähigkeit nach der Hernienversorgung erscheint daher problematisch, da, wie oben erwähnt, eine Vielzahl individueller Faktoren hierbei eine Rolle spielen. Die Einschätzung der Arbeitsunfähigkeitsdauer sollte vielmehr individualisiert erfolgen, essenziell ist hierfür die postoperative Führung und Betreuung des Patienten durch die Klinik oder den informierten Hausarzt. Nur auf diese Weise ist die rechtzeitige Erkennung und Behandlung von Komplikationen, die für eine prolongierte Rekonvaleszenz verantwortlich sind, und eine rationelle, auch volkswirtschaftlichen Erwägungen Rechnung tragende und maßvolle Arbeitsunfähigkeit zu attestieren. Die Motivierung des Patienten zur Aufnahme von Aktivitäten und der Arbeit muss hierbei im Vordergrund stehen.

Literatur

Adler et al. (1978) Randomised controlled trial of early discharge for inguinal hernia and varicose veins. J Empidemiol Community Health 32 (2): 143–6

Amarigri et al. (2002) Cochrane Database Syst Rev (3) CD 003671

Beets GL, Dirksen CD, Go PM (1999) Open or laparoscopic preperitoneal mesh repair for recurrent inguinal hernia? A randomized controlled trial. Surg Endosc 13 (4): 323–327

Blodgett M, Beattie J (1947) Inguinal hernia: Complication and recourrence. Surg Gynecol Obstet 84: 716

Callesen et al. (1999) Short convalescence after inguinal herniorrhaphy with standardized recommendations: duration and reasons for delayed return to work. Eur J Surg 165 (3): 236–41

Fleming WR, Elliott TB, Jones R, Hardy KJ (2001) Randomized clinical trial comparing totally extraperitoneal inguinal hernia repair with the Shouldice technique. Br J Surg 88 (9): 1183

Hermanek P, Lack N (2003) Qualitätsbericht Hernien, Jahresauswertung 2002, Modul 1/3. Bayerische Aarbeitsgemeinschaft für Qualitätssicherung (BAQ)

Johannson K, Fillinger SL, Gustavson LK (1999) Randomized clinical trial comparing laparoscopic inguinal hernia repair with open herniotomy. Ann Surg 230 (3): 142–9

Junge K, Peiper C, Schachtrupp A, Rosch R, Kurten D, Klinge U, Schumpelick V (2003) Breaking strength and tissue elasticity after Shouldice repair. Hernia 7 (1): 17–20

Juul P, Christensen K (1999) Randomized clinical trial of laparoscopic versus open inguinal hernia repair. Br J Surg 86 (3): 316–9

Randle Voyles C, Hamilton BJ, Johnson WD, Nobuyasu (2002) Meta-analysis of laparoscopic inguinal hernia trials favors open hernia repair with preperitoneal mesh prosthesis. Am J Surg 184 (1): 1–85

Schmedt CG, Leibl BJ, Bittner R (2002) Endoscopic inguinal hernia repair in comparison with Shouldice and Lichtenstein repair. A systematic review of randomized trials. Dig Surg.; 19(6): 511–7

Schumpelick V, Stumpf M, Schwab R (2004) Leistenhernienchirurgie als ambulante und kurzzeitstationäre Chirurgie: Möglichkeiten und Grenzen. Chirurg 75 (2): 126–130

Wellwood J, Sculpher M, Stoker D (1998) Randomized controlle trial of laparoscopic versus open mesh repai for inguinal hernia: outcome an cost. BMJ 317(7151): 103–110

Williams EV et al. (2002) Prevention of venous thromboembolism in Wales: result of survey among general surgeons. Postgrad Med J 78 (916): 88–91

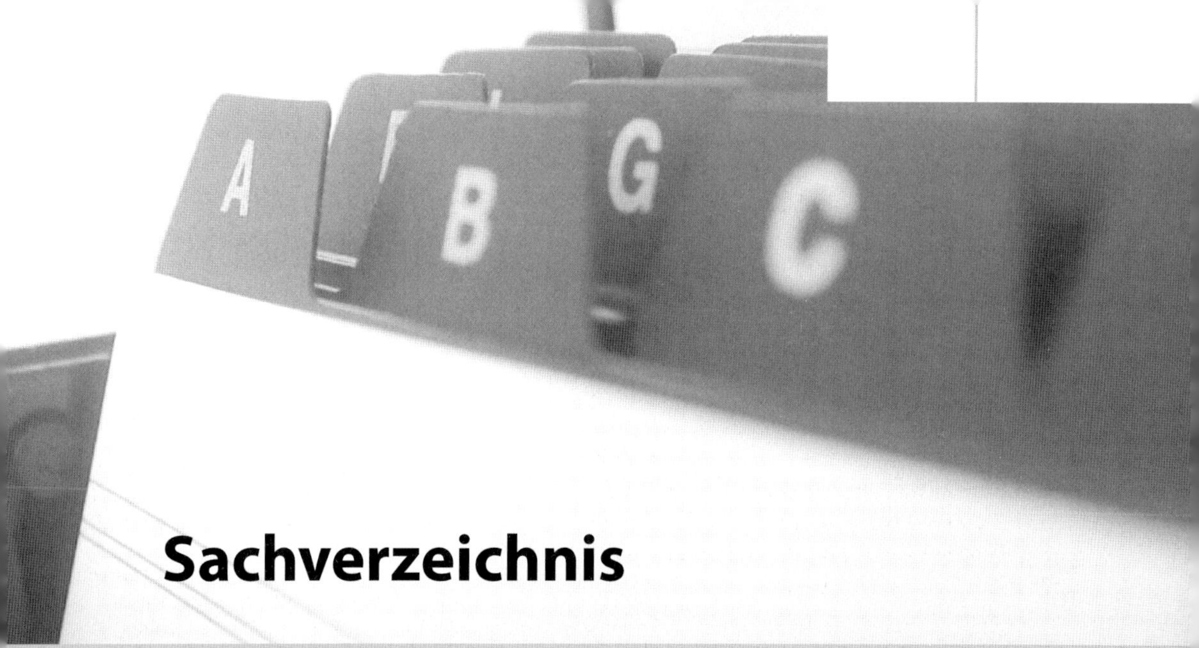

Sachverzeichnis

K

L

M

N

O

W

Druck: Krips bv, Meppel
Verarbeitung: Litges & Dopf, Heppenheim